2021年

国家医疗服务与质量安全报告

护理专业分册

National Report on the Services,
Quality and Safety in Medical Care System：
Manual of Nursing

国家护理专业质控中心　编

科学技术文献出版社
SCIENTIFIC AND TECHNICAL DOCUMENTATION PRESS
·北京·

图书在版编目（CIP）数据

2021年国家医疗服务与质量安全报告. 护理专业分册=National Report on the Services, Quality and Safety in Medical Care System：Manual of Nursing / 国家护理专业质控中心编. —北京：科学技术文献出版社，2022.12

ISBN 978-7-5189-9957-6

Ⅰ.①2… Ⅱ.①国… Ⅲ.①医疗卫生服务—质量管理—安全管理—研究报告 中国—2021 ②护理学—质量管理—安全管理—研究报告—中国—2021 Ⅳ.①R197.1 ②R47

中国版本图书馆 CIP 数据核字（2022）第 238763 号

2021年国家医疗服务与质量安全报告——护理专业分册

策划编辑：胡 丹	责任编辑：胡 丹	责任校对：张吲哚	责任出版：张志平

出 版 者	科学技术文献出版社
地 址	北京市复兴路15号 邮编 100038
编 务 部	（010）58882938，58882087（传真）
发 行 部	（010）58882868，58882870（传真）
邮 购 部	（010）58882873
官 方 网 址	www.stdp.com.cn
发 行 者	科学技术文献出版社发行 全国各地新华书店经销
印 刷 者	北京地大彩印有限公司
版 次	2022 年 12 月第 1 版 2022 年 12 月第 1 次印刷
开 本	889×1194 1/16
字 数	391千
印 张	14.5
书 号	ISBN 978-7-5189-9957-6
审 图 号	GS京（2022）1184号
定 价	108.00元

编写组

顾　　　问：郭燕红

主　　　审：王　凯

主　　　编：么　莉　马旭东

副　主　编：吴欣娟　高嗣法

编　　　委（按姓氏笔画排序）

姓　名	单　位	姓　名	单　位
王华芬	浙江大学医学院附属第一医院	应燕萍	广西医科大学第一附属医院
王建荣	中国人民解放军总医院	辛　霞	西安交通大学第一附属医院
王彩云	首都医科大学附属北京天坛医院	宋彩萍	陆军军医大学第二附属医院
车文芳	西安交通大学附属第一医院	宋葆云	河南省人民医院
毛美琪	江西省肿瘤医院	宋瑰琦	中国科学技术大学附属第一医院
方　茜	贵州省人民医院	张红梅	河南省人民医院
田　丽	天津市第三中心医院	张素秋	中国医学科学院广安门医院
冯晶晶	国家卫生健康委医院管理研究所	张海燕	北京大学人民医院
成守珍	中山大学第一附属医院	张琳琪	首都医科大学附属北京儿童医院
吕冬梅	哈尔滨医科大学附属第二医院	尚文涵	国家卫生健康委医院管理研究所
安　磊	国家卫生健康委医院管理研究所	国新珍	石河子大学医学院第一附属医院
许晨耘	海南省人民医院	岳丽青	中南大学湘雅医院
孙　红	北京医院	金丽芬	云南省第一人民医院
孙佳璐	国家卫生健康委医院管理研究所	赵　滨	河北医科大学第二医院
李　伟	国家卫生健康委医院管理研究所	赵生秀	青海省人民医院
李　红	福建省立医院	赵丽霞	内蒙古包钢医院
李　萍	新疆维吾尔族自治区人民医院	胡斌春	浙江省医学学术交流管理中心
李乐之	中南大学湘雅二医院	施　雁	上海市第十人民医院
李亚敏	中南大学湘雅二医院	姜桂春	辽宁省肿瘤医院
李庆印	中国医学科学院阜外医院	顾则娟	江苏省人民医院
李秀云	华中科技大学同济医学院附属同济医院	徐筱萍	复旦大学附属中山医院
李春燕	北京护理学会	韩　琳	甘肃省人民医院
李映兰	中南大学湘雅医院	温贤秀	四川省医学科学院·四川省人民医院
李虹彦	吉林大学第一医院	谢仙萍	山西白求恩医院
李振香	山东省立医院	简伟研	北京大学公共卫生学院
李海霞	宁夏回族自治区人民医院	詹磊磊	国家卫生健康委医院管理研究所
杨　益	新疆医科大学第一附属医院	嘎　多	西藏自治区人民医院
杨丽娟	山东省立医院		

　　以人民健康为中心，保障患者安全是医疗卫生工作的基本原则。提高医疗技术能力和医疗质量是医疗卫生工作的核心，而护理工作又是医疗卫生工作的重要组成部分。护理质量是在护理过程中形成的客观表现，直接反映了护理工作的职业特色和工作内涵。随着社会经济发展、人口老龄化加剧和疾病谱的变化，面对人民群众和社会日益多元化的医疗健康服务需求，护理工作的价值和意义日益凸显。

　　护理质控指标是用来定量评价和监测影响患者结果的护理管理、护理服务、组织促进等各项程序质量的标准和工具。从 2014 年起，在国家卫生健康委员会的指导下，国家护理专业质控中心组织研究制订了 13 项护理质控指标，并于 2016 年正式发布《护理敏感质量指标实用手册（2016 版）》，为管理者和护理人员提供了一套用于护理质量测量、管理和改进的工具书。

　　2020 年 12 月，国家卫生健康委员会印发《三级综合医院评审标准（2020 年版）》，将护理专业质控指标纳入到三级综合医院等级评审的日常质量监测内容，充分体现了护理工作的专业价值和重要性，引导医疗机构重视日常护理质量监测，推动护理质量评价由主观定性向客观定量管理模式的转变。2021 年起，国家卫生健康委员会连续两年发布国家医疗质量安全改进目标，对推动医疗机构以目标管理为导向，以改进具体问题为切入点，系统改进工作，提升医疗质量安全管理科学化和精细化水平具有重要意义。

　　为帮助各级卫生健康行政部门及医疗机构管理者和护理人员运用质控指标，了解区域内医疗机构护理服务质量的情况，并以此为驱动力引导护理质量进行系统改善和持续改进。国家护理专业质控中心基于国家护理质量数据平台填报数据进行了系统分析，形成了《2021 年国家医疗服务与质量安全报告——护理专业分册》（简称《护理专业分册》）。

《护理专业分册》作为《国家医疗服务与质量安全报告》的重要组成部分，对《护理专业医疗质量控制指标（2020年版）》中涵盖的质控指标及扩展的相关行业内具有高度共识的护理质控指标进行了分析，共分为三章。第一章介绍本书涉及数据的收集情况；第二章包括六节，每节按照指标解读和分析结果的顺序，详细展现了我国二级及以上综合医院护理专业医疗质量控制指标分析结果，重症医学科综合ICU、呼吸内科、神经外科和心血管内科4个住院病区分析结果，以及2018—2020年三级综合医院分析结果；第三章对我国护理专业质控工作和护理质量发展情况进行分析。希望本书能够作为帮助管理者和护理人员了解护理质量行业发展水平的参考书，成为推动医疗机构向以日常监测、客观指标、现场检查、定性与定量相结合的科学化护理质量管理模式转变的工具书。

《护理专业分册》的完成，得益于国家卫生健康委医政司的支持和指导，得益于国家卫生健康委医院管理研究所对于国家护理专业质控中心工作的支持，得益于全国各省（自治区、直辖市）护理专业质控中心，以及参与"国家护理质量数据平台"填报工作的医院长期以来的肯定与支持，在此一并表示衷心的感谢！我们的经验和能力有限，报告在一定程度上具有局限性，难免有不妥或错误之处，恳请同行批评指正，定将不断完善，更好的服务于行业。

国家护理专业质控中心

2022 年 12 月

2

目 录

第一章

数据收集

一、数据来源

国家护理质量数据平台（China National Database of Nursing Quality，CNDNQ）于 2016 年启用，截至 2022 年 6 月，全国 31 个省（自治区、直辖市）及新疆生产建设兵团（以下简称"兵团"）共 2770 家二级及以上综合医院填报数据，三级综合医院填报覆盖率为 59.55%（1784/2996），二级综合医院填报覆盖率为 9.48%（986/10 404）（图 1-1-1-1、图 1-1-1-2）。

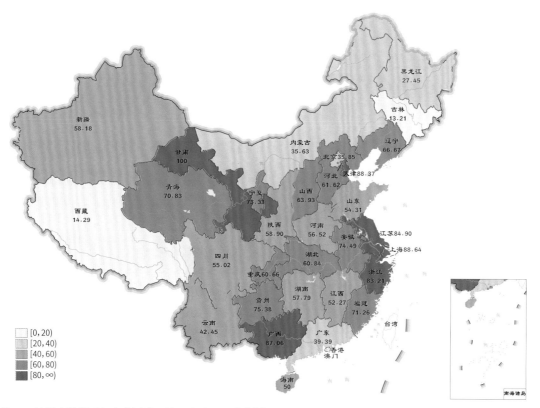

注：1. 地图中数据不包含我国港、澳、台地区。全书同。

2. 全国各省（自治区、直辖市）二级、三级综合医院数量来源于《2021 中国卫生健康统计年鉴》中 2020 年
数据。全书同。

图 1-1-1-1　2020 年全国各省（自治区、直辖市）CNDNQ 三级综合医院覆盖率（%）

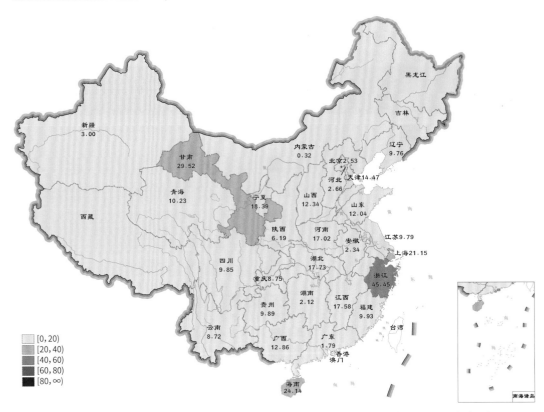

图 1-1-1-2　2020 年全国各省（自治区、直辖市）CNDNQ 二级综合医院覆盖率（%）

《2021 年国家医疗服务与质量安全报告——护理专业分册》（以下简称《报告》）的数据来源于 2018—2020 年 CNDNQ 调查数据，包括护理专业医疗质控指标季度监测数据、时点调查数据和年度护士执业环境测评数据，具体各类数据采集情况见表 1-1-1-1。

表 1-1-1-1　数据收集情况概述

内容	护理专业医疗质控指标数据		护士执业环境测评数据
	季度监测数据	时点调查数据	
收集时间	2018—2020 年每季度填报 1 次	2020 年 12 月 28 日 10：00、22：00 及 12 月 29 日 3：00	2018—2020 年每年度调查 1 次
收集范围	医院全院、重症医学科综合 ICU、呼吸内科病区、神经外科病区和心血管内科病区	医院全院	医院全院
收集内容	1. 护理专业医疗质控指标（附录 3-1） 2. 跌倒（含坠床）、2 期及以上院内压力性损伤等相关信息（附录 3-2 至附录 3-13）	护理专业医疗质控指标（附录 3-14）	护士执业环境测评量表（附录 3-15）

二、填报情况

（一）护理专业医疗质控指标数据

1. 季度监测数据

护理专业医疗质控指标数据按季度填报，2020 年全国各省（自治区、直辖市）共有 1900 家医院上报数据，4 个季度均完成数据填报的医院为 1606 家，填报率为 84.53%（1606/1900）。其中二级及以上综合医院（含中医综合医院，全书同）共 1489 家，占 92.71%（1489/1606），包括二级综合医院 410 家（27.54%），三级综合医院 1079 家（72.46%）；公立医院 1388 家（93.22%），非公立医院 101 家（6.78%）（表 1-1-2-1）。《报告》对 2020 年护理专业医疗质控指标分析结果均基于 1489 家二级及以上综合医院提交的数据分析结果。全国各省（自治区、直辖市）参加数据上报的三级综合医院、二级综合医院数量分布如图 1-1-2-1 及图 1-1-2-2 所示。

2018—2020 年连续 3 年均在 CNDNQ 上报数据的 560 家三级综合医院的护理专业医疗质控指标数据分析见第二章第六节。

表 1-1-2-1　2020 年纳入质量报告分析的二级及以上综合医情况（机构数 / 家）

级别	登记注册类型		合计
	公立	非公立	
二级	381	29	410
三级	1007	72	1079
合计	1388	101	1489

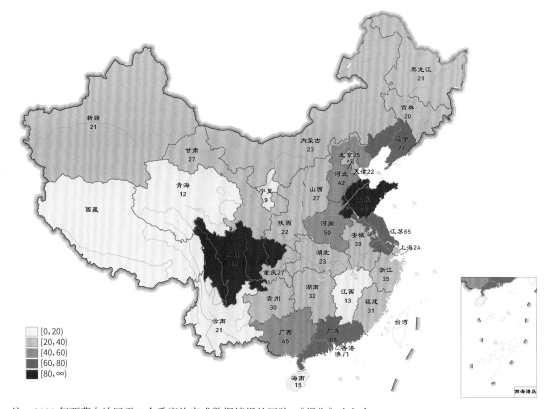

注：2020 年西藏自治区无 4 个季度均完成数据填报的医院，《报告》未包含。

图 1-1-2-1　2020 年全国纳入质量报告分析的三级综合医院数量分布（家）

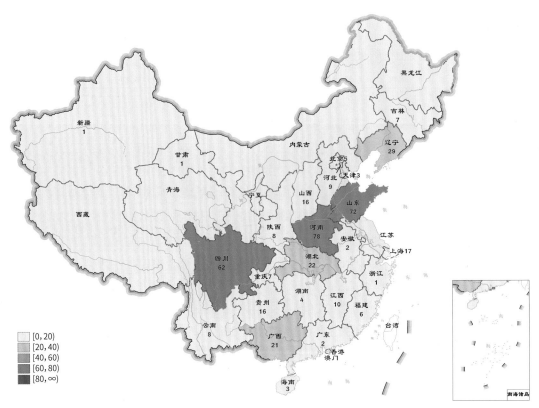

注：2020年内蒙古、黑龙江、江苏、青海、宁夏在CNDNQ无二级综合医院上报质控指标数据。

图1-1-2-2　2020年全国纳入质量报告分析的二级综合医院数量分布（家）

2020年二级及以上综合医院全院质控指标数据的填报情况：身体约束率填报率为98.25%，除此之外其他指标填报率均为100%。重症医学科综合ICU、呼吸内科病区、神经外科病区和心血管内科病区的"身体约束率""急性生理与慢性健康评分Ⅱ（Acute Physiology and Chronic Health Evaluation Ⅱ，APACHE Ⅱ）≥15分患者占比"2个指标的填报率见表1-1-2-2，除此之外4个科室的其他质控指标数据填报率均为100%。

表1-1-2-2　护理专业医疗质控指标填报率

类别	上报医院数/家	指标填报率/%	
		身体约束率	APACHE Ⅱ评分≥15分患者占比
医院全院数据	1489	98.25	—
重症医学科综合ICU	1205	98.42	85.39
呼吸内科病区	1206	99.17	—
神经外科病区	994	99.20	—
心血管内科病区	179	100.00	—

2. 时点调查数据

2020年12月28日及29日，分3个时间点进行了护理人员数量、护患比、身体约束率、2期及以上院内压力性损伤发生率及静脉用细胞毒性抗肿瘤药物配置情况的时点调查。在纳入本报告进行分析的4个季度均填报的1489家二级及以上综合医院中，完成时点调查的医院共1351家医院，填报率为90.73%（1351/1489），其中三级综合医院998家（73.87%）、二级综合医院353家（26.13%）；公立医院1263家（93.49%），非公立医院88家（6.51%）（表1-1-2-3）。

表 1-1-2-3　2020 年二级及以上综合医院参与时点调查情况（机构数 / 家）

级别	登记注册类型		合计
	公立	非公立	
二级	333	20	353
三级	930	68	998
合计	1263	88	1351

（二）护士执业环境测评数据

2020 年共有 1682 家二级及以上综合医院（含中医综合医院，全书同）的 930 424 名护士参与执业环境测评，其中二级综合医院 498 家（29.61%），参与测评护士 127 590 名（13.71%）；三级综合医院 1184 家（70.39%），参与测评护士 802 834 名（86.29%）。公立医院 1576 家（93.70%），参与测评护士 880 259 名（94.61%）；非公立医院 106 家（6.30%），参与测评护士 50 165 名（5.39%）（表 1-1-2-4）。全国参与执业环境测评的医院数如图 1-1-2-3 所示。

表 1-1-2-4　2020 年护士执业环境测评调查的二级及以上综合医院数量和填报护士人数

级别	登记注册类型					
	公立		非公立		合计	
	机构数 / 家	护士数 / 名	机构数 / 家	护士数 / 名	机构数 / 家	护士数 / 名
二级	467	122 000	31	5590	498	127 590
三级	1109	758 259	75	44 575	1184	802 834
合计	1576	880 259	106	50 165	1682	930 424

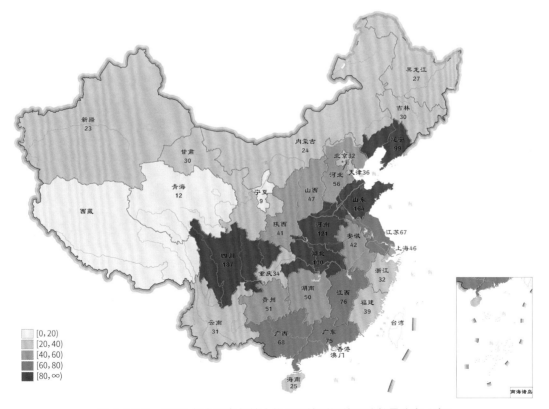

图 1-1-2-3　2020 年全国参与护士执业环境测评的医院数量分布（家）

三、质量控制

在数据收集和分析过程中采取了严格的管理措施，具体如下。

（一）标化指标定义，统一上报路径

针对护理专业医疗质量控制指标相关数据内容制定了《全院指标变量解释说明》《普通病区指标变量解释说明》《ICU 指标变量解释说明》，明确指标定义、统计口径和计算方法，纳入到系统中，可进行下载学习。每年组织 CNDNQ 医院管理员培训，针对数据收集和填报中的问题进行培训和辅导。同时，在 CNDNQ 中设有人工助手，在线实时解答与指导数据填报的问题。

（二）统一校验标准，从"输入"开始控制质量

CNDNQ 填报系统程序中设定了指标数据完整性校验和数据变量之间的基础逻辑校验，保障数据完整性并及时纠正数据填报错误等问题。

（三）统一管理，规范填报流程

新加入 CNDNQ 的医院必须通过申请注册流程（图 1-1-3-1），医院指派专人作为医院管理员，学习平台数据收集表单和指标解释，通过线上考试方可申请注册平台医院。平台严格把控准入门槛，督促医院管理员和填报人学习、理解平台采集指标含义，以保障采集数据准确性。

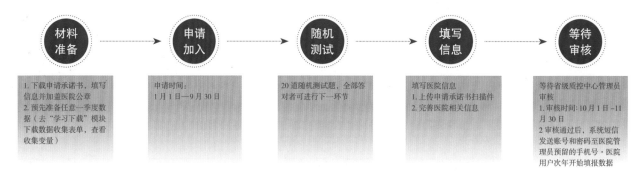

图 1-1-3-1　CNDNQ 医院申请注册流程

（四）逐级人工审核制度，层层审核数据准确性

数据由病区填表人提交本病区数据，医院管理员审核病区数据并填报全院数据后方可提交至省级质控中心。各省级质控中心管理员对省内医院数据进行审核，CNDNQ 管理员最终审核，逐层逐级保障数据质量。

四、分析方法

本报告运用 Rstudio 1.3 和 SPSS 25.0 分析软件，对护理专业医疗质控指标数据和护士执业环境测评数据进行描述统计分析。其中，指标数据结果使用中位数、上下四分位数 $[M(P_{25}, P_{75})]$ 表示，护士执业环境测评得分使用中位数、上下四分位数 $[M(P_{25}, P_{75})]$ 和平均数、标准差 $(\bar{x} \pm s)$ 表示。数据结果通过箱线图、小提琴图、柱状图等形式展示，其中用箱线图利用一组数据的 5 个统计量：5% 分位数（P_5）、25% 分位数（P_{25}）、中位数（M）、75% 分位数（P_{75}）和 95% 分位数（P_{95}）来描述数据；用小提琴图直观显示数据的分布状态。

第二章

数据分析

第一节　2020 年二级及以上综合医院数据分析

本节对 CNDNQ 上 1489 家二级及以上综合医院 2020 年的护理专业医疗质控指标季度监测数据和时点调查数据，以及 1682 家二级及以上综合医院的 930 424 名护士执业环境测评数据进行描述分析。

CNDNQ 采集的护理专业医疗质控指标季度监测数据、时点调查表见附录 3-1 和附录 3-14；护士执业环境测评数据采用国家卫生健康委医院管理研究所主导开发的《护士执业环境测评量表》（附录 3-15）调查获得。

一、床护比

（一）指标解读

床护比是反映医疗机构实际开放床位和护理人力匹配关系的指标。了解当前实际开放床位所配备的护理人力配备状况，建立一种以实际开放床位为导向的护理人力配备管理模式，保障一定数量开放床位病区的基本护理人力配备。床护比包含 2 个指标：医疗机构床护比和病区床护比。

1. 医疗机构床护比

指统计周期内，医疗机构实际开放床位数与医疗机构执业护士人数的比。

医疗机构实际开放床位数，指医疗机构实际长期固定开放的床位数（不论该床是否被患者占用，都应计算在内）；执业护士，指取得护士执业资格、在本医疗机构注册并在护理岗位工作的护士，包含临床护理岗位护士、护理管理岗位护士、其他护理岗位护士、护理岗位的返聘护士、护理岗位的休假（含病产假）护士；不包含医疗机构职能部门、后勤部门、医保等非护理岗位护士，未取得护士执业资格人员，未在本机构注册的护士。统计周期内执业护士人数，即统计周期初执业护士人数与统计周期末执业护士人数之和除以 2。

2. 病区床护比

指统计周期内，医疗机构实际开放床位数与医疗机构病区执业护士人数的比。

医疗机构病区执业护士人数，指医疗机构住院病区（包含重症医学科）中取得护士执业资格、在本医疗机构注册并在护理岗位工作的护士数量。

（二）季度监测结果

2020 年床护比，二级综合医院中位数为 1 : 0.52（1 : 0.44，1 : 0.62），三级综合医院中位数为 1 : 0.58（1 : 0.50，1 : 0.67）；2020 年病区床护比，二级综合医院中位数为 1 : 0.36（1 : 0.31，1 : 0.42），三级综合医院中位数为 1 : 0.42（1 : 0.36，1 : 0.49）（图 2-1-1-1）。2020 年各省（自治区、直辖市）二级及以上综合医

院床护比和病区床护比情况见图 2-1-1-2、图 2-1-1-3、附表 1 及附表 2。图和表中床护比（1∶X）的数值为 X 值，全书同。

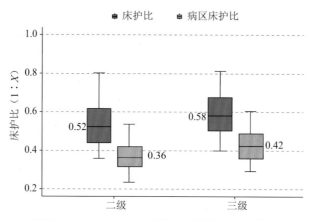

图 2-1-1-1　2020 年二级及以上综合医院床护比

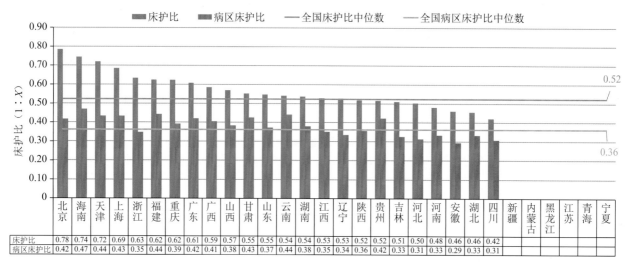

	北京	海南	天津	上海	浙江	福建	重庆	广东	广西	山西	甘肃	山东	云南	湖南	江西	辽宁	陕西	贵州	吉林	河北	河南	安徽	湖北	四川	新疆	内蒙古	黑龙江	江苏	青海	宁夏
床护比	0.78	0.74	0.72	0.69	0.63	0.62	0.62	0.61	0.59	0.57	0.55	0.55	0.54	0.54	0.53	0.53	0.52	0.52	0.51	0.50	0.48	0.46	0.46	0.42						
病区床护比	0.42	0.47	0.44	0.43	0.35	0.44	0.39	0.42	0.41	0.38	0.43	0.37	0.44	0.38	0.35	0.34	0.36	0.42	0.33	0.31	0.33	0.29	0.33	0.31						

注：2020 年内蒙古、黑龙江、江苏、青海、宁夏在 CNDNQ 无二级综合医院上报质控指标数据，新疆有 1 家二级综合医院上报，但床护比数据填报有误，未纳入分析。

图 2-1-1-2　2020 年各省（自治区、直辖市）二级综合医院床护比

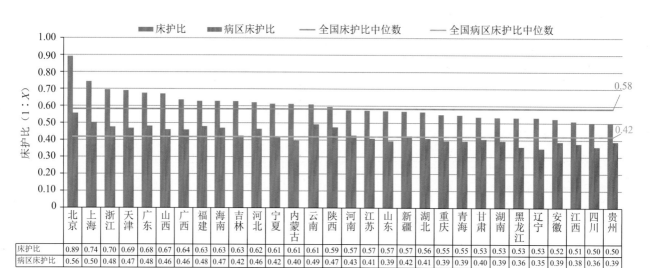

	北京	上海	浙江	天津	广东	山西	广西	福建	海南	吉林	河北	宁夏	内蒙古	云南	陕西	河南	江苏	山东	新疆	湖北	重庆	青海	甘肃	湖南	黑龙江	辽宁	安徽	江西	四川	贵州
床护比	0.89	0.74	0.70	0.69	0.68	0.67	0.64	0.63	0.63	0.63	0.62	0.61	0.61	0.61	0.59	0.57	0.57	0.57	0.57	0.56	0.55	0.55	0.53	0.53	0.53	0.53	0.52	0.51	0.50	0.50
病区床护比	0.56	0.50	0.48	0.47	0.48	0.46	0.46	0.48	0.47	0.42	0.46	0.42	0.40	0.49	0.47	0.43	0.41	0.39	0.42	0.41	0.39	0.39	0.40	0.39	0.36	0.35	0.39	0.39	0.36	0.39

图 2-1-1-3　2020 年各省（自治区、直辖市）三级综合医院床护比

2020年床护比，公立医院中位数为1：0.57（1：0.49，1：0.66），非公立医院中位数为1：0.56（1：0.46，1：0.67）；2020年病区床护比，公立医院中位数为1：0.40（1：0.34，1：0.48），非公立医院中位数为1：0.39（1：0.32，1：0.46）。公立医院床护比与病区床护比中位数均高于非公立医院（图2-1-1-4）。

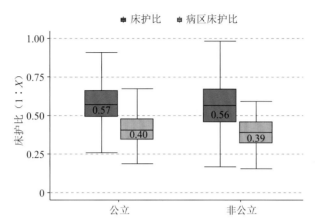

图 2-1-1-4　2020 年公立及非公立医院床护比与病区床护比

二、护患比

（一）指标解读

护患比反映的是需要照护的住院患者数量和护理人力的匹配关系，评价医疗机构及各病区有效护士人力配备情况，进而建立一种以护理服务需求为导向的科学调配护理人力的管理模式，保障患者的安全和护理服务质量。CNDNQ通过季度监测和时点调查2种方式收集医疗机构的护患比指标数据。

1.季度监测

（1）白班平均护患比：统计周期内，每天白班责任护士数与其负责照护的住院患者数的比。

（2）夜班平均护患比：统计周期内，每天夜班责任护士数与其负责照护的住院患者数的比。

（3）平均每天护患比：统计周期内，每天白班、夜班责任护士数之和与其负责照护的住院患者数之和的比。

其中，责任护士，为直接护理住院患者的护士，不包括治疗护士、办公班护士、配药护士和不承担责任护士工作的护士长。白班责任护士数，指统计周期内，医疗机构白班时段内直接护理住院患者的护士人数之和；夜班责任护士数，统计周期内，医疗机构夜班时段内直接护理住院患者的护士人数之和，夜班时段不区分大夜班、小夜班，统一计算为夜班。

护理患者数，为统计周期内责任护士护理的住院患者工作量。其中，患者指所有办理住院手续的患者，排除办理住院手续但实际未到达病区的患者、母婴同室新生儿。照护的住院患者工作量，统计时以8小时为一个标准班次时长，患者每被护理8小时计为1名护理患者工作量。某白班护理患者数 =（白班接班时在院患者数 + 白班时段内新入患者数）×（白班时长 ÷8）。某夜班护理患者数 =（夜班接班时在院患者数 + 夜班时段内新入患者数）×（夜班时长 ÷8）。

2.时点调查

时点调查护患比：调查某时刻的病区责任护士数与其负责照护的住院患者数的比。其中，调查时刻的住院患者数，为此时刻病区住院患者人数之和。在本报告中，调查时点为2020年12月28日10：00、22：00和12月29日3：00。

（二）季度监测结果

2020年二级综合医院白班平均护患比中位数为1：8.85（1：7.23，1：10.87），夜班平均护患比中位数

为 1 : 17.31（1 : 13.29，1 : 22.26），平均每天护患
比中位数为 1 : 12.26（1 : 9.90，1 : 14.95）；三级综
合医院白班平均护患比中位数为 1 : 8.42（1 : 6.96，
1 : 10.09），夜班平均护患比中位数为 1 : 17.45
（1 : 14.17，1 : 21.53），平均每天护患比中位数
为 1 : 12.09（1 : 9.93，1 : 14.37）（图 2-1-2-1）。
2020 年各省（自治区、直辖市）二级及以上综合
医院护患比情况见图 2-1-2-2、图 2-1-2-3 及附表
3～附表 5。图和表中护患比（1 : X）的数值为 X 值，
全书同。

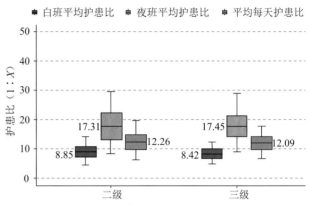

图 2-1-2-1 2020 年二级及以上综合医院护患比

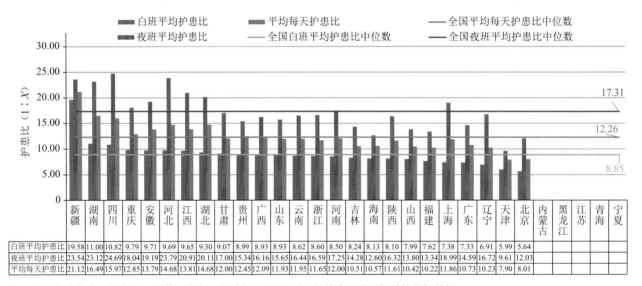

	新疆	湖南	四川	重庆	安徽	河北	江西	湖北	甘肃	贵州	广西	山东	云南	浙江	河南	吉林	海南	陕西	山西	福建	上海	广东	辽宁	天津	北京	内蒙古	黑龙江	江苏	青海	宁夏
白班平均护患比	19.58	11.00	10.82	9.79	9.71	9.69	9.65	9.30	9.07	8.99	8.93	8.93	8.62	8.60	8.50	8.24	8.13	8.10	7.99	7.62	7.38	7.33	6.91	5.99	5.64					
夜班平均护患比	23.54	23.12	24.69	18.04	19.19	23.79	20.91	20.11	17.00	15.34	16.16	16.16	15.65	16.44	16.59	17.25	14.28	12.60	16.32	13.80	13.34	18.99	14.59	16.72	9.61	12.03				
平均每天护患比	21.12	16.49	15.97	12.85	13.79	14.68	13.81	14.68	12.00	12.45	12.09	11.93	11.95	11.65	12.00	10.51	10.57	11.61	10.42	10.22	11.86	10.73	10.23	7.90	8.01				

注：2020 年内蒙古、黑龙江、江苏、青海、宁夏在 CNDNQ 无二级综合医院上报质控指标数据。

图 2-1-2-2 2020 年各省（自治区、直辖市）二级综合医院护患比

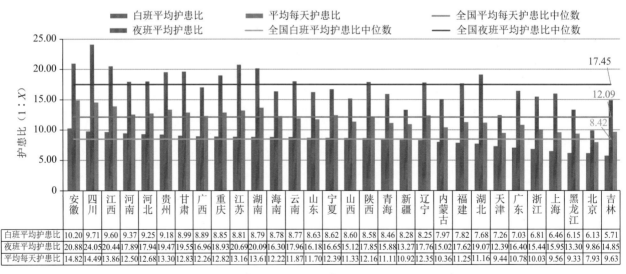

	安徽	四川	江西	河南	河北	贵州	甘肃	广西	重庆	江苏	湖南	海南	云南	山东	宁夏	山西	陕西	青海	新疆	辽宁	内蒙古	福建	湖北	天津	广东	浙江	上海	黑龙江	北京	吉林
白班平均护患比	10.20	9.71	9.60	9.37	9.25	9.18	8.99	8.89	8.85	8.81	8.79	8.78	8.77	8.63	8.62	8.60	8.58	8.46	8.28	8.25	7.97	7.82	7.68	7.26	7.03	6.81	6.46	6.15	6.13	5.71
夜班平均护患比	20.88	24.05	20.44	17.89	17.94	19.47	19.55	16.96	18.93	20.69	20.09	16.30	17.96	16.18	16.65	15.12	17.85	15.88	13.27	17.76	15.02	17.62	19.07	12.39	16.40	15.44	15.95	13.30	9.86	14.85
平均每天护患比	14.82	14.49	13.86	12.50	12.68	13.30	12.83	12.26	12.82	13.16	13.61	12.22	11.87	11.70	12.39	11.33	12.16	11.11	10.92	12.35	10.36	11.25	11.16	9.44	10.78	10.03	9.56	9.33	7.93	9.63

图 2-1-2-3 2020 年各省（自治区、直辖市）三级综合医院护患比

（三）时点调查结果

二级综合医院 10：00 病区护患比中位数为 1：7.77（1：6.60，1：9.29），22：00 病区护患比中位数为 1：19.57（1：15.38，1：24.11），3：00 病区护患比中位数为 1：21.00（1：16.21，1：26.50）。三级综合医院 10：00 病区护患比中位数为 1：7.42（1：6.43，1：8.60），22：00 病区护患比中位数为 1：18.48（1：15.58，1：22.77），3：00 病区护患比中位数为 1：21.16（1：17.45，1：25.50）（图 2-1-2-4）。2020 年护患比季度监测结果与时点调查结果差异不大（表 2-1-2-1）。

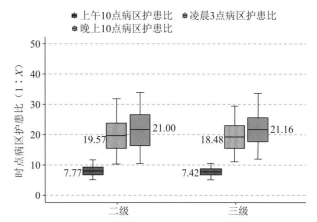

图 2-1-2-4　2020 年二级及以上综合医院时点调查病区护患比

表 2-1-2-1　2020 年二级及以上综合医院季度监测与时点调查护患比（N=1351）

季度监测数据			时点调查数据		
指标名称	$M（P_{25}，P_{75}）$	$\bar{x}±s$	指标名称	$M（P_{25}，P_{75}）$	$\bar{x}±s$
白班平均护患比	8.55（7.01，10.27）	8.77±2.56	10：00 病区护患比	7.52（6.49，8.75）	7.69±1.88
夜班平均护患比	17.50（14.33，21.98）	18.37±6.28	22：00 病区护患比	18.71（15.53，23.08）	19.54±6.17
			3：00 病区护患比	21.13（17.21，25.75）	21.88±7.49

三、每住院患者 24 小时平均护理时数

（一）指标解读

每住院患者 24 小时平均护理时数反映每住院患者平均每天实际得到的护理时间，包括直接护理时数、间接护理时数、相关护理时数。监测每住院患者 24 小时平均护理时数可以帮助管理者了解患者所得到的护理服务时长，进而推算出护理工作负荷及患者所需的护理服务时数，指导管理者合理地调配护理人员，促进护理工作效率提升，护士将有更多工作时间用于照护患者。

每住院患者 24 小时平均护理时数：统计周期内，医疗机构病区执业护士实际上班小时数与住院患者实际占用床日数的比。

其中，病区执业护士实际上班小时数，为统计周期内医疗机构住院病区所有执业护士实际上班小时数之和。病区执业护士包含病区护士、病区护士长、病区返聘护士、执业地点变更到本医疗机构的规培 / 进修护士，不包含未取得护士执业资格人员、非病区护士（如手术室、门诊、血液透析室等）。住院患者实际占用床日数，统计周期内医疗机构住院病区每天 0 点住院患者实际占用的床日数总和。患者入院后于当日 24 点以前出院或死亡的，应作为实际占用床位 1 日统计，包含占用的临时加床日数，不包含急诊抢救、急诊观察、手术室、麻醉恢复室、血液透析室、待产床和接产床、母婴同室新生儿、检查床和治疗床床日数。

（二）季度监测结果

2020 年每住院患者 24 小时平均护理时数，二级综合医院中位数为 2.34（2.01，2.83）小时，三级综合医院中位数为 2.42（2.06，2.85）小时（图 2-1-3-1）。各省（自治区、直辖市）每住院患者 24 小时平均护理时数见图 2-1-3-2 和附表 6。

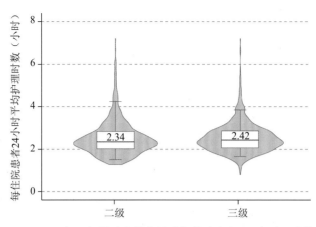

图 2-1-3-1　2020 年二级及以上综合医院每住院患者 24 小时平均护理时数

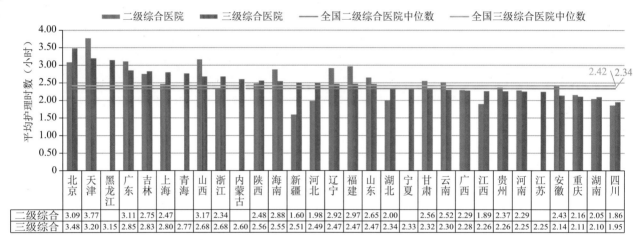

注：2020 年内蒙古、黑龙江、江苏、青海、宁夏在 CNDNQ 无二级综合医院上报质控指标数据。

图 2-1-3-2　2020 年各省（自治区、直辖市）二级及以上综合医院每住院 24 小时平均护理时数

四、不同级别护士配置占比

（一）指标解读

不同级别护士配置占比，指在医疗机构或其部门中，不同能力级别护士在本机构或本部门所有执业护士中的占比。分析不同级别护士的配置，旨在引导护理管理者在关注护理团队的数量和规模时，还要关注护理团队的能力结构，护士的能力与患者健康结局密切相关。"能力"需要用具体的维度来测量，常用的维度有工作年限、专业技术职称、学历（学位）等。本报告分析的不同级别护士配置占比包含 3 个指标：主管护师及以上护士占比、本科及以上护士占比和 5 年及以上年资护士占比。

1. 主管护师及以上护士占比

指统计周期内，医疗机构中主管护师及以上级别专业技术职称的执业护士，在医疗机构执业护士中所占的比例。

其中，专业技术职称，指经国务院人事主管部门授权的相关机构组织评审的卫生系列专业技术职务级别。护士的专业技术职称可划分为 5 个级别，分别是初级（护士）、初级（护师）、主管护师、副主任护师、主任护师 5 个级别。

2. 本科及以上护士占比

指统计周期内，医疗机构中为本科及以上学历（学位）的执业护士，在医疗机构执业护士中所占的比例。

其中，学历（学位），指个体在教育机构的学习经历，通常指学习者最后也是最高层次的学习经历，以教育部门批准实施学历（学位）教育、具有国家认可文凭颁发权力的学校及其他教育机构所颁发的学历（学位）证书为凭证。本报告中学历（学位）分为中专、大专、本科、硕士研究生和博士研究生 5 个级别。

3.5 年及以上年资护士占比

统计周期内，医疗机构中工作年限≥5 年的执业护士，在医疗机构执业护士中所占的比例。

其中，工作年限，指护士注册后从事护理工作的年限，以护士注册后并从事护理工作算起（满 12 个月算 1 年），包含入院前在其他医疗机构注册并从事临床护理工作经历的相关年限。本报告中将护士的工作年限分为＜1 年、1≤y＜2 年、2≤y＜5 年、5≤y＜10 年、10≤y＜20 年和≥20 年 6 个级别。

（二）季度监测结果

1. 职称结构

2020 年主管护师及以上护士占比，二级综合医院中位数为 24.35%（17.81%，30.84%），三级综合医院中位数为 28.83%（21.94%，36.46%）（图 2-1-4-1）。二级及以上综合医院护士职称构成见图 2-1-4-2。各省（自治区、直辖市）二级及以上综合医院主管护师及以上护士占比见图 2-1-4-3 和附表 7。

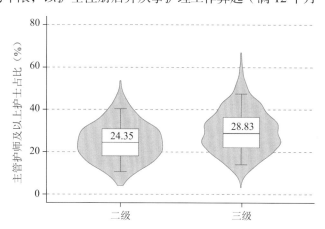

图 2-1-4-1　2020 年二级及以上综合医院主管护师及以上护士占比

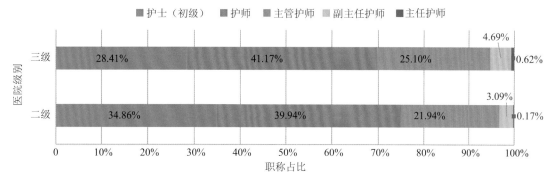

图 2-1-4-2　2020 年二级及以上综合医院护士职称构成

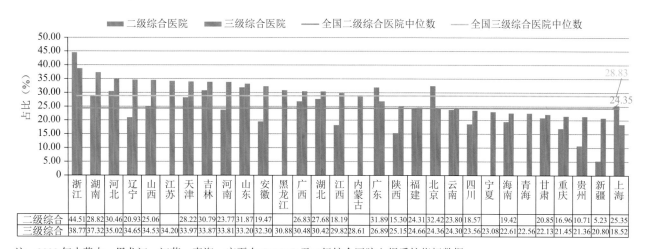

	浙江	湖南	河北	辽宁	山西	江苏	天津	吉林	河南	山东	安徽	黑龙江	广西	湖北	江西	内蒙古	广东	陕西	福建	北京	云南	四川	宁夏	海南	青海	甘肃	重庆	贵州	新疆	上海
二级综合	44.51	28.82	30.46	20.93	25.06		28.22	30.79	23.77	31.87	19.47		26.83	27.68	18.19		31.89	15.30	24.31	32.42	23.80	18.57		19.42		20.85	16.96	10.71	5.23	25.35
三级综合	38.77	37.32	35.02	34.65	34.53	34.20	33.97	33.87	33.81	33.20	32.30	30.88	30.48	30.42	29.82	28.61	26.89	25.15	24.66	24.36	24.30	23.56	23.08	22.61	22.56	22.13	21.45	21.36	20.80	18.52

注：2020 年内蒙古、黑龙江、江苏、青海、宁夏在 CNDNQ 无二级综合医院上报质控指标数据。

图 2-1-4-3　2020 年各省（自治区、直辖市）二级及以上综合医院主管护师及以上护士占比

2.学历结构

2020年本科及以上护士占比，二级综合医院中位数为44.38%（31.25%，51.15%），三级综合医院中位数为61.04%（47.75%，73.31%），三级综合医院本科及以上学历护士占比高于二级综合医院（图2-1-4-4）。二级及以上综合医院护士学历构成见图2-1-4-5。各省（自治区、直辖市）二级及以上综合医院本科及以上护士占比见图2-1-4-6和附表8。

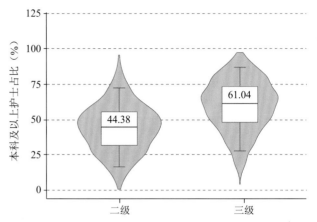

图 2-1-4-4　2020年二级及以上综合医院本科及以上护士占比

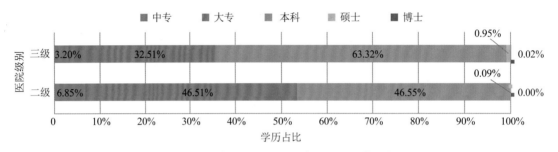

图 2-1-4-5　2020年二级及以上综合医院不同学历护士占比

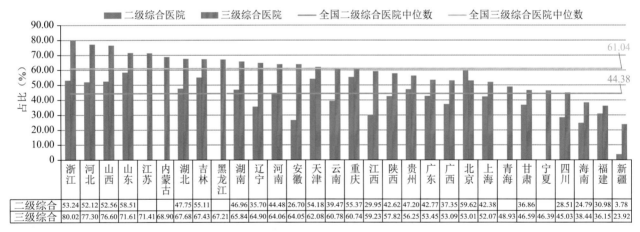

	浙江	河北	山西	山东	江苏	内蒙古	湖北	吉林	黑龙江	湖南	辽宁	河南	安徽	天津	云南	重庆	江西	陕西	贵州	广东	广西	北京	上海	青海	甘肃	宁夏	四川	海南	福建	新疆
二级综合	53.24	52.12	52.56	58.51			47.75	55.11		46.96	35.70	44.48	26.70	54.18	39.47	55.37	29.95	42.62	47.20	42.77	37.35	59.62	42.38		36.86		28.51	24.79	30.98	3.78
三级综合	80.02	77.30	76.60	71.61	71.41	68.90	67.68	67.43	67.21	65.84	64.90	64.06	64.05	62.08	60.78	60.74	59.23	57.82	56.25	53.45	53.09	53.01	52.07	48.93	46.59	46.39	45.03	38.44	36.15	23.92

注：2020年内蒙古、黑龙江、江苏、青海、宁夏在CNDNQ无二级综合医院上报质控指标数据。

图 2-1-4-6　2020年各省（自治区、直辖市）二级及以上综合医院本科及以上护士占比

3.年资结构

2020年5年及以上年资护士占比，二级综合医院中位数为67.90%（59.38%，75.43%），三级综合医院中位数为71.90%（65.29%，78.39%）（图2-1-4-7）。二级及以上综合医院护士年资构成见图2-1-4-8。各省（自治区、直辖市）二级及以上综合医院5年及以上护士占比见图2-1-4-9和附表9。

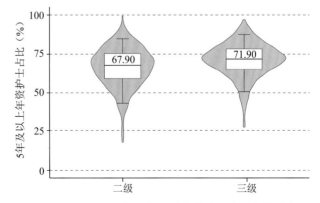

图 2-1-4-7　2020年二级及以上综合医院5年及以上
年资护士占比

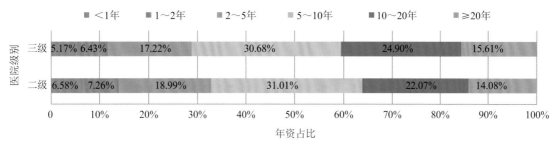

图 2-1-4-8　2020 年二级及以上综合医院护士年资构成

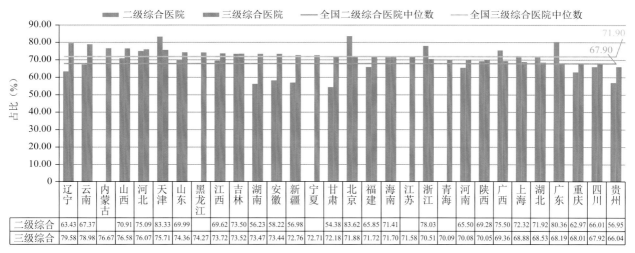

	辽宁	云南	内蒙古	山西	河北	天津	山东	黑龙江	江西	吉林	湖南	安徽	新疆	宁夏	甘肃	北京	福建	海南	江苏	浙江	青海	河南	陕西	广西	上海	湖北	广东	重庆	四川	贵州
二级综合	63.43	67.37		70.91	75.09	83.33	69.99		69.62	73.50	56.23	58.22	56.98		54.38	83.62	65.85	71.41		78.03		65.50	69.28	75.50	72.32	71.92	80.36	62.97	66.01	56.95
三级综合	79.58	78.98	76.67	76.58	76.07	75.71	74.36	74.27	73.72	73.52	73.47	73.44	72.76	72.71	72.18	71.88	71.72	71.70	71.58	70.51	70.09	70.08	70.05	69.36	68.88	68.53	68.19	68.01	67.92	66.04

注：2020 年内蒙古、黑龙江、江苏、青海、宁夏在 CNDNQ 无二级综合医院上报质控指标数据。

图 2-1-4-9　2020 年各省（自治区、直辖市）二级及以上综合医院 5 年及以上年资护士占比

五、护士离职率

（一）指标解读

护士离职率是反映医疗机构组织与护理队伍是否稳定的重要指标。能够衡量护士人力资源流动状况，了解护士离职的现状，分析离职原因及对组织结构和护理质量造成的影响，为管理者制定人员招聘、培训计划、改善管理策略等方面提供依据。

护士离职率，指统计周期内，某医疗机构中执业护士自愿离职人数与执业护士人数的比例。其中，自愿离职，指与特定组织有劳动关系且在该组织领取或享受薪酬的个人，自愿结束其与组织的这种关系的行为。不包括因退休、死亡或被辞退而离开医疗机构的护士，以及在同一医疗机构岗位调整的护士。

（二）季度监测结果

2020 年二级综合医院护士离职率为 2.33%（3052/131 065），护士离职率中位数为 1.63%（0.67%，3.74%）；三级综合医院护士离职率为 1.71%（16 032/936 577），护士离职率中位数为 1.31%（0.62%，2.43%）（图 2-1-5-1）。2020 年公立医院护士离职率为 1.65%（16 601/1 005 374），护士离职率中位数为 1.35%（0.62%，2.57%）；非公立医院护士离职率为 3.99%（2483/62 269），护士离职率中位数为 3.16%（0.83%，8.04%）（2-1-5-2）。各省（自治区、直辖市）三级综合医院护士离职率见图 2-1-5-3 和附表 10。

15

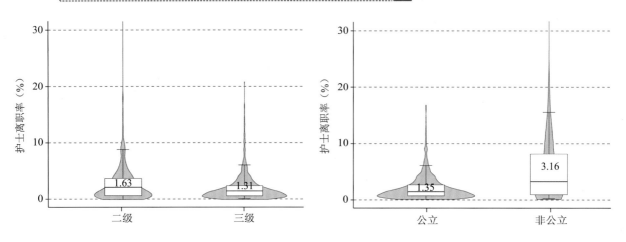

图 2-1-5-1　2020 年二级及以上综合医院护士离职率　　图 2-1-5-2　2020 年公立与非公立医院护士离职率

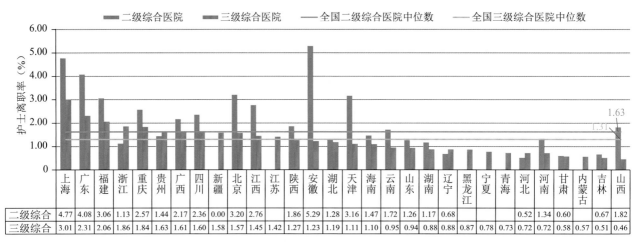

	上海	广东	福建	浙江	重庆	贵州	广西	四川	新疆	北京	江西	江苏	陕西	安徽	湖北	天津	海南	云南	山东	湖南	辽宁	黑龙江	宁夏	青海	河北	河南	甘肃	内蒙古	吉林	山西
二级综合	4.77	4.08	3.06	1.13	2.57	1.44	2.17	2.36	0.00	3.20	2.76		1.86	5.29	1.28	3.16	1.47	1.72	1.26	1.17	0.68				0.52	1.34	0.60		0.67	1.82
三级综合	3.01	2.31	2.06	1.86	1.84	1.63	1.61	1.60	1.58	1.57	1.45	1.42	1.27	1.23	1.19	1.11	1.10	0.95	0.94	0.88	0.88	0.87	0.78	0.73	0.72	0.72	0.58	0.57	0.51	0.46

注：2020 年内蒙古、黑龙江、江苏、青海、宁夏在 CNDNQ 无二级综合医院上报质控指标数据。

图 2-1-5-3　2020 年各省（自治区、直辖市）二级及以上综合医院护士离职率

六、护士执业环境

（一）指标解读

护士执业环境，指促进或制约护理专业实践的工作场所的组织因素，如护士参与医疗机构管理的程度、医疗机构对护理工作的支持程度、护理领导力、护士配置、护理专业提升、护士待遇、医护关系、护士社会地位等。

《报告》采用国家卫生健康委医院管理研究所主导开发的《护士执业环境测评量表》，测评内容包括37 个条目，分为 10 个维度：医疗机构管理参与度（条目 1～3）、临床护理专业性（条目 4～5）、领导与沟通（条目 6～9）、质量管理（条目 10～15）、内部支持（条目 16～20）、医护合作（条目 21～22）、专业提升（条目 23～26）、人力配置（条目 27～31）、社会地位（条目 32～33）、薪酬待遇（条目 34～36），条目 37 为总体评价（附录 3-15）。

（二）执业环境测评结果

1. 医院护士执业环境得分

2020 年二级综合医院护士执业环境得分平均值为 78.91±7.09，中位数为 79.09 分（73.79，83.82）；三级综合医院护士执业环境得分平均值为 80.24±6.82，中位数为 80.13 分（75.37，84.96）（图 2-1-6-1）。

2020 年公立医院护士执业环境得分平均值为 80.04±6.92，中位数为 80.05 分（75.20，84.76）；非公立医

院护士执业环境得分平均值为 76.95±6.41，中位数为 75.76 分（72.77，81.37）（图 2-1-6-2）。各省（自治区、直辖市）二级、三级综合医院护士执业环境得分见图 2-1-6-3 和附表 11。

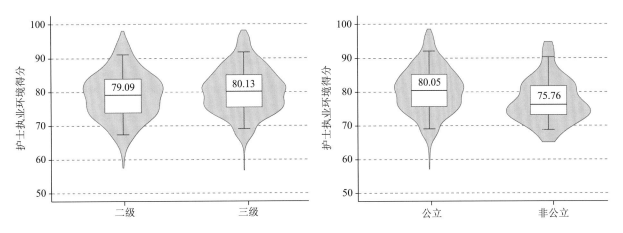

图 2-1-6-1　2020 年二级及以上综合医院护士执业环境得分　图 2-1-6-2　2020 年公立与非公立医院护士执业环境得分

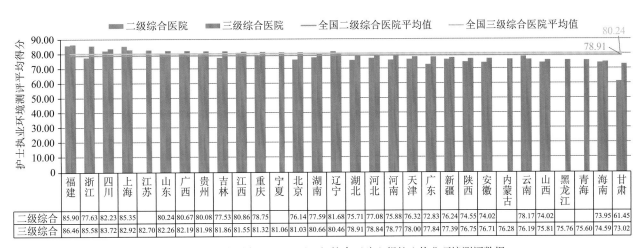

	福建	浙江	四川	上海	江苏	山东	广西	贵州	吉林	江西	重庆	宁夏	北京	湖南	辽宁	湖北	河北	河南	天津	广东	新疆	陕西	安徽	内蒙古	云南	山西	黑龙江	青海	海南	甘肃
二级综合	85.90	77.63	82.23	85.35		80.24	80.67	80.08	77.53	80.86	78.75		76.14	77.59	81.68	75.71	77.08	75.88	76.32	72.83	76.24	74.55	74.02		78.17	74.02			73.95	61.45
三级综合	86.46	85.58	83.72	82.92	82.70	82.26	82.19	81.98	81.86	81.55	81.32	81.06	81.03	80.66	80.46	78.91	78.84	78.77	78.00	77.84	77.39	76.75	76.71	76.28	76.19	75.81	75.76	75.60	74.59	73.02

注：2020 年内蒙古、黑龙江、江苏、青海和宁夏在 CNDNQ 无二级综合医院上报护士执业环境测评数据。

图 2-1-6-3　2020 年各省（自治区、直辖市）二级及以上综合医院护士执业环境得分平均值

2. 医院护士执业环境各维度得分

从执业环境各维度得分来看，二级综合医院和三级综合医院均在"质量管理""医护合作""临床护理专业性"等维度上平均分较高，而在"医院管理参与度""薪酬待遇""社会地位"等维度平均得分较低（图 2-1-6-4）。

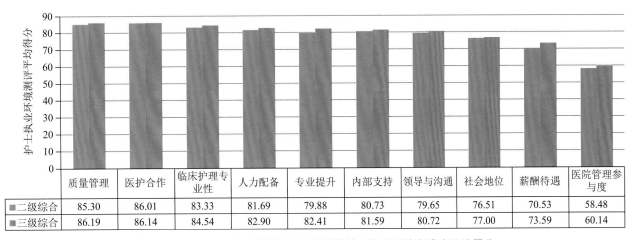

	质量管理	医护合作	临床护理专业性	人力配备	专业提升	内部支持	领导与沟通	社会地位	薪酬待遇	医院管理参与度
二级综合	85.30	86.01	83.33	81.69	79.88	80.73	79.65	76.51	70.53	58.48
三级综合	86.19	86.14	84.54	82.90	82.41	81.59	80.72	77.00	73.59	60.14

图 2-1-6-4　2020 年二级及以上综合医院护士执业环境各维度平均得分

3. 医院护士执业环境各条目得分

在二级综合医院和三级综合医院中，护士执业环境平均得分排名第1、第2位的条目均分别是"医院对新入职护士有系统培训""医院有清晰的职业暴露后处理流程并能有效落实"（图2-1-6-5）。

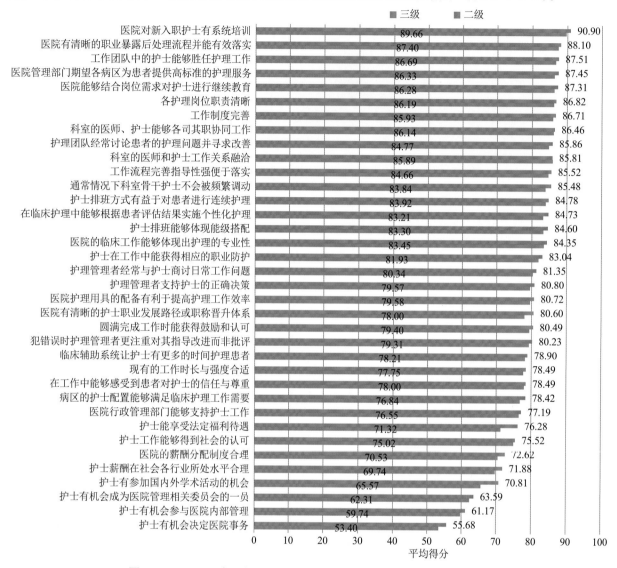

图 2-1-6-5　2020 年二级及以上综合医院护士执业环境各条目平均得分

七、住院患者身体约束率

（一）指标解读

身体约束是医务人员针对因心理或生理等因素而具有自伤或伤人趋势的患者，紧急实施的一种强制性的、能够限制其行为活动的医疗保护措施。通过监测、分析住院患者身体约束率、约束导致的不良事件和约束的其他相关信息，引导医疗机构管理团队和医务人员关注身体约束使用的规范化，进而找到有效的替代措施，降低身体约束率或让身体约束更具合理化，减少因身体约束带来的负性问题，从而保障住院患者的安全和人文护理质量。CNDNQ通过季度监测和时点调查两种方式监测医疗机构的住院患者身体约束率。

1. 季度监测

住院患者身体约束率，指统计周期内，住院患者身体约束日数与住院患者实际占用床日数的比例。其中，在统计住院患者身体约束日数时，统计周期内每位住院患者每天约束 1 次或以上、约束 1 个部位或以上均计为 1 日。

2. 时点调查

时点调查住院患者身体约束率，指调查某时刻病区使用约束具约束的住院患者人数与住院患者总人数的比例。《报告》中调查时点为 2020 年 12 月 28 日 10：00。

（二）季度监测结果

2020 年住院患者身体约束率，二级综合医院中位数为 1.24%（0.65%，2.08%），三级综合医院中位数为 1.91%（1.17%，2.98%）（图 2-1-7-1）。各省（自治区、直辖市）二级及以上综合医院住院患者身体约束率情况见图 2-1-7-2 和附表 12。

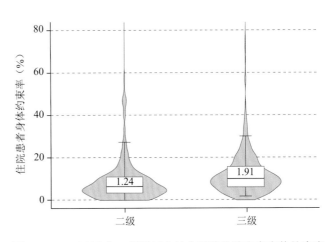

图 2-1-7-1　2020 年二级及以上综合医院住院患者身体约束率

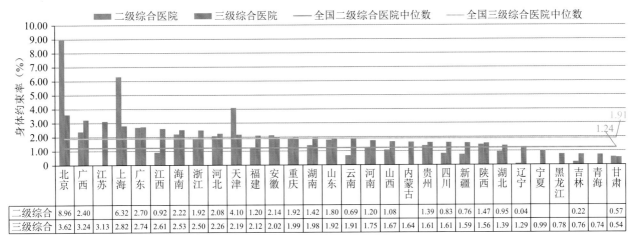

	北京	广西	江苏	上海	广东	江西	海南	浙江	河北	天津	福建	安徽	重庆	湖南	山东	云南	河南	山西	内蒙古	贵州	四川	新疆	陕西	湖北	辽宁	宁夏	黑龙江	吉林	青海	甘肃
二级综合	8.96	2.40		6.32	2.70	0.92	2.22	1.92	2.08	4.10	1.20	2.14	1.92	1.42	1.80	0.69	1.20	1.08		1.39	0.83	0.76	1.47	0.95	0.04			0.22		0.57
三级综合	3.62	3.24	3.13	2.82	2.74	2.61	2.53	2.50	2.26	2.19	2.12	2.02	1.99	1.98	1.92	1.91	1.75	1.67	1.64	1.61	1.61	1.59	1.56	1.39	1.29	0.99	0.78	0.76	0.74	0.54

注：2020 年内蒙古、黑龙江、江苏、青海、宁夏在 CNDNQ 无二级综合医院上报质控指标数据。

图 2-1-7-2　2020 年各省（自治区、直辖市）二级及以上综合医院住院患者身体约束率

（三）时点调查结果

2020 年时点调查（2020 年 12 月 28 日 10：00）住院患者身体约束率，二级综合医院中位数为 1.57%（0.75%，2.66%），三级综合医院中位数为 2.33%（1.44%，3.51%）（图 2-1-7-3）。

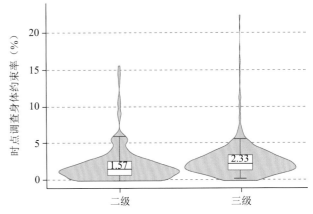

图 2-1-7-3　2020 年二级及以上综合医院 10：00 住院患者身体约束率

八、护理级别占比

（一）指标解读

护理级别占比，指统计周期内，医疗机构某级别护理患者占用床日数与住院患者实际占用床日数的百分比。可以反映患者病情的轻重缓急及护理需求和护理工作量，帮助管理者推算出护理工作负荷，是合理安排护理人力资源的重要依据，对临床护理管理和人力调配具有指导作用。

护理级别的划分根据国家行业标准《护理分级》（WS/T 431-2013）制定，包括特级护理、一级护理、二级护理和三级护理共4类。本报告中护理级别占比包含4个指标：特级护理占比、一级护理占比、二级护理占比和三级护理占比。

（二）季度监测结果

2020年二级综合医院特级护理占比中位数为2.13%（0.88%，3.85%），一级护理占比中位数为32.96%（19.87%，49.99%），二级护理占比中位数为59.99%（42.20%，73.95%），三级护理占比中位数为0.63%（0.06%，3.39%）；三级综合医院特级护理占比中位数为3.13%（1.75%，5.40%），一级护理占比中位数为34.82%（18.05%，51.84%），二级护理占比中位数为58.07%（40.91%，74.73%），三级护理占比中位数为0.51%（0.04%，2.30%）（图2-1-8-1）。2020年各省（自治区、直辖市）二级、三级综合医院护理级别占比情况见图2-1-8-2～图2-1-8-5及附表13～附表16。

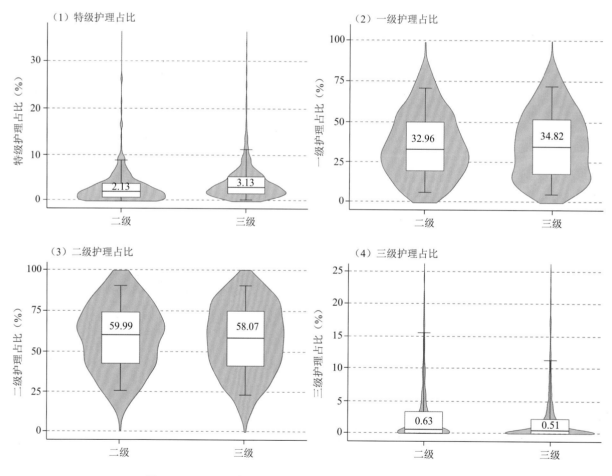

图 2-1-8-1　2020 年二级及以上综合医院住院患者护理级别占比

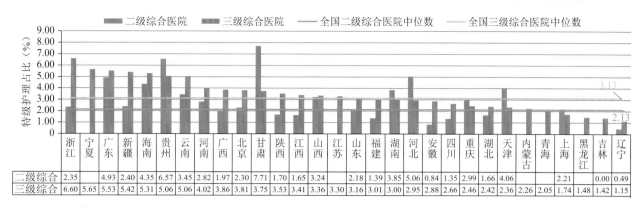

	浙江	宁夏	广东	新疆	海南	贵州	云南	河南	广西	北京	甘肃	陕西	江西	山西	江苏	山东	福建	湖南	河北	安徽	四川	重庆	湖北	天津	内蒙古	青海	上海	黑龙江	吉林	辽宁
二级综合	2.35		4.93	2.40	4.35	6.57	3.45	2.82	1.97	2.30	7.71	1.70	1.65	3.24		2.18	1.39	3.85	5.06	0.84	1.35	2.99	1.66	4.06			2.21		0.00	0.49
三级综合	6.60	5.65	5.53	5.42	5.31	5.06	5.06	4.02	3.86	3.81	3.75	3.53	3.41	3.36	3.30	3.16	3.01	3.00	2.95	2.88	2.66	2.46	2.42	2.36	2.26	2.05	1.74	1.48	1.42	1.15

注：2020 年内蒙古、黑龙江、江苏、青海、宁夏在 CNDNQ 无二级综合医院上报质控指标数据。

图 2-1-8-2　2020 年各省（自治区、直辖市）二级及以上综合医院住院患者特级护理占比

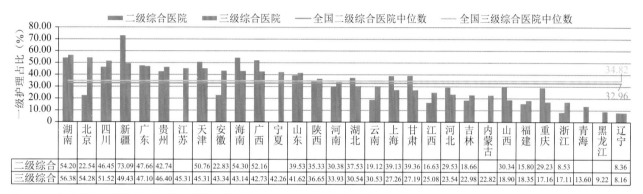

	湖南	北京	四川	新疆	广东	贵州	江苏	天津	安徽	海南	广西	宁夏	山东	陕西	河南	湖北	云南	上海	甘肃	江西	河北	吉林	内蒙古	山西	福建	重庆	浙江	青海	黑龙江	辽宁
二级综合	54.20	22.54	46.45	73.09	47.66	42.74		50.76	22.83	54.30	52.16		39.53	35.33	30.38	37.53	19.12	39.13	39.36	16.63	29.53	18.66		30.34	15.80	29.23	8.53			8.36
三级综合	56.38	54.28	51.52	49.43	47.10	46.40	45.31	45.31	43.34	43.14	42.73	42.26	41.62	36.65	33.93	30.54	30.53	27.26	27.19	25.08	23.54	22.98	22.82	18.90	18.35	17.16	17.11	13.60	9.22	8.16

注：2020 年内蒙古、黑龙江、江苏、青海、宁夏在 CNDNQ 无二级综合医院上报质控指标数据。

图 2-1-8-3　2020 年各省（自治区、直辖市）二级及以上综合医院住院患者一级护理占比

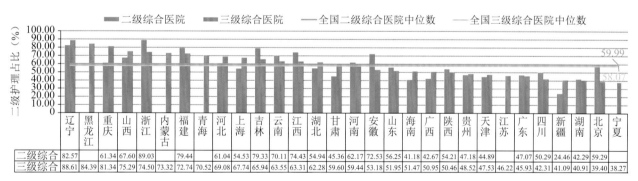

	辽宁	黑龙江	重庆	山西	浙江	内蒙古	福建	青海	河北	上海	吉林	云南	江西	湖北	甘肃	河南	安徽	山东	海南	广西	陕西	贵州	天津	江苏	广东	四川	新疆	湖南	北京	宁夏
二级综合	82.57		61.34	67.60	89.03		79.44		61.04	54.53	79.33	70.11	74.43	54.94	45.36	62.17	72.53	56.25	41.18	42.67	54.21	47.18	44.89		47.07	50.29	24.46	42.29	59.29	
三级综合	88.61	84.39	81.34	75.29	74.50	73.32	72.74	70.52	69.08	67.74	65.94	63.55	63.31	62.28	59.60	59.44	53.18	51.95	50.95	50.46	48.52	47.53	46.22	45.93	42.31	41.09	40.91	39.40	38.27	

注：2020 年内蒙古、黑龙江、江苏、青海、宁夏在 CNDNQ 无二级综合医院上报质控指标数据。

图 2-1-8-4　2020 年各省（自治区、直辖市）二级及以上综合医院住院患者二级护理占比

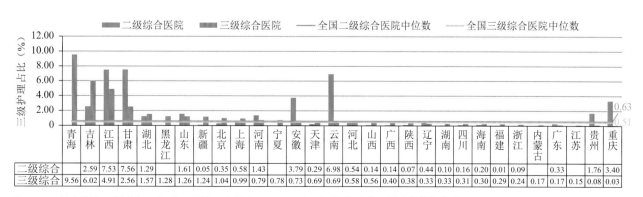

	青海	吉林	江西	甘肃	湖北	黑龙江	山东	新疆	北京	上海	河南	宁夏	安徽	天津	云南	河北	山西	广西	陕西	辽宁	湖南	四川	海南	福建	浙江	内蒙古	广东	江苏	贵州	重庆
二级综合		2.59	7.53	7.56	1.29		1.61	0.05	0.35	0.58	1.43		3.79	0.29	6.98	0.54	0.14	0.14	0.07	0.44	0.10	0.16	0.20	0.01	0.09		0.33		1.76	3.40
三级综合	9.56	6.02	4.91	2.56	1.57	1.28	1.26	1.24	1.04	0.99	0.79	0.78	0.73	0.69	0.69	0.58	0.56	0.40	0.38	0.33	0.33	0.31	0.30	0.29	0.24	0.17	0.17	0.15	0.08	0.03

注：2020 年内蒙古、黑龙江、江苏、青海、宁夏在 CNDNQ 无二级综合医院上报质控指标数据。

图 2-1-8-5　2020 年各省（自治区、直辖市）二级及以上综合医院住院患者三级护理占比

九、住院患者跌倒发生情况

（一）指标解读

跌倒，指住院患者在医疗机构任何场所，未预见性地倒于地面或倒于比初始位置更低的地方，可伴或不伴有外伤。跌倒包括坠床，不包括非医疗机构场所发生的跌倒、非住院患者（门诊、急诊留观室等）发生的跌倒、住院患儿生理性跌倒（小儿行走中无伤害跌倒）。CNDNQ对住院患者跌倒发生情况的监测包含2个指标：住院患者跌倒发生率和住院患者跌倒伤害占比。

1. 住院患者跌倒发生率

指统计周期内，住院患者发生跌倒例次数（包括造成或未造成伤害）与同期住院患者实际占用床日数的千分比。住院患者发生跌倒例次数，为统计周期内所有住院患者在医疗机构任何场所发生的跌倒例次数之和，同一患者多次跌倒按实际发生频次计算。

2. 住院患者跌倒伤害占比

指统计周期内，住院患者中发生跌倒伤害总例次数占同期住院患者中发生跌倒例次数的百分比。

跌倒伤害，指住院患者跌倒后造成不同程度的伤害甚至死亡。CNDNQ将跌倒对患者造成的影响的分级划分如下。

跌倒无伤害（0级），跌倒后，评估无损伤症状或体征；跌倒轻度伤害（1级），住院患者跌倒导致青肿、擦伤、疼痛，需要冰敷、包扎、伤口清洁、肢体抬高、局部用药等；跌倒中度伤害（2级），住院患者跌倒导致肌肉或关节损伤，需要缝合、使用皮肤胶、夹板固定等；跌倒重度伤害（3级），住院患者跌倒导致骨折、神经或内部损伤，需要手术、石膏、牵引等；跌倒死亡，住院患者因跌倒受伤而死亡（而不是由引起跌倒的生理事件本身而导致的死亡）。

（二）季度监测结果

1. 住院患者跌倒发生率

2020年二级综合医院住院患者跌倒发生5336例次，跌倒发生率为0.08‰，跌倒发生率中位数为0.06‰（0.03‰，0.11‰）；其中跌倒伤害发生3286例次，跌倒伤害占比为61.58%，跌倒伤害占比中位数为66.67%（50.00%，83.33%）。三级综合医院住院患者跌倒发生31 092例次，跌倒发生率为0.07‰，跌倒发生率中位数为0.06‰（0.03‰，0.09‰）；其中跌倒伤害发生18 522例次，跌倒伤害占比为59.57%，跌倒伤害占比中位数为61.90%（50.00%，76.19%）（图2-1-9-1、图2-1-9-2）。各省（自治区、直辖市）二级及以上综合医院住院患者跌倒发生率和跌倒伤害占比见图2-1-9-3、图2-1-9-4、附表17及附表18。

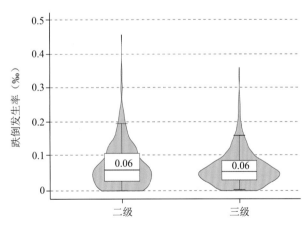

图 2-1-9-1　2020 年二级及以上综合医院住院患者
跌倒发生率

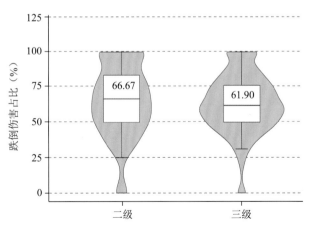

图 2-1-9-2　2020 年二级及以上综合医院住院患者
跌倒伤害占比

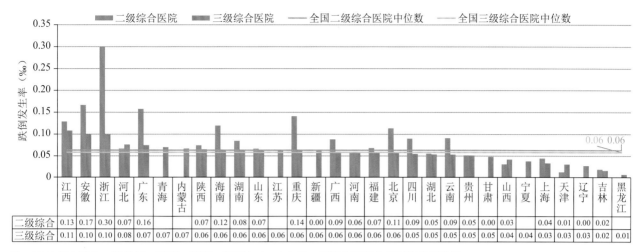

	江西	安徽	浙江	河北	广东	青海	内蒙古	陕西	海南	湖南	山东	江苏	重庆	新疆	广西	河南	福建	北京	四川	湖北	云南	贵州	甘肃	山西	宁夏	上海	天津	辽宁	吉林	黑龙江
二级综合	0.13	0.17	0.30	0.07	0.16			0.07	0.12	0.08	0.07		0.14	0.00	0.09	0.06	0.07	0.11	0.09	0.05	0.09	0.05	0.00	0.03		0.04	0.01	0.00	0.02	
三级综合	0.11	0.10	0.10	0.08	0.07	0.07	0.07	0.06	0.06	0.06	0.06	0.06	0.06	0.06	0.06	0.06	0.06	0.06	0.05	0.05	0.05	0.05	0.05	0.04	0.04	0.03	0.03	0.03	0.02	0.01

注：2020年内蒙古、黑龙江、江苏、青海、宁夏在CNDNQ无二级综合医院上报质控指标数据。

图 2-1-9-3　2020 年各省（自治区、直辖市）二级及以上综合医院住院患者跌倒发生率

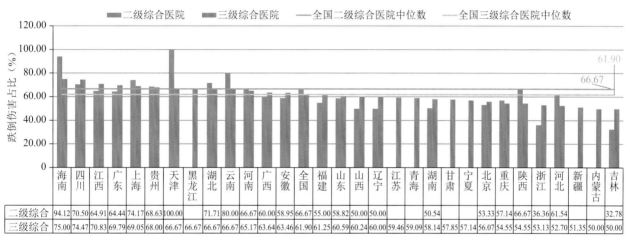

	海南	四川	江西	广东	上海	贵州	天津	黑龙江	湖北	云南	河南	广西	安徽	全国	福建	山东	山西	辽宁	江苏	青海	湖南	甘肃	宁夏	北京	重庆	陕西	浙江	河北	新疆	内蒙古	吉林
二级综合	94.12	70.50	64.91	64.44	74.17	68.63	100.00		71.71	80.00	66.67	60.00	58.95	66.67	55.00	58.82	50.00	50.00			50.54			53.33	57.14	66.67	36.36	61.54			32.78
三级综合	75.00	74.47	70.83	69.79	69.05	68.00	66.67	66.67	66.67	66.67	65.17	63.64	63.46	61.90	61.25	60.59	60.24	60.00	59.46	59.09	58.14	57.85	57.14	56.07	54.55	54.55	53.13	52.70	51.35	50.00	50.00

注：2020年内蒙古、黑龙江、江苏、青海、宁夏在CNDNQ无二级综合医院上报质控指标数据。

图 2-1-9-4　2020 年各省（自治区、直辖市）二级及以上综合医院住院患者跌倒伤害占比

2. 发生跌倒相关信息分析

本报告中收集的跌倒相关信息包括发生跌倒患者的年龄、性别、跌倒发生时间、患者的活动能力和活动过程、跌倒的主要因素、患者发生跌倒前风险评估情况、发生跌倒时当班责任护士工作年限、患者身体约束情况和跌倒发生时的护患比，调查表单见附录 3-2。

2020 年全国 1396 家二级及以上综合医院，共上报跌倒相关信息 36 428 例次，其中二级综合医院 361 家，上报例次数占 14.65%（5336 例次），三级综合医院 1035 家，上报例次数占 85.35%（31 092 例次），各省（自治区、直辖市）发生跌倒上报情况见附表 19。具体相关信息分析如下。

（1）性别与年龄构成

在发生跌倒的住院患者中，男性占 56.48%（20 576 例次），女性占 43.52%（15 852 例次）。在发生跌倒的男性住院患者中，年龄在 65 岁及以上占 61.26%（12 604 例次），年龄在 19～64 岁占 33.23%（6838 例次）；在发生跌倒的女性住院患者中，年龄在 65 岁及以上占 62.12%（9848 例次），年龄在 19～64 岁占 33.71%（5343 例次），在发生跌倒的男性、女性患者中，1～6 岁的患者分别占 3.13%（645 例次）及 2.30%（365 例次）（图 2-1-9-5）。

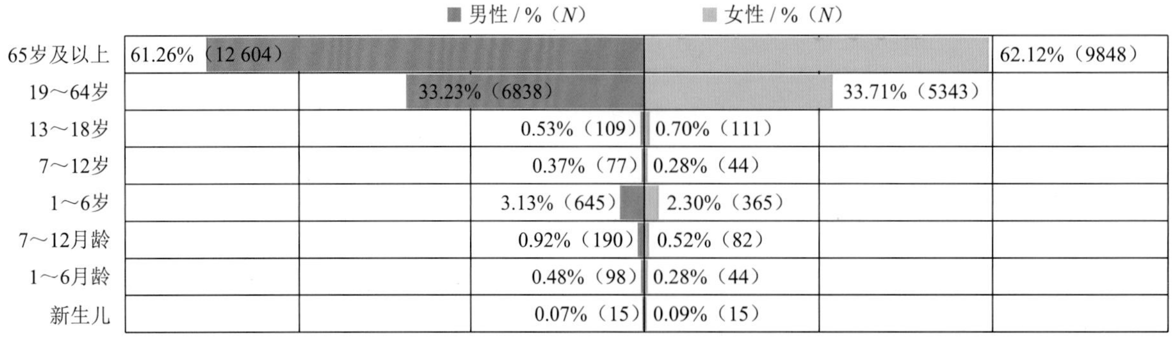

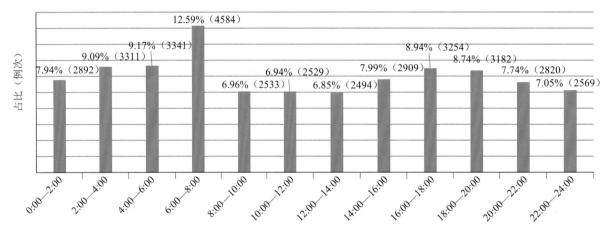

	男性 / % (N)	女性 / % (N)	
65岁及以上	61.26% (12 604)		62.12% (9848)
19~64岁	33.23% (6838)	33.71% (5343)	
13~18岁	0.53% (109)	0.70% (111)	
7~12岁	0.37% (77)	0.28% (44)	
1~6岁	3.13% (645)	2.30% (365)	
7~12月龄	0.92% (190)	0.52% (82)	
1~6月龄	0.48% (98)	0.28% (44)	
新生儿	0.07% (15)	0.09% (15)	

图 2-1-9-5　2020 年发生跌倒的住院患者年龄构成

（2）发生时间构成

12.59%（4584 例次）的住院患者跌倒时间发生在 6：00—8：00，在其他时间段发生跌倒的占比情况见图 2-1-9-6。

注：在上报的 36 428 例次跌倒相关信息中，有 10 例次患者的跌倒发生时间无法确定，此节对 36 418 例次跌倒发生时间完整的数据进行分析。

图 2-1-9-6　2020 年跌倒发生时间段构成

（3）发生地点构成

92.13%（33 561 例次）的患者在跌倒发生地点为病区内，7.87%（2867 例次）跌倒发生在病区外（医院内）（图 2-1-9-7）。

（4）发生跌倒前患者的活动能力

55.22%（20 114 例次）的患者在发生跌倒前可以活动自如，20.04%（7299 例次）的患者跌倒前需要手杖辅助，需要轮椅、助行器和假肢辅助的患者分别占 10.38%（3782 例次）、6.82%（2485 例次）和 0.08%（28 例次），跌倒前状态为卧床不起的患者占 7.46%（2716 例次）（图 2-1-9-8）。

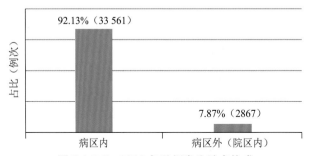

图 2-1-9-7　2020 年跌倒发生地点构成

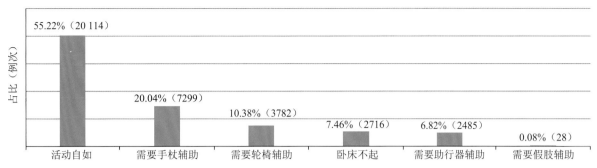

注：在上报的 36 428 例次跌倒相关信息中，有 4 例次发生跌倒前患者的活动能力无法确定，此节对 36 424 例次发生跌倒前患者的活动能力完整的数据进行分析。

图 2-1-9-8 2020 年发生跌倒前患者的活动能力构成

（5）发生跌倒前患者的活动过程

跌倒发生时患者的活动过程占比最高的为如厕时，占 33.10%（12 057 例次），其次为行走时占 18.57%（6763 例次），上下病床时占 17.42%（6347 例次），有 9.00%（3280 例次）的患者在躺卧病床时发生跌倒，其他跌倒发生情况占比见图 2-1-9-9。

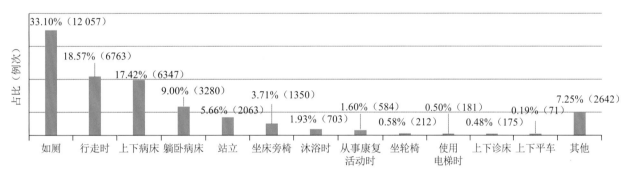

图 2-1-9-9 2020 年跌倒发生时患者的活动过程构成

（6）跌倒伤害级别构成

在跌倒发生后对患者造成轻度伤害（1 级）的占 61.81%（13 480 例次），中度伤害（2 级）的占 22.08%（4816 例次），重度伤害（3 级）的占 15.95%（3478 例次），跌倒后死亡的患者占 0.16%（34 例次）（图 2-1-9-10）。

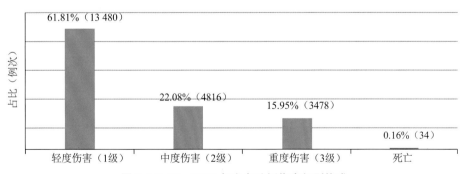

图 2-1-9-10 2020 年患者跌倒伤害级别构成

（7）发生跌倒前患者跌倒风险评估情况

在发生跌倒的患者中，4.19%（1526 例次）的患者在发生跌倒前未进行风险评估，95.81%（34 902 例次）的患者进行了跌倒风险评估（图 2-1-9-11A）；在发生跌倒前进行跌倒风险评估的患者中，62.99%（21 973 例次）的患者跌倒风险评估级别为高危，37.01%（12 912 例次）为非高危（图 2-1-9-11B）。

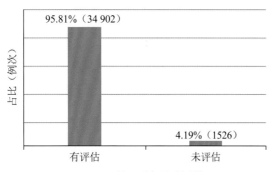 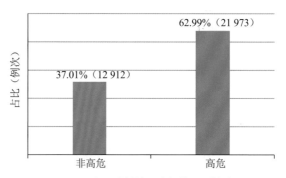

A：是否进行风险评估　　　　　　　　B：发生跌倒前风险评估级别构成

注：在发生跌倒前进行跌倒风险评估的34 902例次跌倒相关信息中，有17例次患者的跌倒风险评估结果缺失，此节对34 885例次跌倒风险评估结果完整的数据进行分析。

图2-1-9-11　2020年发生跌倒前患者跌倒风险评估情况

（8）跌倒风险评估工具

在发生跌倒前进行跌倒风险评估的患者中，57.55%（20 070例次）的患者采用Morse跌倒风险评估量表进行评估，8.46%（2950例次）的患者采用约翰霍普金斯跌倒风险评估量表，改良版Humpty Dumpty儿童跌倒风险量表、托马斯跌倒风险评估工具和Hendrich跌倒风险评估表，分别占1.64%（571例次）、1.53%（532例次）、1.16%（404例次），其他评估量表占29.67%（10348例次）（图2-1-9-12）。

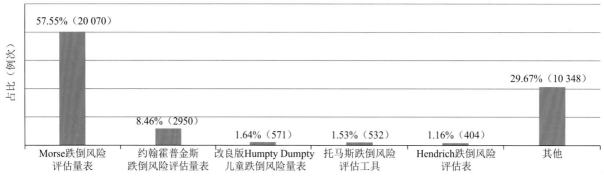

注：在发生跌倒前进行跌倒风险评估的34 902例次跌倒相关信息中，有27例次患者的跌倒风险评估工具缺失，此节对34 875例次跌倒风险评估工具使用信息完整的数据进行分析。

图2-1-9-12　2020年跌倒风险评估工具构成

（9）跌倒发生时距离最近一次风险评估时间构成

在发生跌倒前进行跌倒风险评估的患者中，发生跌倒时距离最近一次风险评估时间小于24小时的占34.20%（11 936例次），相距时间为1天的占14.60%（5095例次），3.57%（1247例次）的患者相距时间为1周，7.37%（2573例次）的患者发生跌倒时距离最近一次风险评估的时间不确定（图2-1-9-13）。

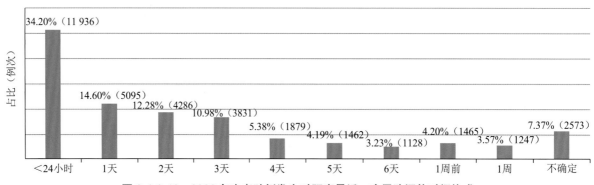

图2-1-9-13　2020年患者跌倒发生时距离最近一次风险评估时间构成

（10）跌倒发生时患者约束情况

在发生跌倒的住院患者中，98.00%（35 694 例次）的患者在跌倒发生时无约束，2.00%（729 例次）的患者有约束（图 2-1-9-14）。

（11）跌倒发生时当班责任护士工作年限构成

在患者跌倒发生时，38.71%（14 102 例次）的当班责任护士工作年限为 5～10 年，27.14%（9886 例次）的工作年限为 2～5 年的护士，工作年限为 10～20 年和 20 年及以上的分别占 19.36%（7051 例次）和 2.54%（924 例次），跌倒发生时当班责任护士工作年限不足 1 年的占 3.14%（1144 例次）（图 2-1-9-15）。

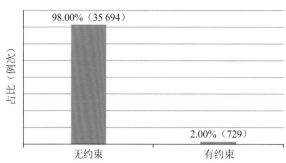

注：在上报的 36 428 例次跌倒相关信息中，有 5 例次患者跌倒发生时患者约束情况缺失，此节对 36 423 例次患者约束情况完整的数据进行分析。

图 2-1-9-14 2020 年跌倒发生时患者有无约束情况

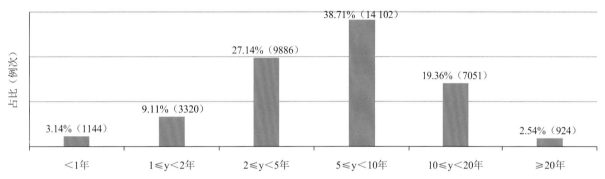

注：在上报的 36 428 例次跌倒相关信息中，有 1 例次患者跌倒发生时当班责任护士工作年限缺失，此节对 36 427 例次当班责任护士工作年限完整的数据进行分析。

图 2-1-9-15 2020 年跌倒时当班责任护士工作年限构成

（12）跌倒发生时护患比

在患者发生跌倒时，护患比中位数为 1∶21.00（1∶12.00，1∶32.00），各时间段跌倒发生时护患比中位数见图 2-1-9-16。

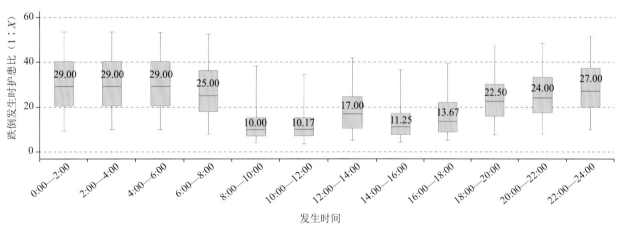

图 2-1-9-16 2020 年患者跌倒发生时护患比

十、住院患者 2 期及以上院内压力性损伤发生情况

（一）指标解读

压力性损伤，是由压力或压力联合剪切力引起的皮肤和（或）软组织的局部损伤，表现为皮肤完整

或开放性损伤，可伴有疼痛，通常发生在骨隆突处或皮肤与医疗设备接触处。压力性损伤分期依照《压力性损伤临床防治国际指南2019》分为1期、2期、3期、4期、深部组织损伤期和不可分期。

CNDNQ通过季度监测和时点调查两种方式收集2期及以上院内压力性损伤发生情况数据。院内压力性损伤，指患者入院24小时后新发生的压力性损伤。

1. 季度监测

住院患者2期及以上院内压力性损伤发生率：统计周期内，住院患者2期及以上院内压力性损伤新发例数与统计周期内住院患者总数的百分比。同一患者在统计周期内新发生一处或多处均计作1例。

2. 时点调查

（1）某时刻住院患者院内2期及以上压力性损伤发生率：某一特定时间点，住院患者中的院内2期及以上压力性损伤新发例数与该时间点参与调查住院患者总数的百分比。在本报告中，住院患者院内2期及以上压力性损伤发生率的调查时点为2020年12月28日10：00。

（2）某时刻住院患者2期及以上压力性损伤现患率：某一特定时间点，住院患者中已经发生2期及以上压力性损伤且未痊愈的总人数与该时间点参与调查住院患者总数的百分比。在本报告中，住院患者2期及以上压力性损伤现患率的调查时点为2020年12月28日10：00。

（二）季度监测结果

1. 住院患者2期及以上院内压力性损伤发生率

2020年二级综合医院住院患者中发生2期及以上院内压力性损伤2411例，2期及以上院内压力性损伤发生率为0.03%，发生率中位数为0.01%（0.00%，0.04%）。三级综合医院住院患者中发生2期及以上病区压力性损伤15 161例，2期及以上病区压力性损伤发生率为0.03%，发生率中位数为0.02%（0.00%，0.04%）（图2-1-10-1）。各省（自治区、直辖市）二级及以上综合医院2期及以上院内压力性损伤发生率见图2-1-10-2和附表20。

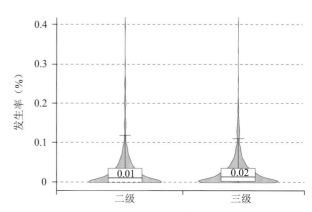

图2-1-10-1 2020年二级及以上综合医院住院患者2期及以上院内压力性损伤发生率

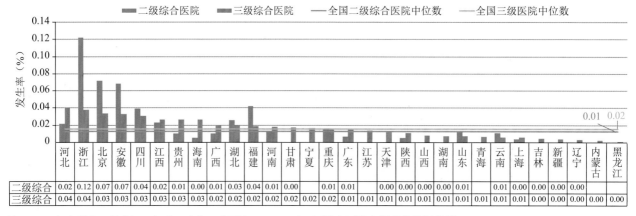

	河北	浙江	北京	安徽	四川	江西	贵州	海南	广西	湖北	福建	河南	甘肃	宁夏	重庆	广东	江苏	天津	陕西	山西	湖南	山东	青海	云南	上海	吉林	新疆	辽宁	内蒙古	黑龙江
二级综合	0.02	0.12	0.07	0.07	0.04	0.02	0.01	0.03	0.01	0.03	0.04	0.01	0.00		0.02	0.01	0.01		0.01	0.01	0.00	0.01		0.01	0.00	0.00	0.00	0.00		
三级综合	0.04	0.03	0.04	0.03	0.03	0.03	0.03	0.02	0.03	0.02	0.02	0.02	0.02	0.02	0.02	0.02	0.01	0.01	0.01	0.01	0.01	0.01	0.01	0.01	0.01	0.01	0.01	0.00	0.00	0.00

注：2020年内蒙古、黑龙江、江苏、青海、宁夏在CNDNQ无二级综合医院上报质控指标数据。

图2-1-10-2 2020年各省（自治区、直辖市）二级及以上综合医院住院患者2期及以上院内压力性损伤发生率

2. 发生2期及以上院内压力性损伤相关信息分析

本报告中收集的2期及以上院内压力性损伤相关信息包括发生2期及以上院内压力性损伤患者的年龄、性别、风险评估级别、风险评估时间、器械相关压力性损伤部位数等，调查表单见附录3-3。

2020年全国有1191家二级及以上级别综合医院，共上报2期及以上院内压力性损伤相关信息17 572例，其中二级综合医院281家，上报例数占13.72%（2411例），三级综合医院910家，上报例数占86.28%（15 161例）。各省（自治区、直辖市）2期及以上院内压力性损伤相关信息填报情况见附表21。具体相关信息分析如下。

（1）性别与年龄构成

在发生2期及以上压力性损伤的住院患者中，男性占67.46%（11 854例），女性占32.54%（5718例）。在发生2期及以上压力性损伤的男性住院患者中，59.99%（7111例）年龄在65岁及以上，38.36%（4547例）年龄在19～64岁；在女性2期及以上压力性损伤住院患者中，66.54%（3805例）年龄在65岁及以上，31.74%（1815例）年龄在19～64岁（图2-1-10-3）。

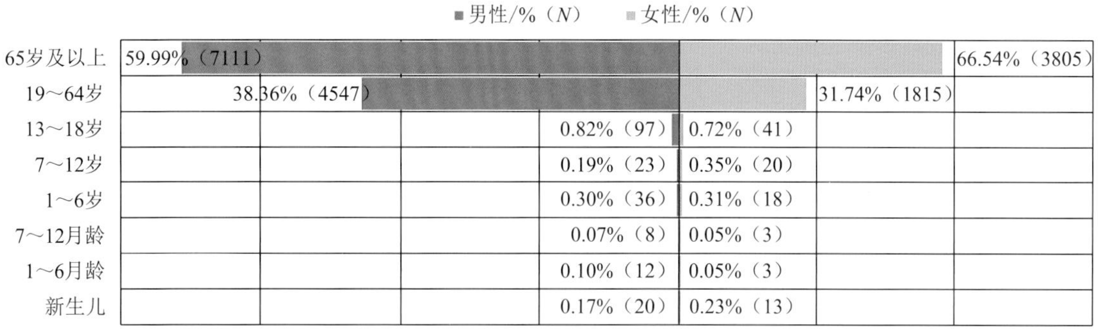

■男性/%（*N*）　■女性/%（*N*）

年龄	男性	女性
65岁及以上	59.99%（7111）	66.54%（3805）
19～64岁	38.36%（4547）	31.74%（1815）
13～18岁	0.82%（97）	0.72%（41）
7～12岁	0.19%（23）	0.35%（20）
1～6岁	0.30%（36）	0.31%（18）
7～12月龄	0.07%（8）	0.05%（3）
1～6月龄	0.10%（12）	0.05%（3）
新生儿	0.17%（20）	0.23%（13）

图2-1-10-3　2020年2期及以上院内压力性损伤患者年龄构成

（2）压力性损伤风险评估工具构成

在发生2期及以上压力性损伤的住院患者中，93.00%（16 342例）的患者采用Braden评分表进行评估，2.67%（470例）的患者采用Waterlow评分表，采用Norton评分表和Braden-Q评分表的分别占1.41%（247例）、0.67%（117例），1.91%（335例）的患者采用其他量表进行评估，0.35%（61例）的患者未进行评估（图2-1-10-4）。

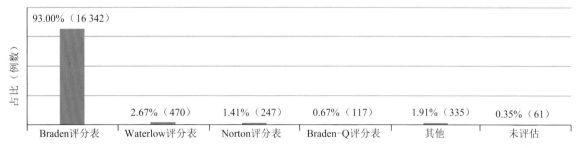

图2-1-10-4　2020年压力性损伤风险评估工具构成

（3）入病区时风险评估级别构成

本报告中将患者压力性损伤风险级别分为低危、中危、高危、极高危4个级别，不同评估工具评估结果风险程度对应分级见表2-1-10-1。在发生2期及以上压力性损伤的住院患者中，98.25%（17 265例）的患者在入病区时进行了压力性损伤风险评估，1.75%（307例）的患者入病区时未进行风险评估。患者入院时风险评估级别为极高危的占14.98%（2586例），高危占47.89%（8269例），中危和低危分别为15.22%（2627例）和21.91%（3783例）（图2-1-10-5）。

表 2-1-10-1　不同风险评估工具评估结果风险程度分级对应表

量表名称	低危	中危	高危	极高危
Braden	≥ 15	13～14	10～12	≤ 9
Braden-Q	16～23	13～15	10～12	≤ 9
Waterlow	≤ 9	10～14	15～19	≥ 20
Norton	15～20	12～14	≤ 11	/

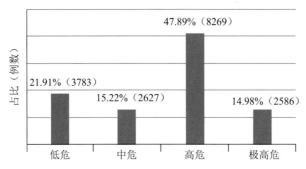

图 2-1-10-5　2020 年患者入病区时压力性损伤风险评估级别构成

（4）最近一次风险评估情况

在发生 2 期及以上压力性损伤的住院患者中，0.96%（168 例）的患者未进行压力性损伤风险评估，99.04%（17 404 例）的患者进行了压力性损伤风险评估。其中，46.55%（8180 例）的患者发生 2 期及以上压力性损伤时，距最近一次风险评估时间小于 24 小时，相距时间为 1 天的占 19.72%（3465 例），1.29%（227 例）的患者距离最近一次风险评估的时间不确定（图 2-1-10-6）。

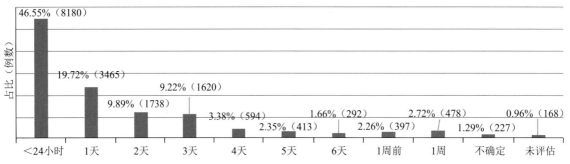

图 2-1-10-6　2020 年发生 2 期及以上院内压力性损伤的患者距最近一次风险评估时间构成

在住院期间进行了压力性损伤风险评估的患者中，风险评估级别为极高危的占 20.69%（3601 例），高危占 55.71%（9696 例），中危和低危分别为 12.78%（2224 例）和 10.82%（1883 例）（图 2-1-10-7）。

（5）新发压力性损伤部位数

在发生 2 期及以上压力性损伤的住院患者中，其中 83.03%（14 583 例）的患者新发部位数为 1 处，12.73%（2236 例）的患者新发部位数为 2 处，住院患者新发压力性损伤部位数在 2 处以上的占 4.24%（745

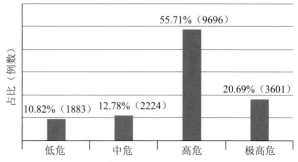

图 2-1-10-7　2020 年发生 2 期及以上院内压力性损伤的患者距最近一次风险评估级别构成

例）（图 2-1-10-8）。住院患者新发的 2 期及以上院内压力性损伤部位数共 21 648 处，其中与使用器械相关压力性损伤部位共 2631 处，占 12.15%。

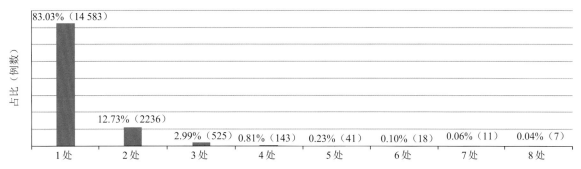

注：在上报的 17 572 例 2 期及以上压力性损伤相关信息中，有 8 例压力性损伤部位数信息有误，此小节对 17 564 例压力性损伤部位数信息完整的数据进行分析。

图 2-1-10-8　2020 年入病区 24 小时后住院患者新发压力性损伤部位数构成

（三）时点调查结果

在参与时点调查的 1351 家二级及以上综合医院中，2020 年 12 月 28 日 10：00，85 家二级综合医院有入院 24 小时后新发 2 期及以上压力性损伤患者 123 例，二级综合医院 10：00 住院患者院内 2 期及以上压力性损伤发生率中位数为 0.00%（0.00%，0.00%）；411 家三级综合医院有入院 24 小时后新发 2 期及以上压力性损伤患者 1057 例，三级综合医院 10：00 住院患者院内 2 期及以上压力性损伤发生率中位数为 0.00%（0.00%，0.09%）（图 2-1-10-9）。二级综合医院 10：00 住院患者 2 期及以上压力性损伤现患率中位数为 0.68%（0.21%，1.25%），三级综合医院为 0.83%（0.42%，1.28%）（图 2-1-10-10）。

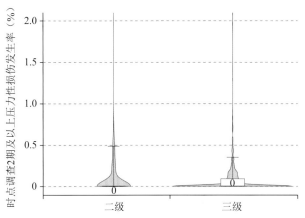

图 2-1-10-9　2020 年二级及以上综合医院 10：00 住院患者院内 2 期及以上压力性损伤发生率

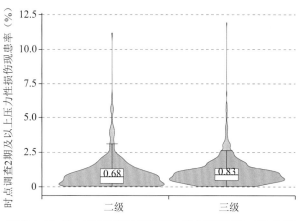

图 2-1-10-10　2020 年二级及以上综合医院 10：00 住院患者 2 期及以上压力性损伤现患率

十一、置管患者非计划拔管情况

（一）指标解读

置管患者非计划拔管率，指统计周期内，住院患者发生某导管非计划拔管例次数与该类导管留置总日数的千分比。

非计划拔管（unplanned extubation，UEX）又称意外拔管，指任何意外所致的拔管，即非诊疗计划范畴内的拔管。包括患者自行拔除的导管、各种原因导致的导管滑脱、因导管质量问题及导管堵塞等情况需要提前拔除的导管，以及因导管相关感染需提前拔除的导管；不包括按医嘱拔除的导管、因导管留置时间达到上限拔除或更换的导管、一次性插管的导管和门急诊等非住院病区患者的非计划拔管。同一住院患者在统计周期内发生的导管非计划拔管例次数按实际发生频次计算。

某导管留置总日数，为统计周期内住院患者留置某类导管的日数之和。留置导管每跨越 0 点 1 次计作 1 日，当天置入并拔除的不统计。带管入院患者以入院当日开始，每跨越 0 点 1 次计作 1 日，带管出院患者以出院

31

日期为止。转科患者某导管使用所属病区应根据该导管的长期医嘱和住院患者入、出病区记录确定。

目前，CNDNQ收集的置管患者非计划拔管情况，包括气管导管（气管插管、气管切开）（以下统称"气管导管"）非计划拔管、胃肠导管（经口、经鼻）（以下统称"胃肠导管"）非计划拔管、导尿管非计划拔管、中心静脉导管（central venous catheter，CVC）非计划拔管和经外周置入中心静脉导管（peripherally inserted central catheter，PICC）非计划拔管情况。

（二）季度监测结果

1. 置管患者非计划拔管率

2020年二级及以上综合医院置管患者非计划拔管例次数、发生率中位数及上下四分位数 [M (P_{25}，P_{75})] 汇总统计见表2-1-11-1。

表2-1-11-1　2020年二级及以上综合医院置管患者非计划拔管发生情况

非计划拔管类型	二级综合			三级综合		
	例次	发生率/‰	M (P_{25}，P_{75})/‰	例次	发生率/‰	M (P_{25}，P_{75})/‰
气管导管	304	0.36	0.00 (0.00, 0.51)	2291	0.22	0.12 (0.00, 0.36)
胃肠导管	2257	0.96	0.70 (0.07, 1.93)	14 338	0.54	0.43 (0.13, 0.95)
导尿管	1360	0.32	0.19 (0.00, 0.46)	5627	0.14	0.11 (0.04, 0.25)
CVC	381	0.30	0.00 (0.00, 0.56)	3448	0.17	0.12 (0.00, 0.34)
PICC	90	0.11	0.00 (0.00, 0.00)	1857	0.10	0.00 (0.00, 0.13)

（1）住院患者气管导管非计划拔管率

2020年二级综合医院住院患者气管导管非计划拔管发生304例次，非计划拔管率为0.36‰，中位数为0.00‰（0.00‰，0.51‰）。三级综合医院住院患者气管导管非计划拔管发生2291例次，非计划拔管率为0.22‰，中位数为0.12‰（0.00‰，0.36‰）（图2-1-11-1）。各省（自治区、直辖市）二级及以上综合医院住院患者气管导管非计划拔管率见图2-1-11-2及附表22。

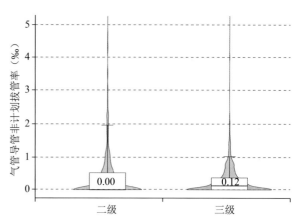

图2-1-11-1　2020年二级及以上综合医院住院患者气管导管非计划拔管率

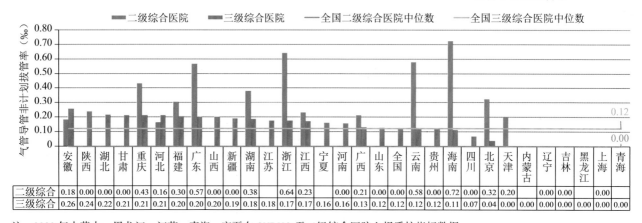

	安徽	陕西	湖北	甘肃	重庆	河北	福建	广东	山西	新疆	湖南	江苏	浙江	江西	宁夏	河南	广西	山东	全国	云南	贵州	海南	四川	北京	天津	内蒙古	辽宁	吉林	黑龙江	上海	青海
二级综合	0.18	0.00	0.00	0.00	0.43	0.16	0.30	0.57	0.00	0.00	0.38		0.64	0.23		0.00	0.21	0.00		0.58	0.00	0.72	0.00	0.32	0.20		0.00	0.00		0.00	
三级综合	0.26	0.24	0.22	0.21	0.21	0.21	0.20	0.20	0.20	0.19	0.18	0.18	0.17	0.17	0.16	0.16	0.13	0.12	0.12	0.12	0.12	0.11	0.07	0.04	0.00	0.00	0.00	0.00	0.00	0.00	0.00

注：2020年内蒙古、黑龙江、江苏、青海、宁夏在CNDNQ无二级综合医院上报质控指标数据。

图2-1-11-2　2020年各省（自治区、直辖市）二级及以上综合医院住院患者气管导管非计划拔管率

（2）住院患者胃肠导管非计划拔管率

2020 年二级综合医院住院患者发生胃肠导管非计划拔管 2257 例次，非计划拔管率为 0.96‰，中位数为 0.70‰（0.07‰，1.93‰）。三级综合医院住院患者发生胃肠导管非计划拔管 14 338 例次，非计划拔管率为 0.54‰，中位数为 0.43‰（0.13‰，0.95‰）（图 2-1-11-3）。各省（自治区、直辖市）二级及以上综合医院住院患者胃肠导管非计划拔管率见图 2-1-11-4 及附表 23。

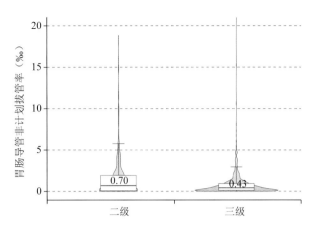

图 2-1-11-3 2020 年二级及以上综合医院住院患者胃肠导管非计划拔管率

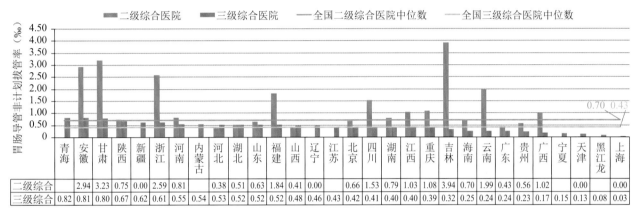

	青海	安徽	甘肃	陕西	新疆	浙江	河南	内蒙古	河北	湖北	山东	福建	山西	辽宁	江苏	北京	四川	湖南	江西	重庆	吉林	海南	云南	广东	贵州	广西	宁夏	天津	黑龙江	上海
二级综合		2.94	3.23	0.75	0.00	2.59	0.81		0.38	0.51	0.63	1.84	0.41	0.00		0.66	1.53	0.79	1.03	1.08	3.94	0.70	1.99	0.43	0.56	1.02		0.00		0.00
三级综合	0.82	0.81	0.80	0.67	0.62	0.61	0.55	0.54	0.53	0.52	0.52	0.52	0.48	0.46	0.43	0.42	0.41	0.40	0.40	0.39	0.32	0.25	0.24	0.24	0.23	0.17	0.15	0.13	0.08	0.03

注：2020 年内蒙古、黑龙江、江苏、青海、宁夏在 CNDNQ 无二级综合医院上报质控指标数据。

图 2-1-11-4 2020 年各省（自治区、直辖市）二级及以上综合医院住院患者胃肠导管非计划拔管率

（3）住院患者导尿管非计划拔管率

2020 年二级综合医院住院患者导尿管非计划拔管发生 1360 例次，非计划拔管率为 0.32‰，中位数为 0.19‰（0.00‰，0.46‰）。三级综合医院住院患者导尿管非计划拔管发生 5627 例次，非计划拔管率为 0.14‰，中位数为 0.11‰（0.04‰，0.25‰）（图 2-1-11-5）。各省（自治区、直辖市）二级及以上综合医院住院患者导尿管非计划拔管率见图 2-1-11-6 及附表 24。

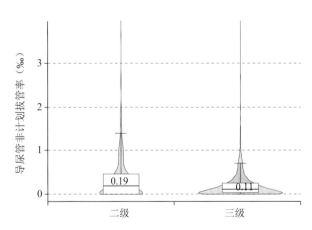

图 2-1-11-5 2020 年二级及以上综合医院住院患者导尿管非计划拔管率

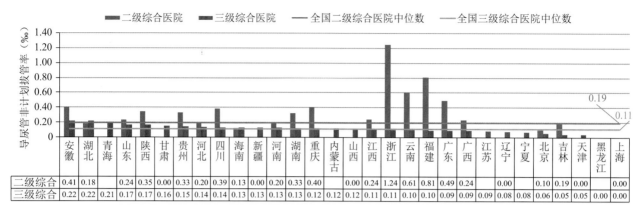

	安徽	湖北	青海	山东	陕西	甘肃	贵州	河北	四川	海南	新疆	河南	湖南	重庆	内蒙古	山西	江西	浙江	云南	福建	广东	广西	江苏	辽宁	宁夏	北京	吉林	天津	黑龙江	上海
二级综合	0.41	0.18		0.24	0.35	0.00	0.33	0.20	0.39	0.13	0.00	0.20	0.33	0.40		0.00	0.24	1.24	0.61	0.81	0.49	0.24		0.00		0.10	0.19	0.00		0.00
三级综合	0.22	0.22	0.21	0.17	0.17	0.16	0.15	0.14	0.14	0.13	0.13	0.13	0.13	0.12	0.12	0.12	0.11	0.11	0.10	0.10	0.10	0.09	0.09	0.09	0.08	0.08	0.06	0.05	0.05	0.00

注：2020年内蒙古、黑龙江、江苏、青海、宁夏在CNDNQ无二级综合医院上报质控指标数据。

图 2-1-11-6　2020 年各省（自治区、直辖市）二级及以上综合医院住院患者导尿管非计划拔管率

（4）住院患者 CVC 非计划拔管率

2020 年二级综合医院住院患者 CVC 非计划拔管发生 381 例次，非计划拔管率为 0.30‰，中位数为 0.00‰（0.00‰，0.56‰）。三级综合医院住院患者 CVC 非计划拔管发生 3448 例次，非计划拔管率为 0.17‰，中位数为 0.12‰（0.00‰，0.34‰）（图 2-1-11-7）。各省（自治区、直辖市）二级及以上综合医院住院患者 CVC 非计划拔管率见图 2-1-11-8 及附表 25。

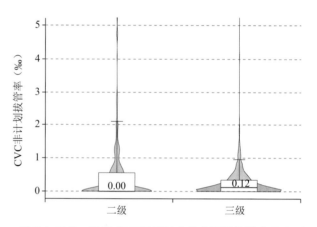

图 2-1-11-7　2020 年二级及以上综合医院住院患者 CVC 非计划拔管率

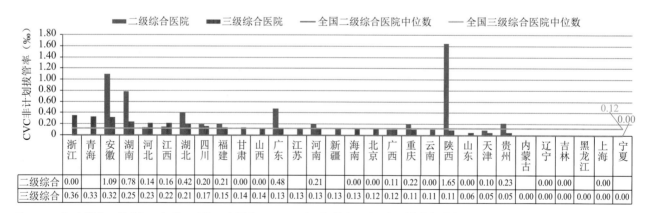

	浙江	青海	安徽	湖南	河北	江西	湖北	四川	福建	甘肃	山西	广东	江苏	河南	新疆	海南	北京	广西	重庆	云南	陕西	山东	天津	贵州	内蒙古	辽宁	吉林	黑龙江	上海	宁夏
二级综合	0.00		1.09	0.78	0.14	0.16	0.42	0.20	0.21	0.00		0.48		0.21		0.00		0.11	0.22	1.65	0.00	0.10	0.23		0.00			0.00		
三级综合	0.36	0.33	0.32	0.25	0.23	0.22	0.21	0.17	0.15	0.14	0.14	0.13	0.13	0.13	0.13	0.13	0.12	0.12	0.11	0.11	0.11	0.06	0.05	0.05	0.00	0.00	0.00	0.00	0.00	0.00

注：2020年内蒙古、黑龙江、江苏、青海、宁夏在CNDNQ无二级综合医院上报质控指标数据。

图 2-1-11-8　2020 年各省（自治区、直辖市）二级及以上综合医院住院患者 CVC 非计划拔管率

（5）住院患者 PICC 非计划拔管率

2020 年二级综合医院住院患者 PICC 非计划拔管发生 90 例次，非计划拔管率为 0.11‰，中位数为 0.00‰（0.00‰，0.00‰）。三级综合医院住院患者 PICC 非计划拔管发生 1857 例次，非计划拔管率为 0.10‰，中位数为 0.00‰（0.00‰，0.13‰）（图 2-1-11-9）。各省（自治区、直辖市）二级及以上综合医院住院患者 PICC 非计划拔管率见图 2-1-11-10 及附表 27。

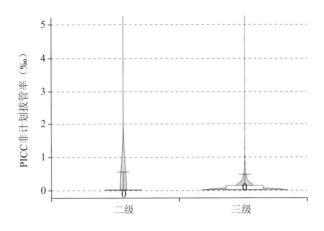

图 2-1-11-9　2020 年二级及以上综合医院住院患者 PICC 非计划拔管率

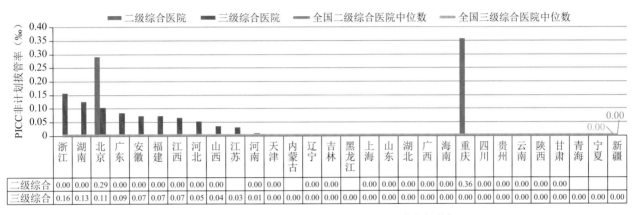

	浙江	湖南	北京	广东	安徽	福建	江西	河北	山西	江苏	河南	天津	内蒙古	辽宁	吉林	黑龙江	上海	山东	湖北	广西	海南	重庆	四川	贵州	云南	陕西	甘肃	青海	宁夏	新疆
二级综合	0.00	0.00	0.29	0.00	0.00	0.00	0.00	0.00	0.00	0.00	0.00	0.00		0.00	0.00		0.00	0.00	0.00	0.00	0.00	0.36	0.00	0.00	0.00	0.00	0.00			0.00
三级综合	0.16	0.13	0.11	0.09	0.07	0.07	0.07	0.05	0.04	0.03	0.01	0.00	0.00	0.00	0.00	0.00	0.00	0.00	0.00	0.00	0.00	0.00	0.00	0.00	0.00	0.00	0.00	0.00	0.00	0.00

注：2020 年内蒙古、黑龙江、江苏、青海、宁夏在 CNDNQ 无二级综合医院上报质控指标数据。

图 2-1-11-10　2020 年各省（自治区、直辖市）二级及以上综合医院住院患者 PICC 非计划拔管率

2. 置管患者发生非计划拔管相关信息分析

《报告》中收集的五类置管患者发生非计划拔管相关信息包括发生非计划拔管患者的年龄、发生时间、发生原因、发生时患者的活动状态、神志状态、镇静情况、身体约束情况、导管重置情况、拔管的第次数、发生拔管时当班责任护士工作年限和护患比（附录 3-4 至附录 3-8）。

2020 年全国二级及以上级别综合医院气管导管非计划拔管上报 2595 例次，其中二级综合医院占 11.71%（304 例次），三级综合医院占 88.29%（2291 例次）；胃肠导管非计划拔管 16 595 例次，其中二级综合医院占 13.60%（2257 例次），三级综合医院占 86.40%（14 338 例次）；导尿管非计划拔管 6987 例次，其中二级综合医院占 19.46%（1360 例次），三级综合医院占 80.54%（5627 例次）；CVC 非计划拔管 3829 例次，其中二级综合医院占 9.95%（381 例次），三级综合医院占 90.05%（3448 例次）；PICC 非计划拔管 1947 例次，其中二级综合医院占 4.62%（90 例次），三级综合医院占 95.38%（1857 例次）（表 2-1-11-2）。各省（自治区、直辖市）发生五类非计划拔管上报情况见附表 27 至附表 31。具体相关信息分析如下。

表 2-1-11-2　2020 年二级及以上综合医院五类置管患者非计划拔管上报例次

非计划拔管类型	二级综合医院		三级综合医院		合计
	例次	占比	例次	占比	
气管导管	304	11.71%	2291	88.29%	2595
胃肠导管	2257	13.60%	14 338	86.40%	16595
导尿管	1360	19.46%	5627	80.54%	6987

续表

非计划拔管类型	二级综合医院		三级综合医院		合计
	例次	占比	例次	占比	
CVC	381	9.95%	3448	90.05%	3829
PICC	90	4.62%	1857	95.38%	1947
合计	4392	13.75%	27 561	86.25%	31953

（1）年龄构成

五类置管患者发生非计划拔管的患者年龄构成见图2-1-11-11。

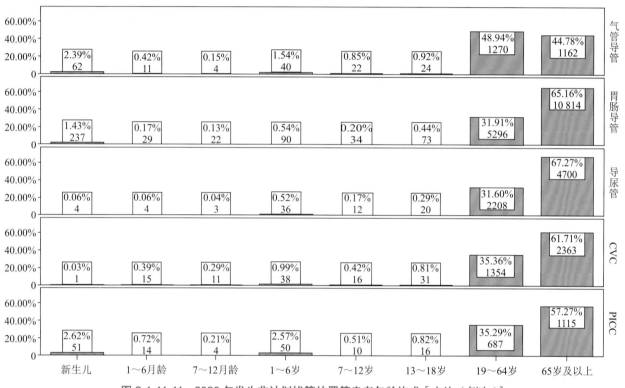

图 2-1-11-11　2020 年发生非计划拔管的置管患者年龄构成［占比（例次）］

（2）住院患者发生非计划拔管的第次数

95% 以上的五类置管患者非计划拔管发生时为住院期间第 1 次发生非计划拔管。胃肠导管置管患者发生第 2 次非计划拔管占比在五类非计划拔管中占比最高，为 4.94%（819 例次）。PICC、导尿管、CVC、气管导管置管患者发生第 2 次非计划拔管占比分别为 3.64%（70 例次）、2.73%（191 例次）、2.61%（100 例次）和 2.12%（55 例次）。五类置管患者发生非计划拔管的第次数构成见图 2-1-11-12。

（3）发生时间构成

五类置管患者发生非计划拔管的时间占比最高的为 6：00—8：00，各类置管患者发生非计划拔管的时间构成见图 2-1-11-13。

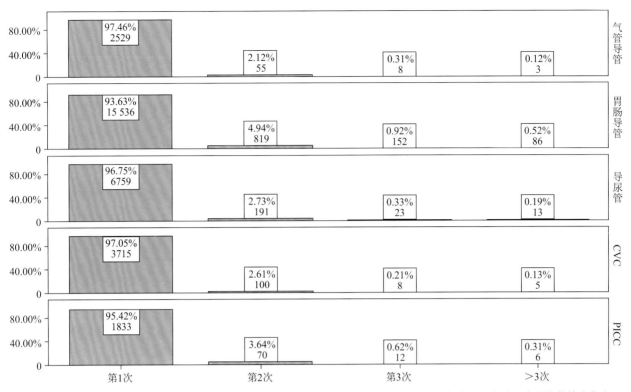

注：在胃肠导管、导尿管、CVC、PICC 非计划拔管相关信息中，分别有 2 例次、1 例次、1 例次、26 例次患者的拔管第次信息缺失。此小节对拔管第次信息完整的数据进行分析，包括气管导管（2595 例次）、胃肠导管（16 593 例次）、导尿管（6986 例次）、CVC（3828 例次）、PICC（1921 例次）。

图 2-1-11-12 2020 年置管患者发生非计划拔管的第次数构成［占比（例次）］

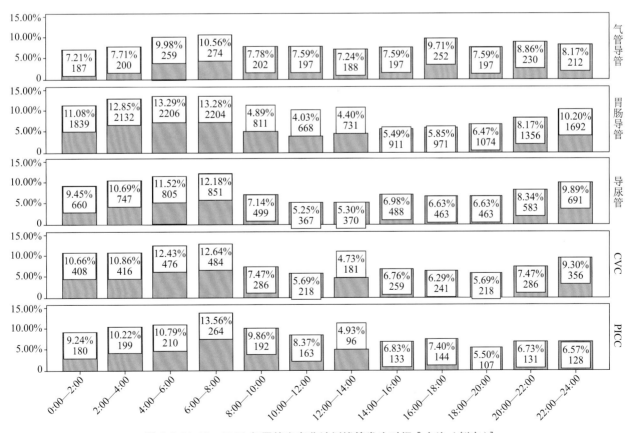

图 2-1-11-13 2020 年置管患者非计划拔管发生时间［占比（例次）］

（4）发生地点构成

各类置管患者非计划拔管发生时，96%以上发生在病区内，各类非计划拔管发生地点构成见图2-1-11-14。

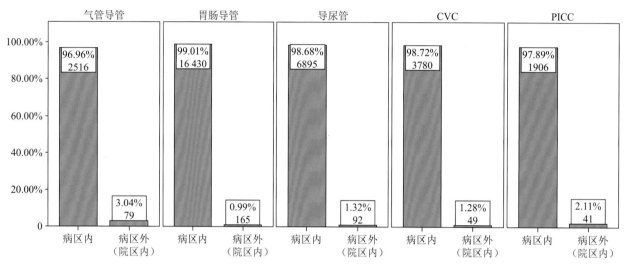

图 2-1-11-14　2020 年置管患者非计划拔管发生地点构成［占比（例次）］

（5）主要因素构成

五类非计划拔管发生的首位原因均是患者自拔，其次是管路滑脱，各类非计划拔管发生原因占比见图 2-1-11-15。

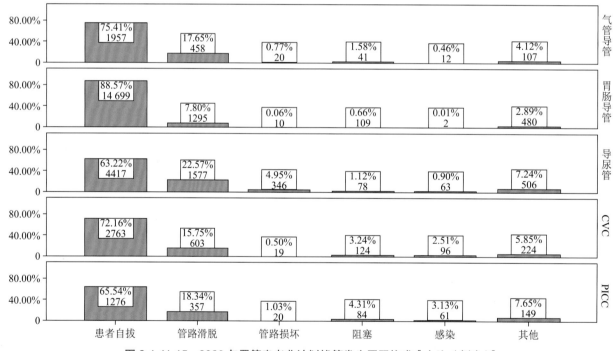

图 2-1-11-15　2020 年置管患者非计划拔管发生原因构成［占比（例次）］

（6）发生非计划拔管后导管重置情况

发生气管导管非计划拔管的患者中，53.26%（1382 例次）的患者在发生拔管后 24 小时内重置了气管导管，胃肠导管、导尿管、CVC 和 PICC 置管患者发生非计划拔管后，重置导管的患者分别占 59.55%（9882 例次）、58.14%（4062 例次）、22.32%（840 例次）和 22.76%（443 例次）（图 2-1-11-16）。

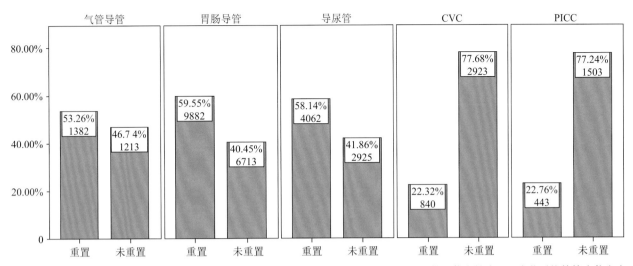

注：CVC、PICC 非计划拔管相关信息中，分别有 66 例次、1 例次非计划拔管后导管重置情况信息缺失。此小节对拔管第次信息完整的数据进行分析，包括气管导管（2595 例次）、胃肠导管（16 595 例次）、导尿管（6987 例次）、CVC（3763 例次）、PICC（1946 例次）。

图 2-1-11-16　2020 年非计划拔管发生后患者导管重置情况构成［占比（例次）］

（7）患者身体约束情况

74.64%（1937 例次）的气管导管置管患者在发生非计划拔管时身体有约束，胃肠导管、导尿管、CVC 和 PICC 置管患者发生非计划拔管时有约束的患者占比分别为 30.71%（5097 例次）、21.91%（1531 例次）、28.18%（1079 例次）和 19.16%（373 例次）（图 2-1-11-17）。

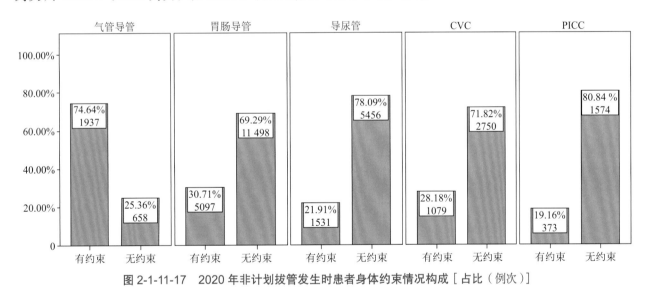

图 2-1-11-17　2020 年非计划拔管发生时患者身体约束情况构成［占比（例次）］

（8）患者的活动状态构成

五种类型非计划拔管发生时患者的活动状态占比最高的均为"卧床时"，各类非计划拔管发生时患者的活动状态占比见图 2-1-11-18。

（9）患者的神志状态构成

47.59%（1235 例次）的患者在发生气管导管非计划拔管时神志清醒，胃肠导管、导尿管、CVC 和 PICC 非计划拔管发生时神志清醒的患者占比分别为 71.40%（11 849 例次）、72.49%（5065 例次）、69.31%（2654 例次）和 74.99%（1460 例次）（图 2-1-11-19）。

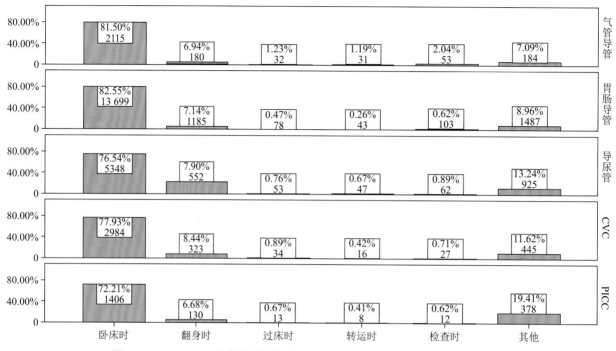

图2-1-11-18　2020年非计划拔管发生时患者的活动状态构成［占比（例次）］

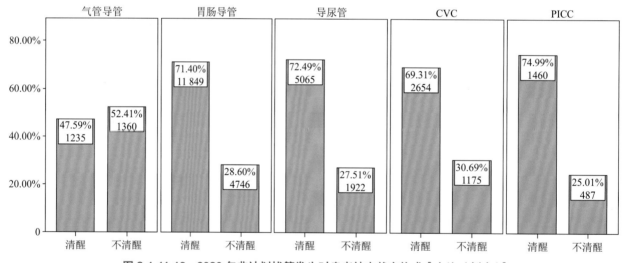

图2-1-11-19　2020年非计划拔管发生时患者神志状态构成［占比（例次）］

（10）患者镇静情况构成

在发生气管导管非计划拔管的患者中，40.62%（1054例次）的患者使用镇静药物，58.15%（1509例次）的患者未使用；在胃肠导管、导尿管、CVC和PICC非计划拔管发生时使用镇静药物的患者分别为9.04%（1501例次）、10.52%（735例次）、12.30%（471例次）和8.73%（170例次），未镇静的患者占比均在80%以上（图2-1-11-20）。

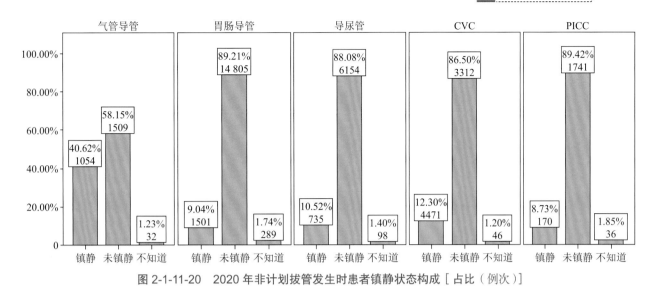

图 2-1-11-20　2020 年非计划拔管发生时患者镇静状态构成［占比（例次）］

（11）患者镇静评分工具使用情况构成

在气管导管、胃肠导管、导尿管、CVC 和 PICC 置管患者非计划拔管发生时，使用 RASS（Richmond 躁动—镇静评分）进行患者镇静评估的分别占 34.87%（905 例次）、6.00%（995 例次）、5.71%（399 例次）、12.93%（495 例次）及 6.73%（131 例次），使用 SAS（镇静—躁动评分）或其他量表进行患者镇静评估的占比情况见图 2-1-11-21。

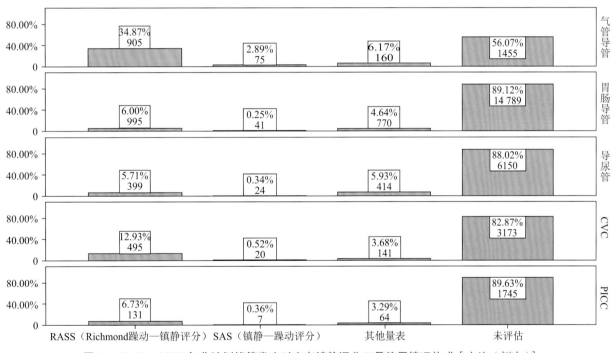

图 2-1-11-21　2020 年非计划拔管发生时患者镇静评分工具使用情况构成［占比（例次）］

（12）患者镇静评分分值构成

在进行镇静评估的患者中，使用 RASS（Richmond 躁动—镇静评分）和 SAS（镇静—躁动评分）进行评估的患者镇静评分情况分别见图 2-1-11-22 和图 2-1-11-23。

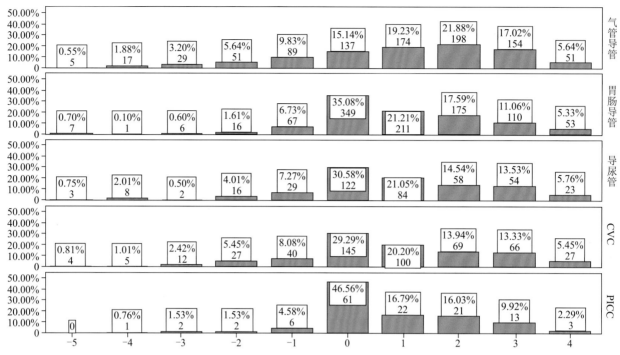

图 2-1-11-22　2020 年使用 RASS（Richmond 躁动—镇静评分）评分分值构成［占比（例次）］

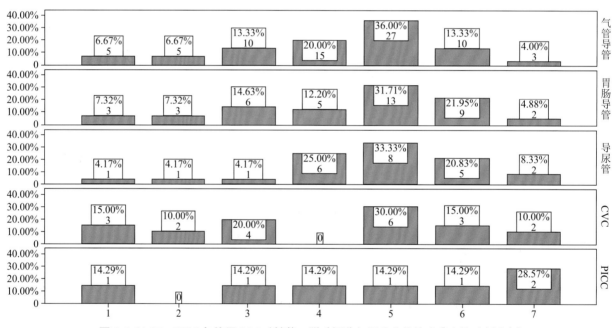

图 2-1-11-23　2020 年使用 SAS（镇静—躁动评分）评分分值构成［占比（例次）］

（13）非计划拔管发生时当班责任护士工作年限构成

在五类置管患者非计划拔管发生时，当班责任护士工作年限为 5～10 年的护士占比最大，其次为 2～5 年的护士，非计划拔管发生时当班责任护士工作年限构成见图 2-1-11-24。

（14）非计划拔管发生时护患比

在不同时间段五类置管患者非计划拔管发生时，护患比中位数见图 2-1-11-25。

（15）发生气管导管非计划拔管患者的辅助呼吸方式

在发生气管导管非计划拔管的患者中，80.85%（2098 例次）患者的辅助呼吸方式为气管插管，19.15%（497 例次）为气管切开导管（图 2-1-11-26）。

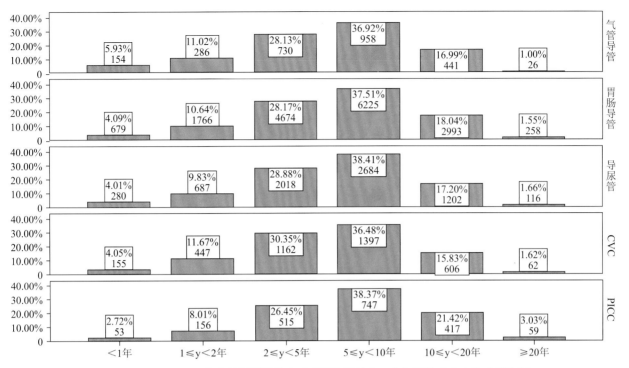

图 2-1-11-24　2020 年非计划拔管发生时当班责任护士工作年限构成［占比（例次）］

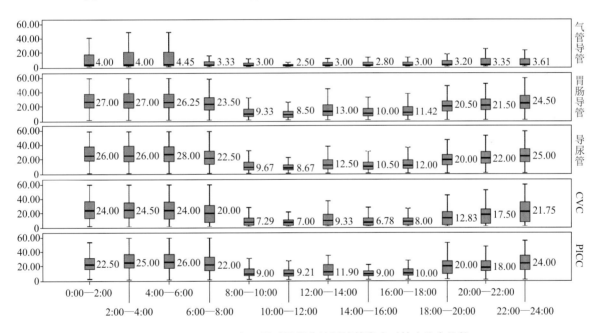

图 2-1-11-25　2020 年不同时间段非计划拔管发生时护患比中位数

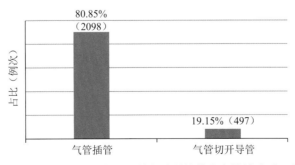

图 2-1-11-26　2020 年发生气管导管非计划拔管患者的辅助呼吸方式构成

十二、导尿管相关尿路感染发生情况

（一）指标解读

导尿管相关尿路感染（catheter associated urinary tract infection，CAUTI），指患者留置导尿管48小时后至拔除导尿管48小时内发生的泌尿系统感染，主要诊断依据临床表现结合病原学检查。

CAUTI发生率，指统计周期内，导尿管相关感染例次数与住院患者导尿管留置总日数的千分比。CAUTI发生率可以反映医疗机构感染控制的情况，与医务人员消毒隔离、无菌技术和手卫生执行等情况密切相关。

（二）季度监测结果

1. CAUTI发生率

2020年二级综合医院住院患者CAUTI发生2345例次，发生率为0.55‰，发生率中位数为0.08‰（0.00‰，0.62‰）。三级综合医院住院患者CAUTI发生24 488例次，发生率为0.62‰，发生率中位数为0.29‰（0.05‰，0.90‰）（图2-1-12-1、图2-1-12-2和附表32）。

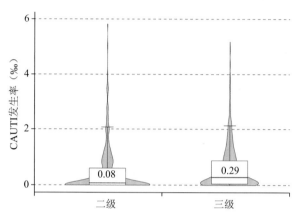

图2-1-12-1　2020年二级及以上综合医院住院患者CAUTI发生率

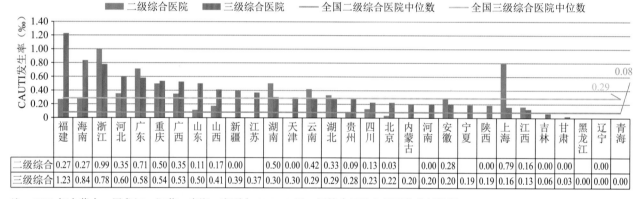

■二级综合医院　■三级综合医院　——全国二级综合医院中位数　——全国三级综合医院中位数

	福建	海南	浙江	河北	广东	重庆	广西	山东	山西	新疆	江苏	湖南	天津	云南	湖北	贵州	四川	北京	内蒙古	河南	安徽	宁夏	陕西	上海	江西	吉林	甘肃	黑龙江	辽宁	青海
二级综合	0.27	0.27	0.99	0.35	0.71	0.50	0.35	0.11	0.17	0.00		0.50	0.00	0.42	0.33	0.09	0.13	0.03		0.00	0.28		0.00	0.79	0.16	0.00	0.00		0.00	
三级综合	1.23	0.84	0.78	0.60	0.58	0.54	0.53	0.50	0.41	0.39	0.37	0.29	0.29	0.28	0.23	0.22	0.20	0.20	0.20	0.19	0.19	0.16	0.13	0.06	0.03	0.00	0.00	0.00	0.00	0.00

注：2020年内蒙古、黑龙江、江苏、青海、宁夏在CNDNQ无二级综合医院上报质控指标数据。

图2-1-12-2　2020年各省（自治区、直辖市）二级及以上综合医院住院患者CAUTI发生率

2. 发生CAUTI相关信息分析

本报告中收集的CAUTI相关信息包括发生CAUTI患者的年龄、性别，留置导尿管的原因、型号、类型和材质，导尿管抗反流集尿装置使用情况，以及CAUTI发生前膀胱冲洗情况和发生CAUTI时导尿管留置时长，调查表单见附录3-9。

2020年全国二级及以上级别综合医院中，共有1075家医院发生CAUTI，共上报CAUTI相关信息26 833例次，其中二级综合医院218家，上报例次数占8.74%（2345例次），三级综合医院857家，上报例次数占91.26%（24 488例次）。各省（自治区、直辖市）CAUTI相关信息填报情况见附表33。具体相关信息分析如下。

（1）性别与年龄构成

在发生CAUTI的住院患者中，男性占55.30%（14 839例次），女性占44.70%（11 994例次）。男性住院患者中，55.41%（8222例次）的年龄在65岁及以上，43.41%（6441例次）的年龄在19～64岁；女性住院患者中，55.17%（6617例次）的年龄在65岁及以上，43.54%（5222例次）的年龄在19～64岁（图2-1-12-3）。

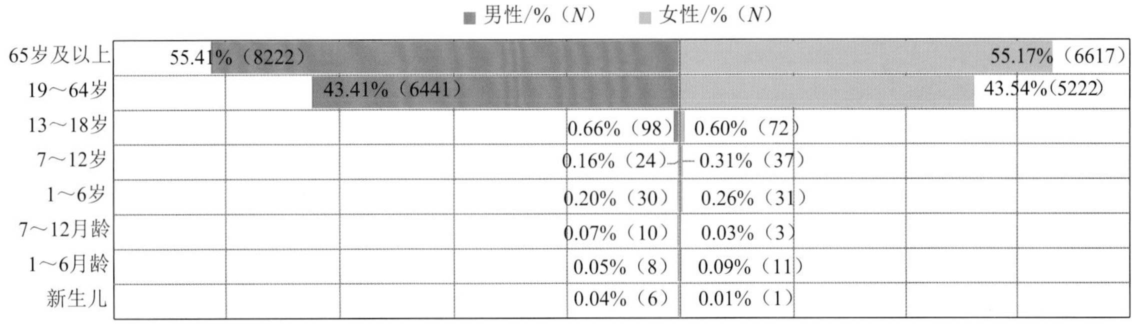

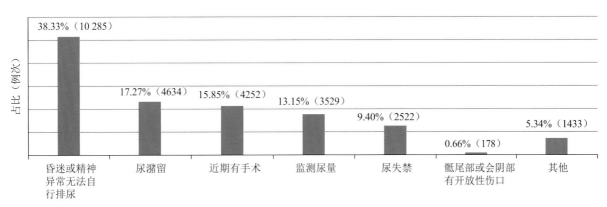

男性/%（N）
女性/%（N）
65岁及以上
19～64岁
13～18岁
7～12岁
1～6岁
7～12月龄
1～6月龄
新生儿
55.41%（8222）
55.17%（6617）
43.41%（6441）
43.54%（5222）
0.66%（98）
0.60%（72）
0.16%（24）
0.31%（37）
0.20%（30）
0.26%（31）
0.07%（10）
0.03%（3）
0.05%（8）
0.09%（11）
0.04%（6）
0.01%（1）

图 2-1-12-3 2020 年发生 CAUTI 患者的年龄构成［占比（例次）］

（2）留置导尿管的原因构成

在发生 CAUTI 的住院患者中，38.33%（10 285 例次）的患者留置导尿管的原因是昏迷或精神异常无法自行排尿，尿潴留、近期有手术分别占 17.27%（4634 例次）和 15.85%（4252 例次），发生 CAUTI 的住院患者留置导尿管的原因构成比见图 2–1–12–4。

占比（例次）
38.33%（10 285）
17.27%（4634）
15.85%（4252）
13.15%（3529）
9.40%（2522）
0.66%（178）
5.34%（1433）
昏迷或精神异常无法自行排尿
尿潴留
近期有手术
监测尿量
尿失禁
骶尾部或会阴部有开放性伤口
其他

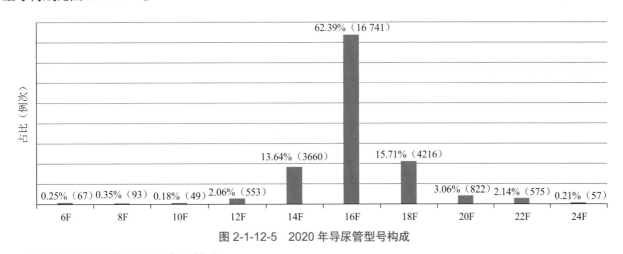

图 2-1-12-4 2020 年留置导尿管的原因构成

（3）留置导尿管型号构成

在发生 CAUTI 的住院患者中，留置导尿管型号占比最大的是 16F，占 62.39%（16 741 例次）；其次，是 18F 和 14F 分别占 15.71%（4216 例次）和 13.64%（3660 例次）。发生 CAUTI 的住院患者留置导尿管型号构成见图 2–1–12–5。

占比（例次）
0.25%（67）
0.35%（93）
0.18%（49）
2.06%（553）
13.64%（3660）
62.39%（16 741）
15.71%（4216）
3.06%（822）
2.14%（575）
0.21%（57）
6F
8F
10F
12F
14F
16F
18F
20F
22F
24F

图 2-1-12-5 2020 年导尿管型号构成

（4）留置导尿管材质和类型构成

在发生 CAUTI 的住院患者中，54.03%（14 497 例次）的患者留置导尿管的材质为乳胶，其次为硅胶占 44.96%（12 063 例次），其他类型占 1.02%（273 例次）（图 2–1–12–6）。双腔气囊导尿管占比最高，为

67.93%（18 228 例次）；其次为普通导尿管，占 22.99%（6168 例次）；三腔气囊导尿管占 9.08%（2437 例次）（图 2-1-12-7）。

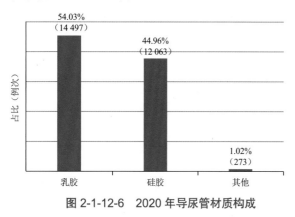

图 2-1-12-6　2020 年导尿管材质构成

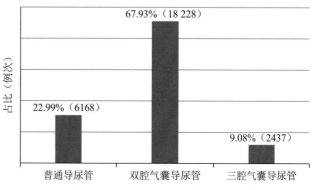

图 2-1-12-7　2020 年导尿管类型构成

（5）导尿管抗反流集尿装置使用情况

在发生 CAUTI 的住院患者中，70.67%（18 964 例次）的置管患者使用了抗反流集尿装置，29.33%（7869 例次）的患者未使用（图 2-1-12-8）。

（6）CAUTI 发生前膀胱冲洗情况

有 17.58%（4716 例次）的置管患者在发生 CAUTI 前有冲洗膀胱，82.42%（22 117 例次）的患者无膀胱冲洗（图 2-1-12-9）。

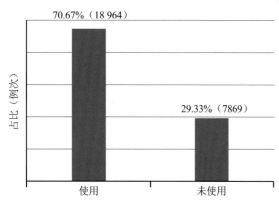

图 2-1-12-8　2020 年抗反流集尿装置使用情况构成

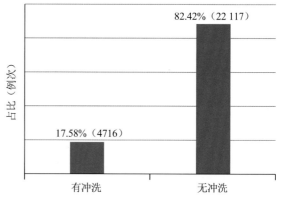

图 2-1-12-9　2020 年尿路感染发生前膀胱冲洗情况构成

（7）发生 CAUTI 时导尿管留置时长

在二级、三级综合医院中，发生 CAUTI 时患者导尿管留置时长中位数均为 13（7，24）天。

十三、中心血管导管相关血流感染发生情况

（一）指标解读

中心血管导管相关血流感染（central line-associated bloodstream infection，CLABSI），指患者留置中心血管导管 48 小时后至拔除中心血管导管 48 小时内发生的原发性、且与其他部位存在感染无关的血流感染。CNDNQ 对 CVC（不含血液透析用导管）和 PICC 相关血流感染发生率 2 个指标进行监测。

（1）CVC 相关血流感染发生率：统计周期内，CVC 相关感染例次数与住院患者 CVC 留置总日数的千分比。

（2）PICC 相关血流感染发生率：统计周期内，PICC 相关感染例次数与住院患者 PICC 留置总日数的千分比。

（二）季度监测结果

1. CVC/PICC 相关血流感染发生率

2020 年二级综合医院住院患者 CVC 相关血流感染发生 296 例次，发生率为 0.23‰，发生率中位数为 0.00‰（0.00‰，0.19‰）。三级综合医院住院患者 CVC 相关血流感染发生 5296 例次，发生率为 0.27‰，发生率中位数为 0.16‰（0.00‰，0.44‰）（图 2-1-13-1）。

2020 年二级综合医院住院患者 PICC 相关血流感染发生 27 例次，发生率为 0.03‰，发生率中位数为 0.00‰（0.00‰，0.00‰）。三级综合医院住院患者 PICC 相关血流感染发生 1140 例次，发生率为 0.06‰，发生率中位数为 0.00‰（0.00‰，0.03‰）（图 2-1-13-2）。各省（自治区、直辖市）二级及以上综合医院 CVC、PICC 相关血流感染发生率见图 2-1-13-3、图 2-1-13-4、附表 34 和附表 35。

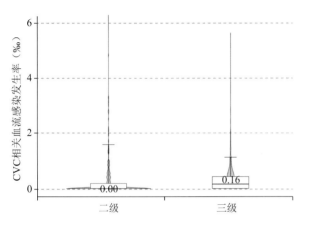

图 2-1-13-1　2020 年二级及以上综合医院住院患者 CVC 相关血流感染发生率

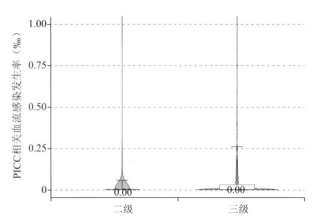

图 2-1-13-2　2020 年二级及以上综合医院住院患者 PICC 相关血流感染发生率

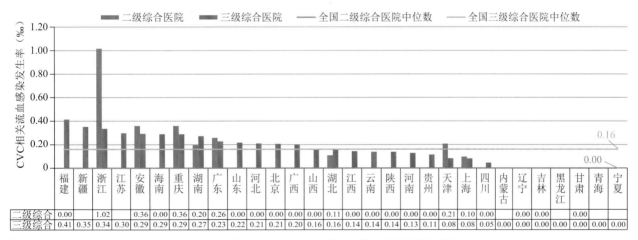

	福建	新疆	浙江	江苏	安徽	海南	重庆	湖南	广东	山东	河北	北京	广西	山西	湖北	江西	云南	陕西	河南	贵州	天津	上海	四川	内蒙古	辽宁	吉林	黑龙江	甘肃	青海	宁夏
二级综合	0.00		1.02		0.36	0.00	0.36	0.20	0.26	0.00	0.00	0.00	0.00	0.00	0.11	0.00	0.00	0.00	0.00	0.00	0.21	0.10	0.00		0.00	0.00		0.00		
三级综合	0.41	0.35	0.34	0.30	0.29	0.29	0.29	0.27	0.23	0.22	0.21	0.21	0.20	0.16	0.16	0.14	0.14	0.14	0.13	0.11	0.08	0.08	0.05	0.00	0.00	0.00	0.00	0.00	0.00	0.00

注：2020 年内蒙古、黑龙江、江苏、青海、宁夏在 CNDNQ 无二级综合医院上报质控指标数据。

图 2-1-13-3　2020 年各省（自治区、直辖市）二级及以上综合医院住院患者 CVC 相关血流感染发生率

2. CVC/PICC 相关血流感染相关信息分析

本报告中收集的 CVC/PICC 相关血流感染相关信息包括发生 CVC、PICC 相关血流感染患者的年龄、留置 CVC/PICC 的原因、置管位置、导管类型、抗菌导管使用情况、PICC 置管方式，以及发生 CLABSI 时 CVC/PICC 留置时长，调查表单见附录 3-10 和附录 3-11。

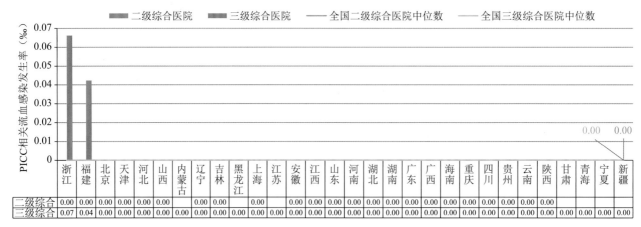

注：2020年内蒙古、黑龙江、江苏、青海、宁夏在CNDNQ无二级综合医院上报质控指标数据。

图 2-1-13-4　2020 年各省（自治区、直辖市）二级及以上综合医院住院患者 PICC 相关血流感染发生率

2020 年全国有 835 家二级及以上综合医院上报 CVC 相关血流感染 5592 例次，其中二级综合医院 112 家，CVC 相关血流感染 296 例次，占 5.29%；三级综合医院 723 家，上报 5296 例次，占 94.71%。321 家二级及以上综合医院上报 PICC 相关血流感染 1167 例次，其中二级综合医院 21 家，PICC 相关血流感染 27 例次，占 2.31%；三级综合医院 300 家，上报 1140 例次，占 97.69%（表 2-1-13-1）。各省（自治区、直辖市）CVC、PICC 相关血流感染相关信息填报情况见附表 36 和附表 37。具体相关信息分析如下。

表 2-1-13-1　2020 年全国二级及以上综合医院 CLABSI 上报例次

	二级综合医院		三级综合医院		合计	
	机构数（占比）	例次（占比）	机构数（占比）	例次（占比）	机构数	例次
CVC 相关血流感染	112（13.41%）	296（5.29%）	723（86.59%）	5296（94.71%）	835	5592
PICC 相关血流感染	21（6.54%）	27（2.31%）	300（93.46%）	1140（97.69%）	321	1167

（1）年龄构成

在发生 CVC 相关血流感染的患者中，19～64 岁患者占比最高，为 50.93%（2848 例次），年龄在 65 岁及以上的占 46.24%（2586 例次）。在发生 PICC 相关血流感染的患者中，44.13%（515 例次）年龄在 19～64 岁，40.10%（468 例次）年龄在 65 岁及以上，新生儿患者占比为 9.94%（116 例次）。CVC、PICC 相关血流感染患者的年龄构成见图 2-1-13-5。

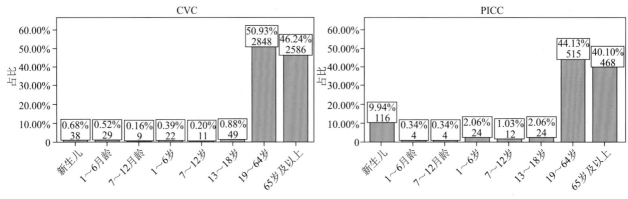

图 2-1-13-5　2020 年发生 CVC、PICC 相关血流感染患者的年龄构成［占比（例次）］

（2）留置导管原因构成

在发生 CVC 相关血流感染的患者中，44.26%（2475 例次）留置导管的原因是抢救和监测需要，其次是长期输液占 22.01%（1231 例次）；输入高渗液体和输入化疗药物分别占 14.27%（798 例次）和 2.40%（134 例次）。在发生 PICC 相关血流感染的患者中，留置导管原因占比最高的是长期输液，占 36.85%（430 例次）；其次是输入化疗药物占 33.59%（392 例次）；输入高渗液体及抢救和监测需要分别占 20.99%（245 例次）和 7.46%（87 例次）。CVC、PICC 相关血流感染患者的留置导管原因构成见图 2-1-13-6。

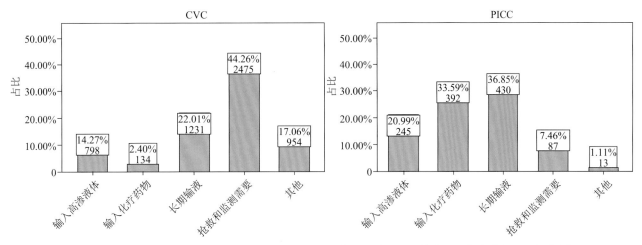

图 2-1-13-6　2020 年发生 CVC、PICC 相关血流感染患者的留置导管的原因构成［占比（例次）］

（3）置管位置构成

在发生 CVC 相关血流感染的患者中，颈内静脉置管的占比为 42.24%（2362 例次），锁骨下静脉占 36.82%（2059 例次），股静脉占 18.85%（1054 例次）。在发生 PICC 相关血流感染的患者中，贵要静脉置管占比最高为 72.75%（849 例次），其次是肘正中静脉占 11.57%（135 例次），股静脉占 4.20%（49 例次）（图 2-1-13-7）。

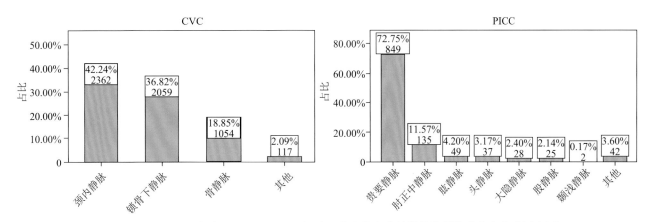

图 2-1-13-7　2020 年发生 CVC、PICC 相关血流感染患者的置管位置构成［占比（例次）］

（4）导管类型构成

在发生 CVC 相关血流感染的患者中，74.45%（4163 例次）留置导管类型为双腔导管；其次为单腔导管，占 15.75%（881 例次）；三腔导管占 9.80%（548 例次）。在发生 PICC 相关血流感染的患者中，留置导管类型占比最高的为单腔导管，占 82.26%（960 例次）；其次为双腔导管占 16.71%（195 例次）；三腔导管占 1.03%（12 例次）（图 2-1-13-8）。

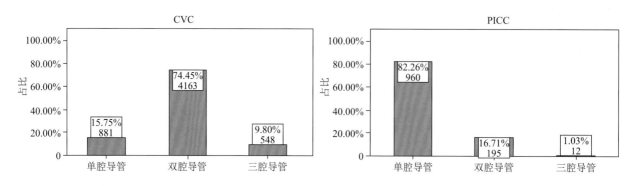

图 2-1-13-8　2020 年发生 CVC、PICC 相关血流感染患者的导管类型构成［占比（例次）］

（5）抗菌导管使用情况

在发生 CVC 相关血流感染的患者中，38.97%（2179 例次）的留置导管患者使用了抗菌导管，61.03%（3413 例次）使用了非抗菌导管。在发生 PICC 相关血流感染的患者中 28.79%（336 例次）的患者使用了抗菌导管，71.21%（831 例次）使用了非抗菌导管（图 2-1-13-9）。

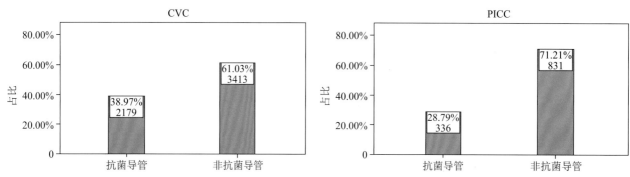

图 2-1-13-9　2020 年发生 CVC、PICC 相关血流感染患者的抗菌导管使用情况构成［占比（例次）］

（6）PICC 置管方式构成

在发生 PICC 相关血流感染的患者中，84.40%（985 例次）的患者置管方式为超声引导，15.60%（182 例次）为盲穿（图 2-1-13-10）。

（7）发生 CLABSI 时 CVC、PICC 留置时长

发生 CVC 相关血流感染的患者的 CVC 导管留置时长中位数为 13（7，22）天，二级、三级综合医院 CVC 导管留置时长中位数分别为 14（7，27）天、12（7，21）天；发生 PICC 相关血流感染的患者的 PICC 导管留置时长中位数为 26（13，74）天，二级、三级综合医院 PICC 导管留置时长中位数分别为 30（16，58）天、26（13，74）天（表 2-1-13-2）。

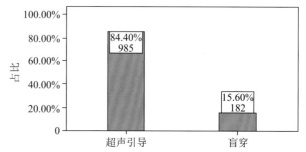

图 2-1-13-10　2020 年发生 PICC 相关血流感染患者的 PICC 置管方式构成［占比（例次）］

表 2-1-13-2　2020 年全国二级及以上综合医院发生 CLABSI 时 CVC、PICC 留置时长

导管留置时长	二级综合医院	三级综合医院	合计
CVC	14（7，27）天	12（7，21）天	13（7，22）天
PICC	30（16，58）天	26（13，74）天	26（13，74）天

十四、呼吸机相关性肺炎发生情况

（一）指标解读

呼吸机相关性肺炎（ventilator associated pneumonia，VAP），指机械通气 48 小时后至停用机械通气、拔除人工气道（气管插管或气管切开）导管后 48 小时内发生的新的感染性肺实质炎性反应。

VAP 发生率：统计周期内，呼吸机相关性肺炎例次数与住院患者有创机械通气总日数的千分比。

（二）季度监测结果

1. VAP 发生率

2020 年二级综合医院住院患者 VAP 发生 1501 例次，发生率为 3.87‰，发生率中位数为 0.46‰（0.00‰，4.18‰）。三级综合医院住院患者 VAP 发生 19 144 例次，发生率为 3.68‰，发生率中位数为 2.57‰（0.57‰，5.40‰）（图 2-1-14-1）。各省（自治区、直辖市）二级及以上综合医院 VAP 发生率见图 2-1-14-2 和附表 38。

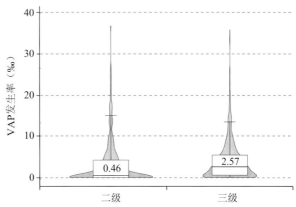

图 2-1-14-1　2020 年二级及以上综合医院住院患者 VAP 发生率

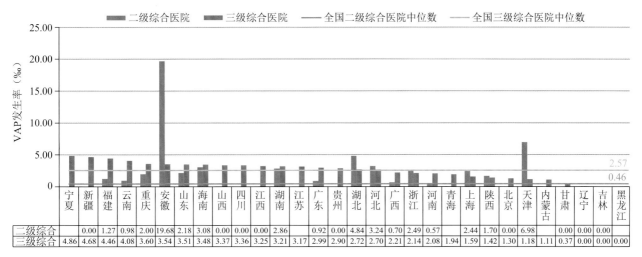

	宁夏	新疆	福建	云南	重庆	安徽	山东	海南	山西	四川	江西	湖南	江苏	广东	贵州	湖北	河北	广西	浙江	河南	青海	上海	陕西	北京	天津	内蒙古	甘肃	辽宁	吉林	黑龙江
二级综合		0.00	1.27	0.98	2.00	19.68	2.18	3.08	0.00	0.00	0.00	2.86		0.92	0.00	4.84	3.24	0.70	2.49	0.57		2.44	1.70	0.00	6.98		0.00	0.00	0.00	
三级综合	4.86	4.68	4.46	4.08	3.60	3.54	3.51	3.48	3.37	3.36	3.25	3.21	3.17	2.99	2.90	2.72	2.70	2.21	2.14	2.08	1.94	1.59	1.42	1.30	1.18	1.11	0.37	0.00	0.00	0.00

注：2020 年内蒙古、黑龙江、江苏、青海、宁夏在 CNDNQ 无二级综合医院上报质控指标数据。

图 2-1-14-2　2020 年各省（自治区、直辖市）二级及以上综合医院住院患者 VAP 发生率

2. 发生 VAP 相关信息分析

《报告》收集的 VAP 相关信息包括发生 VAP 患者的年龄、性别、人工气道类型及导管类型、患者的湿化方式、吸痰方式、口腔护理方式及频次、发生 VAP 患者经人工气道通气时经鼻胃管肠内营养情况，以及发生 VAP 时机械通气时长（附录 3-12）。

2020 年全国有 1044 家二级及以上综合医院上报 VAP 发生了 20 645 例次，其中二级综合医院 187 家，上报例次数占 7.27%（1501 例次），三级综合医院 857 家，上报例次数占 92.73%（19 144 例次）。各省（自治区、直辖市）VAP 相关信息填报情况见附表 39。具体相关信息分析如下。

（1）性别与年龄构成

在发生 VAP 患者中，男性占 70.32%（14 517 例次），女性占 29.68%（6128 例次）。在男性患者中，19~64 岁占比最高，为 50.46%（7326 例次）；年龄在 65 岁及以上的占 46.63%（6769 例次）。在女性患者中，年龄在 65 岁及以上的占比最高，为 49.46%（3031 例次）；19~64 岁年龄段患者占 46.13%（2827 例次）。

发生 VAP 患者的性别、年龄构成见图 2-1-14-3。

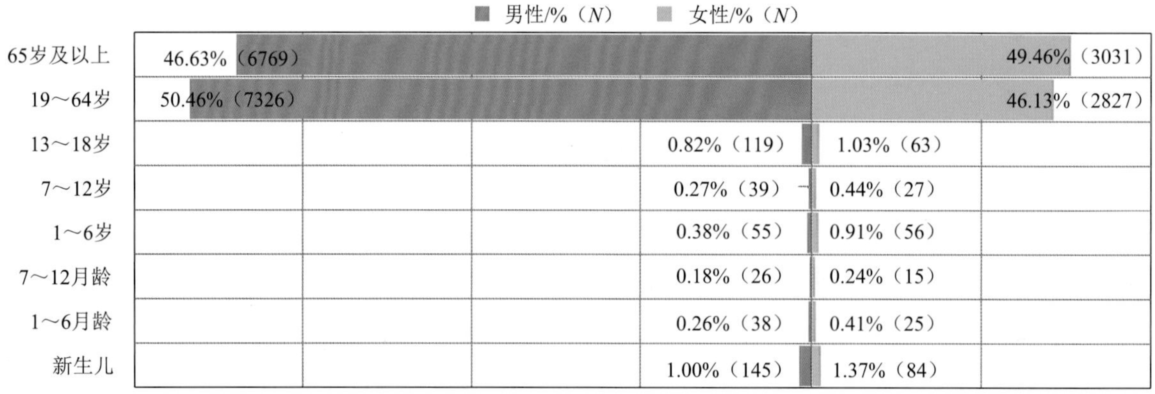

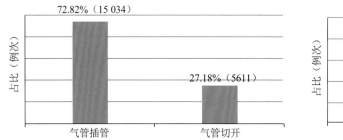

图 2-1-14-3　2020 年发生 VAP 患者的性别、年龄构成［占比（例次）］

（2）人工气道类型构成

在发生 VAP 患者中，72.82%（15 034 例次）的人工气道类型为气管插管，27.18%（5611 例次）为气管切开（图 2-1-14-4）。

（3）导管类型构成

在发生 VAP 患者中，74.48%（15 377 例次）的气管导管类型为普通型，25.52%（5268 例次）为声门下吸引型导管（图 2-1-14-5）。

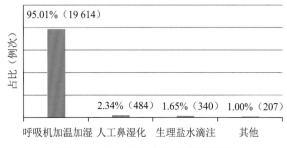

图 2-1-14-4　2020 年发生 VAP 患者的人工气道类型构成

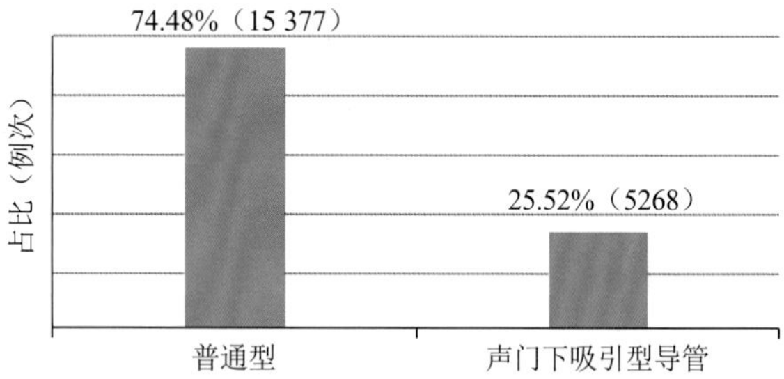

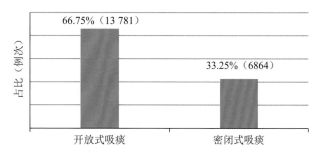

图 2-1-14-5　2020 年发生 VAP 患者的导管类型构成

（4）湿化方式构成

在发生 VAP 患者中，95.01%（19 614 例次）采用呼吸机加温加湿方式，2.34%（484 例次）采用人工鼻湿化方式，1.65%（340 例次）采用生理盐水滴注方式，1.00%（207 例次）采用其他方式（图 2-1-14-6）。

（5）吸痰方式构成

在发生 VAP 患者中，66.75%（13781 例次）采用了开放式吸痰方式，33.25%（6864 例次）采用了密闭式吸痰方式（图 2-1-14-7）。

图 2-1-14-6　2020 年湿化装置构成

图 2-1-14-7　2020 年发生 VAP 患者的吸痰方式构成

（6）患者口腔护理情况

发生 VAP 患者中，45.86%（9468 例次）采用口腔擦拭的方式进行护理，45.68%（9431 例次）采用擦拭加冲洗的方式，8.46%（1746 例次）采用刷牙的方式（图 2-1-14-8）。50.70%（10 466 例次）的患者选择含洗必泰的口腔护理液，29.15%（6017 例次）的患者选择生理盐水作为口腔护理液，3.85%（794 例次）的患者使用牙膏（图 2-1-14-9）。发生 VAP 的患者口腔护理次数中位数为 3（3，4）次 / 天。

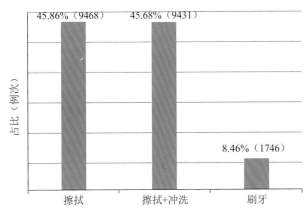 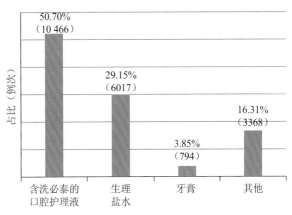

图 2-1-14-8　2020 年发生 VAP 患者采用的口腔护理方式构成　　图 2-1-14-9　2020 年发生 VAP 患者选择的口腔护理液构成

（7）经人工气道通气时经鼻胃管肠内营养情况

在发生 VAP 患者中，88.16%（18 200 例次）的患者在经人工气道通气的同时有经鼻胃管肠内营养，11.84%（2445 例次）的患者没有经鼻胃管肠内营养（图 2-1-14-10）。

（8）发生 VAP 时机械通气时长

发生 VAP 时，住院患者的机械通气时长中位数为 8（5，14）天。二级综合医院住院患者发生 VAP 时机械通气时长中位数为 8（4，14）天，三级综合医院为 8（5，14）天。

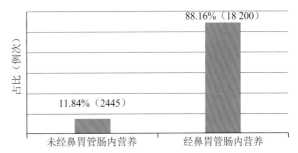

图 2-1-14-10　2020 年发生 VAP 患者经人工气道通气同时经鼻胃管肠内营养情况构成

十五、锐器伤发生情况

（一）指标解读

锐器伤，指在工作过程中，被针头、玻璃、器械、刀片或其他锐器造成的皮肤或黏膜意外破损。锐器伤是医务人员职业暴露最主要方式，其中护理人员是锐器伤发生的高危人群。锐器伤发生率反映了医院护理人员锐器伤发生现状与防护水平，监测医疗机构锐器伤发生情况，分析临床护理人员发生锐器伤的原因及危险因素，为防范锐器伤发生提出防护策略，保障护士职业安全。

锐器伤发生率：统计周期内，护理人员发生锐器伤的例次数与本医疗机构执业护士人数的百分比。其中，执业护士人数，为统计周期初执业护士人数与统计周期末执业护士人数之和除以 2。

CNDNQ 自 2020 年第三季度开始收集医疗机构护理人员锐器伤发生情况，本报告分析 CNDNQ 上的 2020 年第三至四季度锐器伤发生率和相关信息。

（二）季度监测结果

1. 锐器伤发生率

2020 年第三至四季度，二级综合医院中护士锐器伤发生 517 例次，发生率为 0.39%，发生率中位数为 0.00%（0.00%，0.67%）。三级综合医院中护士锐器伤发生 3916 例次，发生率为 0.42%，发生率中位数为 0.23%（0.00%，0.64%）（图 2-1-15-1）。各省（自治区、直辖市）二级及以上综合医院护士锐器伤发生率见图 2-1-15-2 和附表 40。

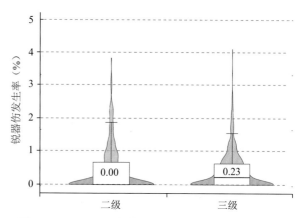

图 2-1-15-1　2020 年第三至四季度二级及以上综合医院护士锐器伤发生率

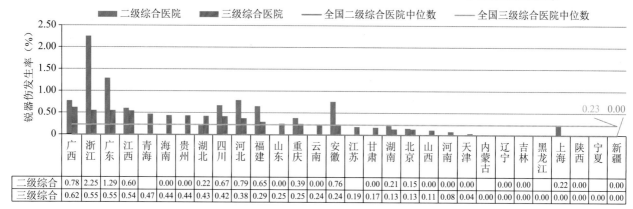

	广西	浙江	广东	江西	青海	海南	贵州	湖北	四川	河北	福建	山东	重庆	云南	安徽	江苏	甘肃	湖南	北京	山西	河南	天津	内蒙古	辽宁	吉林	黑龙江	上海	陕西	宁夏	新疆
二级综合	0.78	2.25	1.29	0.60		0.00	0.00	0.22	0.67	0.79	0.65	0.00	0.39	0.00	0.76		0.00	0.21	0.15	0.00	0.00	0.00		0.00	0.00		0.22	0.00		0.00
三级综合	0.62	0.55	0.55	0.54	0.47	0.44	0.44	0.43	0.42	0.38	0.29	0.25	0.25	0.24	0.24	0.19	0.17	0.13	0.13	0.11	0.08	0.04	0.00	0.00	0.00	0.00	0.00	0.00	0.00	0.00

注：2020 年内蒙古、黑龙江、江苏、青海、宁夏在 CNDNQ 无二级综合医院上报质控指标数据。

图 2-1-15-2　2020 年第三至四季度各省（自治区、直辖市）二级及以上综合医院护士锐器伤发生率

2. 发生锐器伤相关信息分析

本报告中收集的锐器伤相关信息包括护理人员类别、工作年限，锐器伤的发生时间、类别，发生锐器伤时涉及的具体器具、操作或环节、发生部位，锐器伤所涉及锐器的污染情况，锐器伤发生后的追踪和检测情况，以及是否导致锐器伤者确诊感染和感染疾病类型，调查表单见附录 3-13。

2020 年第三至四季度全国有 875 家二级及以上级别综合医院，共上报护理人员锐器伤相关信息 4433 例次，其中二级综合医院 188 家，上报例数占 11.66%（517 例次）；三级综合医院 687 家，上报例数占 88.34%（3916 例次）。各省（自治区、直辖市）医院锐器伤相关信息填报情况见附表 41。具体相关信息分析如下。

（1）护理人员类别构成

在发生锐器伤的护理人员中，本院执业护士（不含新入职护士）占 59.28%（2628 例次），新入职护士占 11.01%（488 例次），实习护士占 28.99%（1285 例次），进修护士占 0.72%（32 例次）（图 2-1-15-3）。

（2）工作年限构成

39.86%（1767 例次）发生锐器伤的护理人员的工作年限为小于 1 年，工作年限

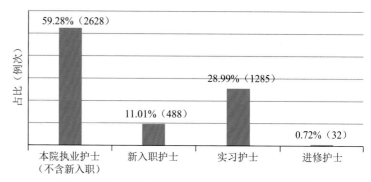

图 2-1-15-3　2020 年发生锐器伤的护理人员类别构成

为1~2年的占10.08%（447例次），2~5年的占16.17%（717例次），5~10年的占18.86%（836例次），工作年限为10~20年和20年及以上的分别占11.98%（531例次）和3.05%（135例次）（图2-1-15-4）。

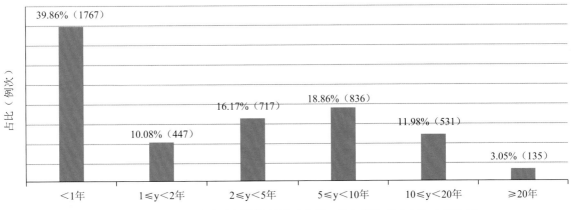

图2-1-15-4　2020年发生锐器伤的护理人员工作年限构成［占比（例次）］

（3）发生时间

25.29%（1121例次）的锐器伤发生时间在10：00—12：00时段；其次是发生在8：00—10：00时段，占14.50%（643例次）。各时段锐器伤发生例次构成见图2-1-15-5。

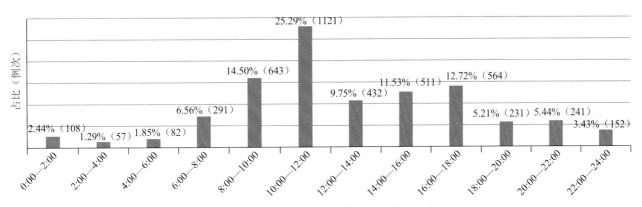

图2-1-15-5　2020年锐器伤发生时间段构成

（4）锐器伤发生方式构成

86.40%（3830例次）的锐器伤发生原因为护理人员自伤，有他人误伤导致的锐器伤占6.36%（282例次），其他方式导致的锐器伤占7.24%（321例次）（图2-1-15-6）。

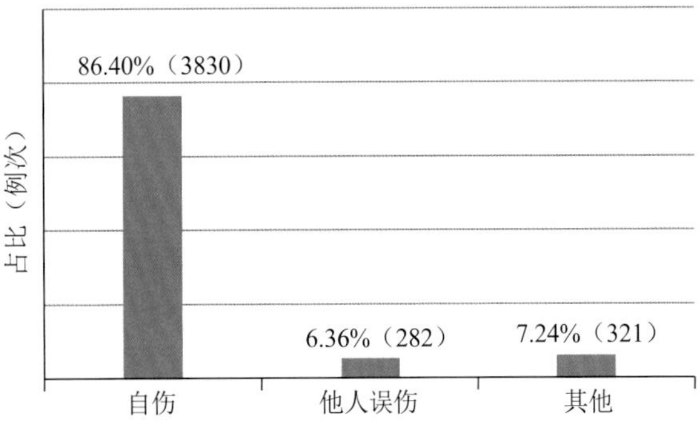

（5）锐器伤所涉及的器具

在锐器伤发生时所涉及的器具占比最高的为头皮钢针，占38.17%（1692例次）；其次为非安全型一次性注射器针头，占10.85%（481例次）。非安全型静脉采血针和非安全型静脉留置针分别占8.23%（365例次）和7.76%（344例次）。其他涉及器具占比情况见图2-1-15-7。

图2-1-15-6　2020年锐器伤发生方式构成

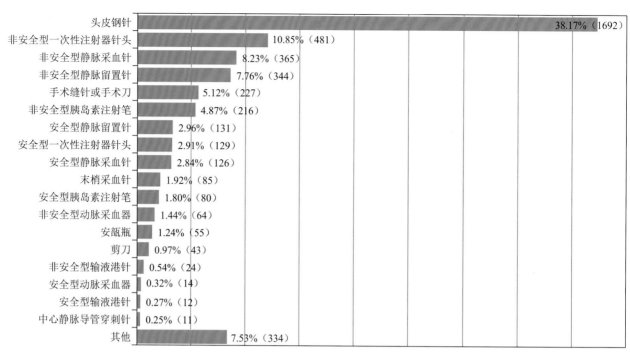

图 2-1-15-7   2020 年锐器伤所涉及的器具构成［占比（例次）］

（6）锐器伤发生时护理人员的操作或环节

锐器伤发生时护理人员的操作或环节占比最高的为采集血标本时，占 11.21%（497 例次）；将针头放入锐器盒、清理废物和分离针头时分别占 9.86%（437 例次）、8.84%（392 例次）和 7.78%（345 例次）；静脉穿刺、回套针帽和注射给药分别占 7.40%（328 例次）、6.63%（294 例次）和 4.22%（187 例次）。护理人员在锐器伤发生时的操作或环节情况见图 2-1-15-8。

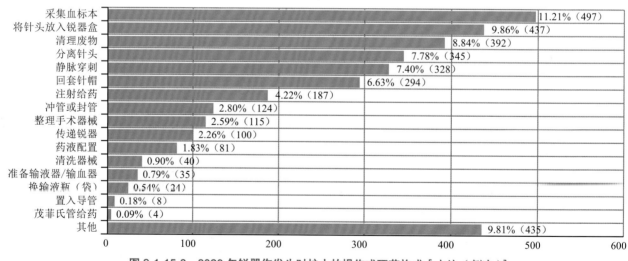

图 2-1-15-8   2020 年锐器伤发生时护士的操作或环节构成［占比（例次）］

（7）锐器伤所涉及锐器的被污染情况

在发生的锐器伤中，所涉及锐器已被污染的占 83.80%（3715 例次），其中锐器污染源类型主要为血液污染，占 91.52%（3400 例次）；其次为被体液污染，占 4.17%（155 例次）；其他污染源占 4.31%（160 例次）。锐器伤所涉及锐器的被污染情况见图 2-1-15-9 和图 2-1-15-10。

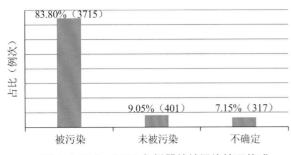

图 2-1-15-9　2020 年锐器的被污染情况构成

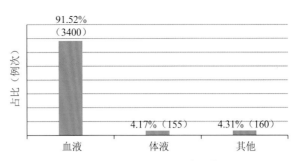

图 2-1-15-10　2020 年锐器污染源类型构成

（8）血源性传播疾病污染源含有情况

在所涉及锐器已被污染的锐器伤中，43.04%（1599 例次）的污染源含有血源性传播疾病，42.72%（1587 例次）不含有血源性传播疾病，14.24%（529 例次）不确定污染源是否含有血源性传播疾病。

在含有血源性传播疾病的锐器污染源中，血源性传播疾病污染源主要为乙肝，占 60.29%（964 例次）；其次为梅毒，占 20.89%（334 例次）；丙肝和 HIV 分别占 7.32%（117 例次）和 3.81%（61 例次）；具有两种及以上血源性传播疾病污染源的占 5.07%（81 例次），其他类型血源性传播疾病污染源占 2.63%（42 例次）。血源性传播疾病污染源含有情况见图 2-1-15-11 和图 2-1-15-12。

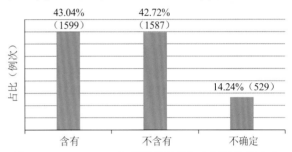

图 2-1-15-11　2020 年锐器伤污染源血源性传播疾病含有情况构成

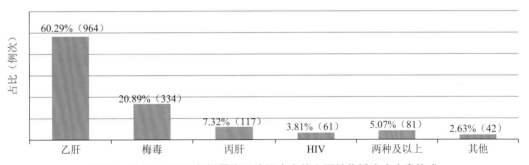

图 2-1-15-12　2020 年锐器伤污染源含有的血源性传播疾病病毒构成

（9）锐器伤发生后追踪和检测情况

在发生的锐器伤的护理人员中，91.74%（4067 例次）在发生锐器伤后进行了定期追踪和检测，8.26%（366 例次）未进行。其中，未进行定期追踪和检测的主要原因是自行判断后果不严重，占 51.09%（187 例次）；无相关制度和流程占 2.19%（8 例次）；其他原因占 46.72%（171 例次）。锐器伤发生后追踪和检测情况见图 2-1-15-13 和图 2-1-15-14。

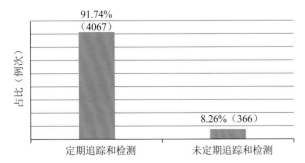

图 2-1-15-13　2020 年定期追踪和检测情况构成

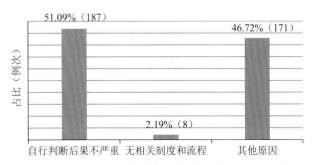

图 2-1-15-14　2020 年未定期追踪和检测的原因构成

（10）锐器伤发生后受伤者确诊感染情况

在发生锐器伤后进行追踪和检测的受伤护理人员中，96.68%（3932例次）的护理人员未因锐器伤确诊感染，3.32%（135）的护理人员尚在等待检测结果（图2-1-15-15）。

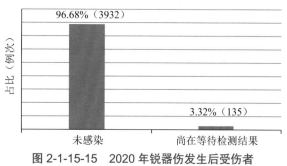

图2-1-15-15　2020年锐器伤发生后受伤者确诊感染情况构成

十六、静脉用细胞毒性抗肿瘤药物全部开放环境下配置率

（一）指标解读

静脉用细胞毒性抗肿瘤药物全部开放环境下配置率，指调查时全部在开放环境下配置静脉用细胞毒性抗肿瘤药物的医疗机构数量占所调查的医疗机构中需要配置静脉用细胞毒性抗肿瘤药物的医疗机构数量的百分比。

其中，抗肿瘤药物，指通过多种途径杀灭或抑制癌细胞来达到治疗恶性肿瘤目的的药物。全部开放环境下配置，指所有静脉用抗肿瘤药物均未在静脉用药调配中心进行配置。《报告》中静脉用细胞毒性抗肿瘤药物全部开放环境下配置率的调查时点为2020年12月28日10：00。

（二）时点调查结果

在参与时点调查的1351家二级及以上综合医院中，二级综合医院配置静脉用细胞毒性抗肿瘤药物的医院占比为78.75%（278家），三级综合医院为96.09%（959家）（图2-1-16-1）；二级综合医院静脉用细胞毒性抗肿瘤药物全部开放环境下配置率为48.20%（134家）；三级综合医院为22.52%（216家）（图2-1-16-2）。2020年各省（自治区、直辖市）二级及以上综合医院时点调查静脉用细胞毒性抗肿瘤药物全部开放环境下配置率见图2-1-16-3。

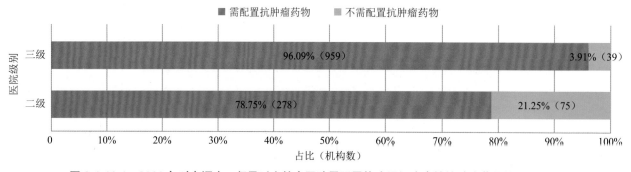

图2-1-16-1　2020年时点调查二级及以上综合医院需配置静脉用细胞毒性抗肿瘤药物的医院占比

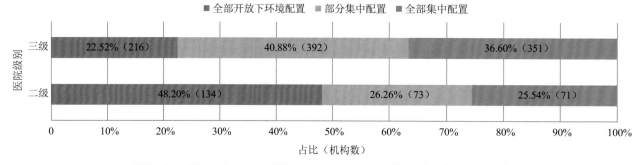

图2-1-16-2　2020年二级及以上综合医院时点调查静脉用细胞毒性抗肿瘤药物全部开放环境下配置率

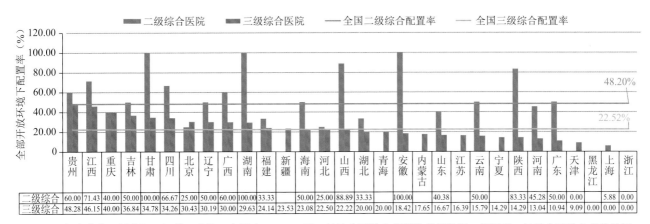

	贵州	江西	重庆	吉林	甘肃	四川	北京	辽宁	广西	湖南	福建	新疆	海南	河北	山西	湖北	青海	安徽	内蒙古	山东	江苏	云南	宁夏	陕西	河南	广东	天津	黑龙江	上海	浙江
二级综合	60.00	71.43	40.00	50.00	100.00	66.67	25.00	50.00	60.00	100.00	33.33		50.00	25.00	88.89	33.33		100.00		40.38		50.00		83.33	45.28	50.00	0.00		5.88	0.00
三级综合	48.28	46.15	40.00	36.84	34.78	34.26	30.43	30.19	30.00	29.63	24.14	23.53	23.08	22.50	22.22	20.00	20.00	18.42	17.65	16.67	16.39	15.79	14.29	14.29	13.04	10.94	9.09	0.00	0.00	0.00

注：2020年内蒙古、黑龙江、江苏、青海、宁夏在CNDNQ无二级综合医院上报质控指标数据。新疆无二级综合医院上报静脉用细胞毒性抗肿瘤药物全部开放环境下配置率的时点调查数据。

图2-1-16-3　2020年各省（自治区、直辖市）二级及以上综合医院时点调查静脉用细胞毒性抗肿瘤药物

全部开放环境下配置率

第二节　2020年综合医院重症医学科数据分析

重症医学科指独立设置的收治危重患者的科室或病区，其人员管理和使用应当独立于其他科室或病区，包含综合重症监护病区（综合ICU）、独立的专科重症监护病区［如呼吸科重症监护病区（RICU）、新生儿重症监护病区（NICU）等］。本节对CNDNQ上全国二级及以上综合医院的1205个重症医学科综合ICU 2020年的指标数据进行分析，其中二级综合医院综合ICU占24.65%（297个），三级综合医院综合ICU占75.35%（908个）。

一、综合ICU床护比

综合ICU床护比，为统计周期内，医疗机构综合ICU实际开放床位数与该病区执业护士人数的比。2020年二级综合医院综合ICU床护比的中位数为1:1.80（1:1.46，1:2.22），三级综合医院为1:2.04（1:1.67，1:2.45）（图2-2-1-1）。

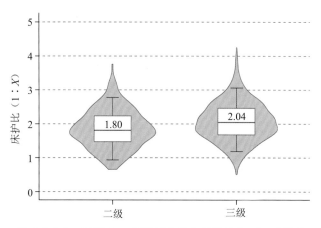

图2-2-1-1　2020年二级及以上综合医院综合ICU床护比

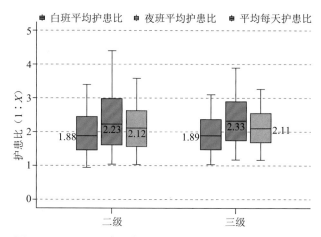

图2-2-2-1　2020年二级及以上综合医院综合ICU护患比

二、综合ICU护患比

综合ICU白班平均护患比，指统计周期内，综合ICU每天白班责任护士数与其负责照护的住院患者数的比；综合ICU夜班平均护患比，指统计周期内，综合ICU每天夜班责任护士数与其负责照护的住院患者数的比；综合ICU平均每天护患比，指统计周期内，综合ICU每天白班、夜班责任护士数之和与其负责照护的住院患者数之和的比。

2020年二级综合医院综合ICU白班平均护患比、夜班平均护患比、平均每天护患比中位数分别为1:1.88（1:1.46，1:2.45）、1:2.23（1:1.62，1:2.98）和1:2.12（1:1.57，1:2.62），三级综合医院分别为1:1.89（1:1.48，1:2.38）、1:2.33（1:1.74，1:2.90）和1:2.11（1:1.69，1:2.54）（图2-2-2-1）。

三、综合ICU每住院患者24小时平均护理时数

综合ICU每住院患者24小时平均护理时数，为统计周期内，医疗机构综合ICU执业护士实际上班小时数与住院患者实际占用床日数的比。2020年二级综合医院综合ICU每住院患者24小时平均护理时数中位数为12.99（10.75，16.70）小时，三级综合医院为13.22（10.92，15.97）小时（图2-2-3-1）。

四、综合 ICU 不同级别护士配置

（一）综合 ICU 主管护师及以上护士占比

综合 ICU 主管护师及以上护士占比，为统计周期内，综合 ICU 中专业技术职称为主管护师及以上级别的执业护士，在综合 ICU 执业护士中所占的比例。2020 年二级综合医院综合 ICU 主管护师及以上占比中位数为 13.33%（8.00%，21.62%），三级综合医院综合 ICU 为 18.44%（11.81%，26.22%）（2-2-4-1）。二级及以上综合医院综合 ICU 护士职称构成见图 2-2-4-2。

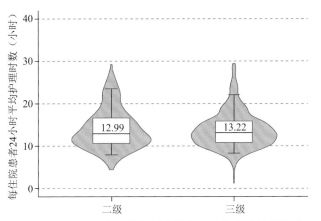

图 2-2-3-1 2020 年二级及以上综合医院综合 ICU 每住院患者 24 小时平均护理时数

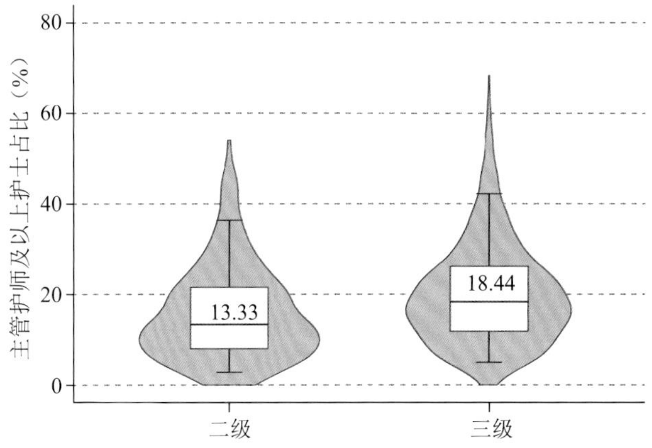

图 2-2-4-1 2020 年二级及以上综合医院综合 ICU 主管护师及以上占比

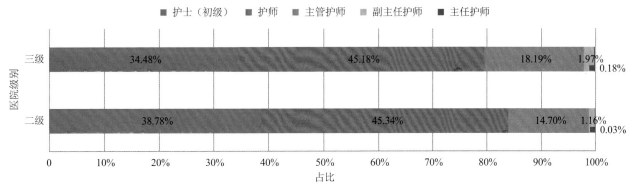

图 2-2-4-2 2020 年二级及以上综合医院综合 ICU 护士职称构成

（二）综合 ICU 本科及以上护士占比

综合 ICU 本科及以上护士占比，为统计周期内，综合 ICU 中本科及以上学历的执业护士，在综合 ICU 执业护士中所占的比例。2020 年二级综合医院综合 ICU 本科及以上护士占比中位数为 48.21%（34.62%，64.47%），三级综合医院为 66.08%（50.00%，80.32%）（图 2-2-4-3）。二级及以上综合医院综合 ICU 护士学历构成见图 2-2-4-4。

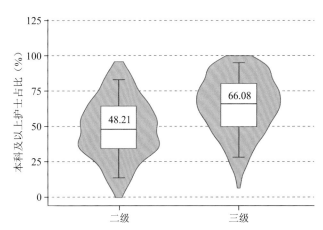

图 2-2-4-3 2020 年二级及以上综合医院综合 ICU 本科及以上护士占比

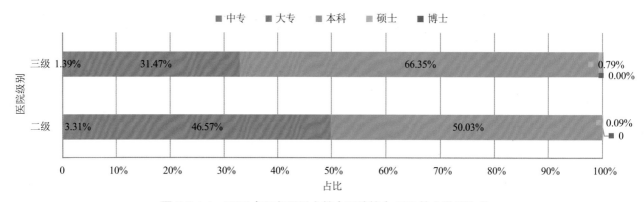

图 2-2-4-4　2020 年二级及以上综合医院综合 ICU 护士学历构成

（三）综合 ICU 5 年及以上年资护士占比

综合 ICU 5 年及以上年资护士占比，为统计周期内，综合 ICU 中工作年限 ≥ 5 年的执业护士，在综合 ICU 执业护士中所占的比例。2020 年二级综合医院综合 ICU 5 年及以上年资护士占比中位数为 56.63%（45.00%，68.63%），三级综合医院为 60.71%（50.00%，71.13%）（图 2-2-4-5）。二级及以上综合医院综合 ICU 护士工作年限构成见图 2-2-4-6。

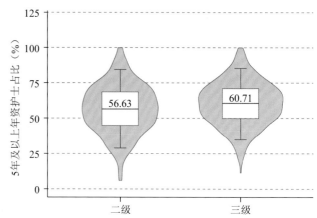

图 2-2-4-5　2020 年二级及以上综合医院综合 ICU
5 年及以上年资护士占比

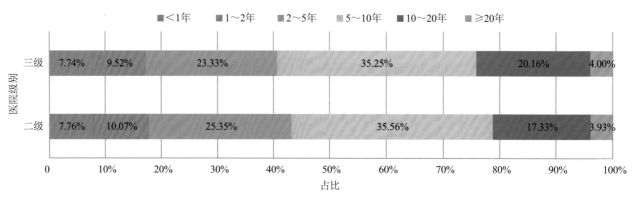

图 2-2-4-6　2020 年二级及以上综合医院综合 ICU 护士工作年限构成

（四）护士在 ICU 的工作年限构成

综合 ICU 护士在 ICU 工作 5 年及以上占比，为统计周期内，综合 ICU 中护士在 ICU 工作年限 ≥ 5 年的执业护士，在综合 ICU 执业护士中所占的比例。2020 年二级综合医院综合 ICU 护士在 ICU 工作年限 5 年及以上的占比中位数为 42.50%（26.92%，58.06%），三级综合医院为 52.00%（40.82%，63.46%）（图 2-2-4-7）。二级及以上综合医院综合 ICU 护士在 ICU 工作年限构成见图 2-2-4-8。

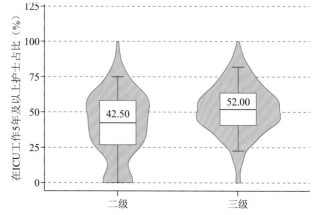

图 2-2-4-7　2020 年二级及以上综合医院综合 ICU 护士在
ICU 工作 5 年及以上占比

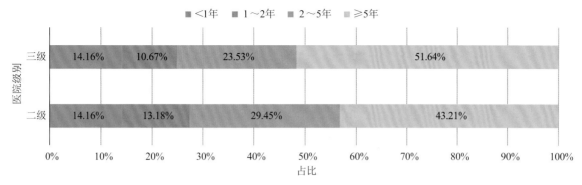

图 2-2-4-8　2020 年二级及以上综合医院综合 ICU 护士在 ICU 的工作年限构成

五、APACHE Ⅱ 评分 ≥ 15 分患者占比

ICU APACHE Ⅱ 评分 ≥ 15 分患者占比，为统计周期内，患者入 ICU 24 小时内进行 APACHE Ⅱ 评分，APACHE Ⅱ 评分 ≥ 15 分的患者数占同期入 ICU 患者总数的百分比。

APACHE Ⅱ 评分，是用于 ICU 危重症患者病情严重程度及预测预后的客观评分体系，由急性生理学改变、慢性健康状况和年龄 3 部分评分组成，最后得分为三者之和。APACHE Ⅱ 评分分值越高代表患者病情越危重。一般认为，APACHE Ⅱ 评分 ≥ 15 分者为中度危险，≥ 20 分者为严重危险。《报告》对入综合 ICU 24 小时内，APACHE Ⅱ 评分 ≥ 15 分患者占比情况进行分析。

2020 年二级综合医院综合 ICU APACHE Ⅱ 评分 ≥ 15 分患者占比中位数为 69.72%（56.67%，79.55%），三级综合医院为 71.01%（59.21%，81.58%）（图 2-2-5-1）。二级及以上综合医院综合 ICU 患者 APAHCE Ⅱ 评分构成情况见图 2-2-5-2。

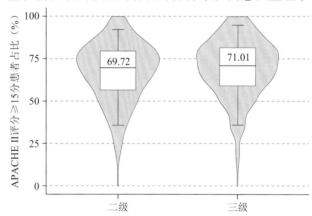

图 2-2-5-1　2020 年二级及以上综合医院综合 ICU APACHE Ⅱ 评分 ≥ 15 分患者占比

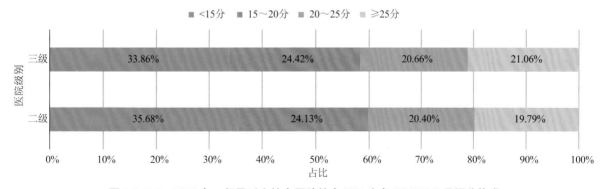

图 2-2-5-2　2020 年二级及以上综合医院综合 ICU 患者 APAHCE Ⅱ 评分构成

六、综合 ICU 护士离职率

综合 ICU 护士离职率，指统计周期内，某医疗机构综合 ICU 中执业护士自愿离职人数与执业护士人数的比例。

2020 年二级综合医院综合 ICU 护士离职率为 2.76%（161/5828），护士离职率中位数为 0.00%（0.00%，

5.26%）。三级综合医院综合 ICU 护士离职率为 2.80%（924/33043），护士离职率中位数为 0.00%（0.00%，4.26%）（图 2-2-6-1）。

七、综合 ICU 住院患者身体约束率

综合 ICU 住院患者身体约束率，指统计周期内，综合 ICU 住院患者身体约束日数与综合 ICU 住院患者实际占用床日数的比例。2020 年二级综合医院综合 ICU 住院患者身体约束率中位数为 50.74%（34.40%，69.38%），三级综合医院为 51.97%（36.87%，65.53%）（图 2-2-7-1）。

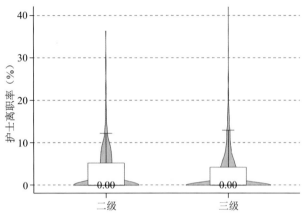

图 2-2-6-1　2020 年二级及以上综合医院综合 ICU 护士离职率

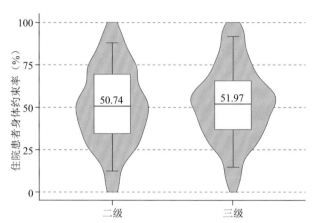

图 2-2-7-1　2020 年二级及以上综合医院综合 ICU 住院患者身体约束率

八、综合 ICU 住院患者 2 期及以上院内压力性损伤发生率

综合 ICU 住院患者 2 期及以上院内压力性损伤发生率，指统计周期内，综合 ICU 住院患者 2 期及以上院内压力性损伤新发例数与同期综合 ICU 住院患者总数的百分比。

2020 年二级综合医院综合 ICU 住院患者 2 期及以上院内压力性损伤发生 463 例，发生率为 0.30%，发生率中位数为 0.06%（0.00%，0.43%）；三级综合医院综合 ICU 住院患者 2 期及以上院内压力性损伤发生 2381 例，发生率为 0.36%，发生率中位数为 0.11%（0.00%，0.52%）（图 2-2-8-1）。

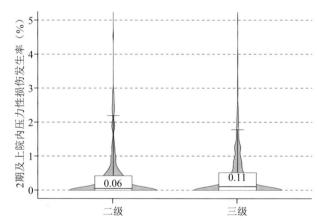

图 2-2-8-1　2020 年二级及以上综合医院综合 ICU 住院患者 2 期及以上院内压力性损伤发生率

九、综合 ICU 置管患者非计划拔管率

综合 ICU 置管患者非计划拔管率，指统计周期内，综合 ICU 住院患者发生某导管非计划拔管例次数与该类导管留置总日数的千分比。

2020 年二级、三级综合医院 ICU 置管患者五类导管非计划拔管例次数、发生率中位数及上下四分位数 $[M(P_{25}, P_{75})]$ 见表 2-2-9-1。

表 2-2-9-1 2020 年综合 ICU 置管患者非计划拔管发生情况

非计划拔管类型	二级综合医院			三级综合医院		
	例次	发生率 /‰	发生率 M (P_{25}, P_{75})/‰	例次	发生率 /‰	发生率 M (P_{25}, P_{75})/‰
气管导管	189	0.41	0.00 (0.00, 0.79)	752	0.27	0.00 (0.00, 0.43)
胃肠导管	104	0.18	0.00 (0.00, 0.00)	586	0.16	0.00 (0.00, 0.23)
导尿管	85	0.12	0.00 (0.00, 0.00)	181	0.05	0.00 (0.00, 0.00)
CVC	99	0.28	0.00 (0.00, 0.00)	380	0.17	0.00 (0.00, 0.00)
PICC	5	0.17	0.00 (0.00, 0.00)	51	0.14	0.00 (0.00, 0.00)

（一）综合 ICU 住院患者气管导管非计划拔管率

2020 年二级综合医院综合 ICU 住院患者气管导管非计划拔管发生 189 例次，非计划拔管率为 0.41‰，中位数为 0.00‰（0.00‰，0.79‰）；三级综合医院综合 ICU 住院患者气管导管非计划拔管发生 752 例次，非计划拔管率为 0.27‰，中位数为 0.00‰（0.00‰，0.43‰）（图 2-2-9-1）。

二级综合医院综合 ICU 住院患者气管导管非计划拔管后 24 小时内再插管 130 例次，再插管率为 68.78%，中位数为 33.33%（0.00%，100.00%）；三级综合医院 24 小时内再插管 592 例次，再插管率为 78.72%，中位数为 33.33%（0.00%，100.00%）（图 2-2-9-2）。

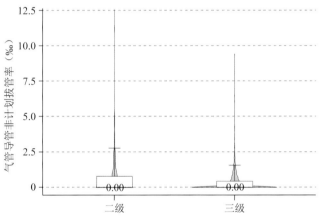

图 2-2-9-1 2020 年二级及以上综合医院综合 ICU 住院患者气管导管非计划拔管率

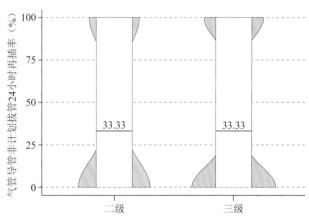

图 2-2-9-2 2020 年二级及以上综合医院综合 ICU 住院患者气管导管非计划拔管后 24 小时再插管率

（二）综合 ICU 住院患者胃肠导管非计划拔管率

2020 年二级综合医院综合 ICU 住院患者胃肠导管非计划拔管发生 104 例次，非计划拔管率为 0.18‰，中位数为 0.00‰（0.00‰，0.00‰）；三级综合医院综合 ICU 住院患者胃肠导管非计划拔管发生 586 例次，非计划拔管率为 0.16‰，中位数为 0.00‰（0.00‰，0.23‰）（图 2-2-9-3）。

（三）综合 ICU 住院患者导尿管非计划拔管率

2020 年二级综合医院综合 ICU 住院患者导尿管非计划拔管发生 85 例次，非计划拔管率为 0.12‰，中位数为 0.00‰（0.00‰，0.00‰）；三级综合医院综合 ICU 住院患者导尿管非计划拔管发生 181 例次，非计划拔管率为 0.05‰，中位数为 0.00‰（0.00‰，0.00‰）（图 2-2-9-4）。

（四）综合 ICU 住院患者 CVC 非计划拔管率

2020 年二级综合医院综合 ICU 住院患者 CVC 非计划拔管发生 99 例次，非计划拔管率为 0.28‰，中位数为 0.00‰（0.00‰，0.00‰）；三级综合医院综合 ICU 住院患者 CVC 非计划拔管发生 380 例次，非计划拔管率为0.17‰，中位数为0.00‰（0.00‰，0.00‰）（图2-2-9-5）。

（五）综合ICU住院患者PICC非计划拔管率

2020年二级综合医院综合ICU住院患者PICC非计划拔管发生5例次，非计划拔管率为0.17‰，中位数为0.00‰（0.00‰，0.00‰）；三级综合医院综合ICU住院患者PICC非计划拔管发生51例次，非计划拔管率为0.14‰，中位数为0.00‰（0.00‰，0.00‰）（图2-2-9-6）。

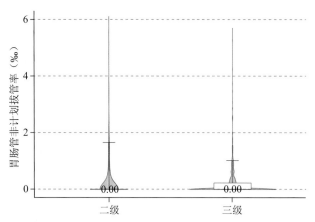

图2-2-9-3　2020年二级及以上综合医院综合ICU住院患者胃肠导管非计划拔管率

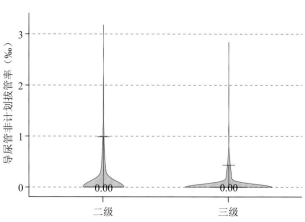

图2-2-9-4　2020年二级及以上综合医院综合ICU住院患者导尿管非计划拔管率

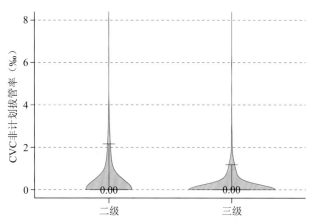

图2-2-9-5　2020年二级及以上综合医院综合ICU住院患者CVC非计划拔管率

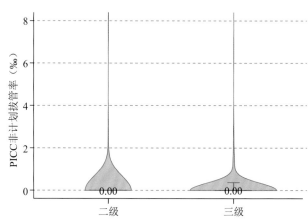

图2-2-9-6　2020年二级及以上综合医院综合ICU住院患者PICC非计划拔管率

十、综合ICU住院患者CAUTI发生率

综合ICU住院患者CAUTI发生率，指统计周期内，综合ICU中住院患者导尿管相关感染例次数与住院患者导尿管留置总日数的千分比。

2020年二级综合医院综合ICU住院患者CAUTI发生844例次，发生率为1.17‰，发生率中位数为0.37‰（0.00‰，1.49‰）；三级综合医院综合ICU住院患者CAUTI发生4305例次，发生率为1.11‰，发生率中位数为0.65‰（0.00‰，1.55‰）（图2-2-10-1）。

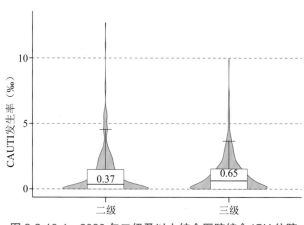

图2-2-10-1　2020年二级及以上综合医院综合ICU住院患者CAUTI发生率

十一、综合 ICU 住院患者 CVC/PICC 相关血流感染发生率

（一）综合 ICU 住院患者 CVC 相关血流感染发生率

综合 ICU 住院患者 CVC 相关血流感染发生率，指统计周期内，综合 ICU 中住院患者 CVC 相关感染例次数与住院患者 CVC 留置总日数的千分比。

2020 年二级综合医院综合 ICU 住院患者 CVC 相关血流感染发生 160 例次，发生率为 0.45‰，发生率中位数为 0.00‰（0.00‰，0.31‰）；三级综合医院综合 ICU 住院患者 CVC 相关血流感染发生 1728 例次，发生率为 0.78‰，发生率中位数为 0.36‰（0.00‰，1.14‰）（图 2-2-11-1）。

（二）综合 ICU 住院患者 PICC 相关血流感染发生率

综合 ICU 住院患者 PICC 相关血流感染发生率，指统计周期内，综合 ICU 中住院患者 PICC 相关感染例次数与住院患者 PICC 留置总日数的千分比。

2020 年，二级综合医院综合 ICU 住院患者 PICC 相关血流感染发生 7 例次，发生率为 0.23‰，发生率中位数为 0.00‰（0.00‰，0.00‰）；三级综合医院综合 ICU 住院患者 PICC 相关血流感染发生 163 例次，发生率为 0.46‰，发生率中位数为 0.00‰（0.00‰，0.00‰）（图 2-2-11-2）。

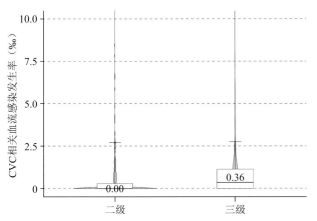

图 2-2-11-1 2020 年二级及以上综合医院综合 ICU 住院患者 CVC 相关血流感染发生率

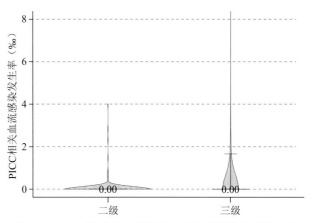

图 2-2-11-2 2020 年二级及以上综合医院综合 ICU 住院患者 PICC 相关血流感染发生率

十二、综合 ICU 住院患者 VAP 发生率

综合 ICU 住院患者 VAP 发生率，指统计周期内，综合 ICU 中住院患者呼吸机相关性肺炎例次数与住院患者有创机械通气总日数的千分比。

2020 年二级综合医院综合 ICU 住院患者 VAP 发生 1328 例次，发生率为 4.45‰，发生率中位数为 1.38‰（0.00‰，5.45‰）；三级综合医院综合 ICU 住院患者 VAP 发生 9499 例次，发生率为 4.40‰，发生率中位数为 2.99‰（0.42‰，6.54‰）（图 2-2-12-1）。

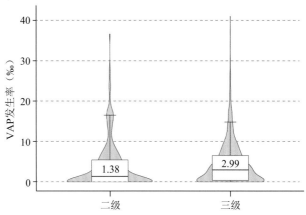

图 2-2-12-1 2020 年二级及以上综合医院综合 ICU 住院患者 VAP 发生率

十三、综合 ICU 锐器伤发生率

综合 ICU 锐器伤发生率，指统计周期内，综合 ICU 中护理人员发生锐器伤的例次数与综合 ICU 执业护士人数的百分比。

2020 年第三至四季度，二级综合医院综合 ICU 中护士锐器伤发生 14 例次，发生率为 0.24%，发生率中位数为 0.00%（0.00%，0.00%）；三级综合医院综合 ICU 中护士锐器伤发生 125 例次，发生率为 0.38%，发生率中位数为 0.00%（0.00%，0.00%）（图 2-2-13-1）。

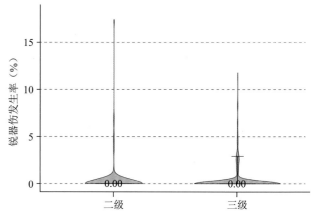

图 2-2-13-1　2020 年第三至四季度二级及以上综合医院综合 ICU 锐器伤发生率

第三节 2020 年综合医院神经外科数据分析

本节对 CNDNQ 上全国二级及以上综合医院的 994 个神经外科病区 2020 年的指标数据进行分析，其中二级综合医院神经外科病区占 22.43%（223 个），三级综合医院神经外科病区占 77.57%（771 个）。

一、神经外科床护比

神经外科床护比，为统计周期内，医疗机构神经外科病区实际开放床位数与该病区执业护士人数的比。2020 年二级综合医院神经外科床护比的中位数为 1:0.33（1:0.28，1:0.39），三级综合医院为 1:0.41（1:0.34，1:0.50）（图 2-3-1-1）。

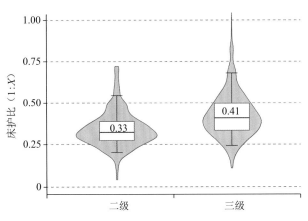

图 2-3-1-1　2020 年二级及以上综合医院神经外科床护比

二、神经外科护患比

神经外科白班平均护患比，指统计周期内，神经外科病区每天白班责任护士数与其负责照护的住院患者数的比；神经外科夜班平均护患比，指统计周期内，神经外科病区每天夜班责任护士数与其负责照护的住院患者数的比；神经外科平均每天护患比，指统计周期内，神经外科病区每天白班、夜班责任护士数之和与其负责照护的住院患者数之和的比。

2020 年二级综合医院神经外科白班平均护患比、夜班平均护患比、平均每天护患比中位数分别为 1:8.96（1:6.88，1:11.60）、1:18.61（1:12.67，1:23.85）和 1:12.55（1:9.55，1:16.52），三级综合医院分别为 1:7.41（1:5.97，1:9.21）、1:15.61（1:11.57，1:21.22）和 1:10.62（1:8.35，1:13.61）（图 2-3-2-1）。

三、神经外科每住院患者 24 小时平均护理时数

神经外科每住院患者 24 小时平均护理时数，为统计周期内，医疗机构神经外科病区执业护士实际上班小时数与住院患者实际占用床日数的比。2020 年二级综合医院神经外科每住院患者 24 小时平均护理时数中位数为 2.32（1.84，2.96）时，三级综合医院为 2.62（2.13，3.19）小时（图 2-3-3-1）。

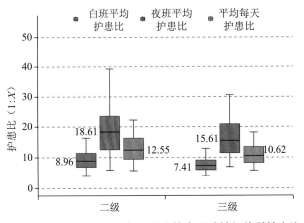

图 2-3-2-1　2020 年二级及以上综合医院神经外科护患比

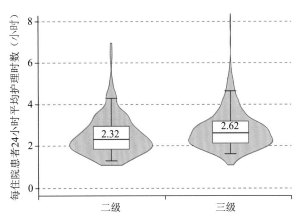

图 2-3-3-1　2020 年二级及以上综合医院神经外科每住院患者 24 小时平均护理时数

四、神经外科不同级别护士配置

（一）神经外科主管护师及以上护士占比

神经外科主管护师及以上护士占比，为统计周期内，神经外科病区中专业技术职称为主管护师及以上级别的执业护士，在神经外科病区执业护士中所占的比例。2020年二级综合医院神经外科主管护师及以上占比中位数为17.65%（10.87%，24.24%），三级综合医院为21.28%（13.51%，30.95%）（图2-3-4-1）。二级及以上综合医院神经外科护士职称构成见图2-3-4-2。

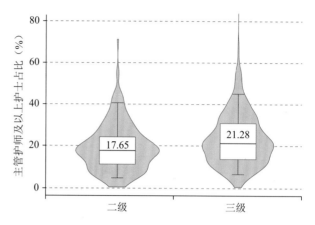

图 2-3-4-1　2020 年二级及以上综合医院神经外科主管护师及以上占比

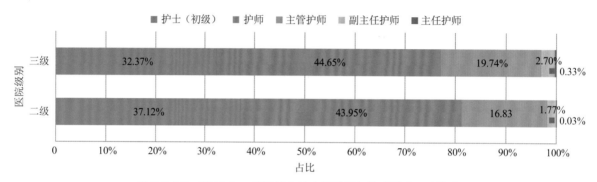

图 2-3-4-2　2019 年二级及以上综合医院神经外科护士职称构成

（二）神经外科本科及以上护士占比

神经外科本科及以上护士占比，为统计周期内，神经外科病区中本科及以上学历的执业护士，在神经外科病区执业护士中所占的比例。2020年二级综合医院神经外科本科及以上护士占比中位数为52.00%（36.00%，66.67%），三级综合医院为69.23%（51.43%，83.87%），三级综合医院本科及以上护士占比明显高于二级综合医院（图2-3-4-3）。二级及以上综合医院神经外科护士学历构成见图2-3-4-4。

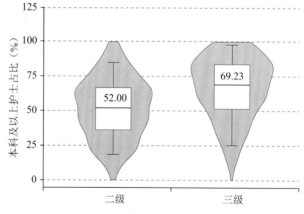

图 2-3-4-3　2020 年二级及以上综合医院神经外科本科及以上护士占比

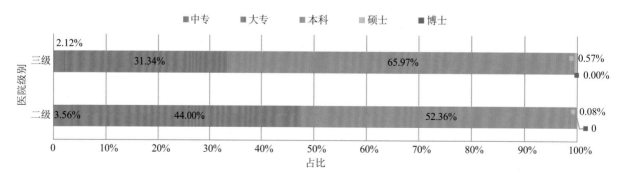

图 2-3-4-4　2019 年二级及以上综合医院神经外科护士学历构成

（三）神经外科 5 年及以上年资护士占比

神经外科 5 年及以上年资护士占比，为统计周期内，神经外科病区中工作年限 ≥ 5 年的执业护士，在神经外科病区执业护士中所占的比例。2020 年二级综合医院神经外科 5 年及以上年资护士占比中位数为 62.07%（50.00%，74.07%），三级综合医院为 66.67%（54.10%，75.86%）（图 2-3-4-5）。二级及以上综合医院神经外科护士工作年限构成见图 2-3-4-6。

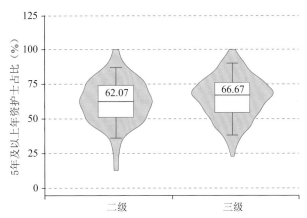

图 2-3-4-5　2020 年二级及以上综合医院 5 年及以上年资护士占比

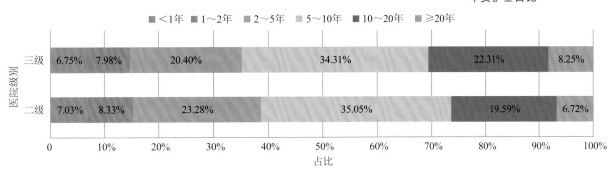

图 2-3-4-6　2019 年二级及以上综合医院神经外科护士工作年限构成

五、神经外科护士离职率

神经外科护士离职率，指统计周期内，某医疗机构神经外科病区中执业护士自愿离职人数与执业护士人数的比例。2020 年二级综合医院神经外科护士离职率为 2.76%（89/3229），护士离职率中位数为 0.00%（0.00%，5.56%）。三级综合医院神经外科护士离职率为 2.42%（384/15840），护士离职率中位数为 0.00%（0.00%，4.00%）（图 2-3-5-1）。

六、神经外科住院患者身体约束率

神经外科住院患者身体约束率，指统计周期内，神经外科病区住院患者身体约束日数与神经外科病区住院患者实际占用床日数的比例。2020 年二级综合医院神经外科住院患者身体约束率中位数为 4.61%（1.68%，12.30%），三级综合医院为 9.19%（4.21%，17.56%）（图 2-3-6-1）。

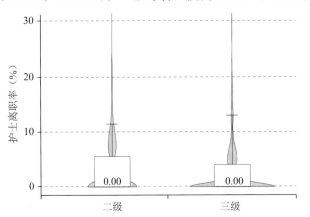

图 2-3-5-1　2020 年二级及以上综合医院神经外科护士离职率

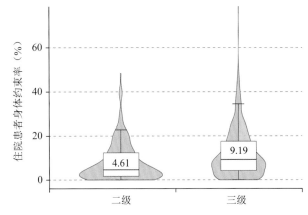

图 2-3-6-1　2020 年二级及以上综合医院神经外科住院患者身体约束率

七、神经外科护理级别占比

神经外科护理级别占比，指统计周期内，神经外科病区中某级别护理患者占用床日数与神经外科病区住院患者实际占用床日数的百分比。包含4个指标：神经外科特级护理占比、神经外科一级护理占比、神经外科二级护理占比、神经外科三级护理占比。

2020年二级综合医院神经外科特级护理占比中位数为0.00%（0.00%，0.14%），一级护理占比中位数为49.41%（28.04%，69.36%），二级护理占比中位数为46.58%（23.94%，64.14%），三级护理占比中位数为0.03%（0.00%，0.94%）；三级综合医院神经外科特级护理占比中位数为0.00%（0.00%，9.82%），一级护理占比中位数为60.04%（33.90%，80.09%），二级护理占比中位数为30.68%（11.74%，58.24%），三级护理占比中位数为0.00%（0.00%，0.48%）（图2-3-7-1）。

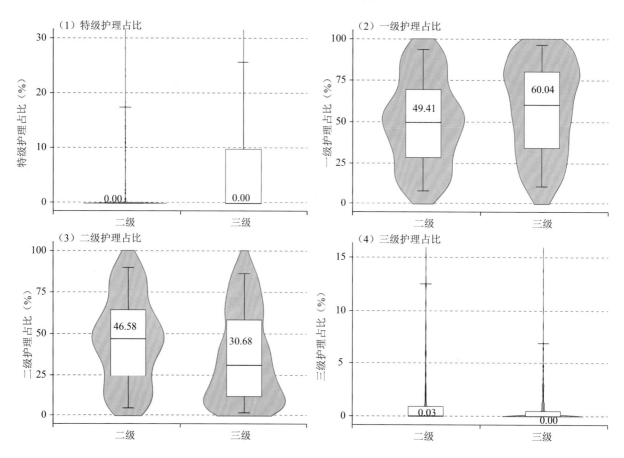

图 2-3-7-1 2020 年二级及以上综合医院神经外科住院患者护理级别占比

八、神经外科住院患者跌倒发生率

神经外科住院患者跌倒发生率，指统计周期内，神经外科病区住院患者发生跌倒例次数（包括造成或未造成伤害）与同期神经外科病区住院患者实际占用床日数的千分比。神经外科住院患者跌倒伤害占比，指统计周期内，神经外科病区住院患者中发生跌倒伤害总例次数占同期神经外科病区住院患者中发生跌倒例次数的百分比。

2020年二级综合医院神经外科中住院患者跌倒发生180例次，跌倒发生率为0.07‰，跌倒发生率中位数为0.00‰（0.00‰，0.11‰）；其中，跌倒伤害发生96例次，跌倒伤害占比为53.33%，跌倒伤害占比中位数为66.67%（0.00%，100.00%）。三级综合医院神经外科中住院患者跌倒发生583例次，跌倒发生率为0.05‰，跌倒发生率中位数为0.00‰（0.00‰，0.08‰）；其中，跌倒伤害发生301例次，跌倒伤害占比为51.63%，跌倒伤害占比中位数为50.00%（0.00%，100.00%）（图2-3-8-1、图2-3-8-2）。

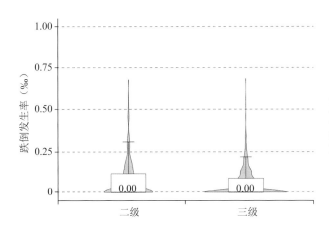 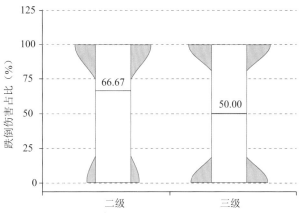

图2-3-8-1 2020年二级及以上综合医院神经外科住院患者跌倒发生率

图2-3-8-2 2020年二级及以上综合医院神经外科住院患者跌倒伤害占比

九、神经外科住院患者2期及以上院内压力性损伤发生率

神经外科住院患者2期及以上院内压力性损伤发生率，指统计周期内，神经外科病区住院患者2期及以上院内压力性损伤新发例数与同期神经外科病区住院患者总数的百分比。

2020年二级综合医院神经外科住院患者中发生2期及以上院内压力性损伤185例，发生率为0.07%，发生率中位数为0.00%（0.00%，0.08%）。三级综合医院神经外科住院患者中发生2期及以上院内压力性损伤733例，发生率为0.09%，发生率中位数为0.00%（0.00%，0.10%）（图2-3-9-1）。

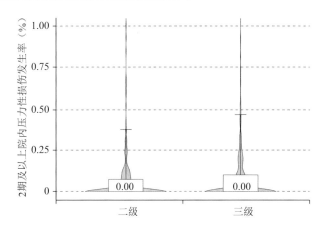

图2-3-9-1 2019年二级及以上综合医院神经外科住院患者2期及以上院内压力性损伤发生率

十、神经外科住院患者非计划拔管率

神经外科置管患者非计划拔管率，指统计周期内，神经外科病区住院患者发生某导管非计划拔管例次数与该类导管留置总日数的千分比。

2020年二级、三级综合医院神经外科置管患者五类非计划拔管例次数、发生率中位数及上、下四分位数 $[M(P_{25}, P_{75})]$ 汇总统计见表2-3-10-1。

表2-3-10-1 2020年神经外科置管患者非计划拔管发生情况

非计划拔管类型	二级综合医院			三级综合医院		
	例次	发生率/‰	发生率 $M(P_{25}, P_{75})$/‰	例次	发生率/‰	发生率 $M(P_{25}, P_{75})$/‰
气管导管	8	0.33	0.00（0.00，0.00）	35	0.20	0.00（0.00，0.00）
胃肠导管	176	0.59	0.00（0.00，0.55）	680	0.30	0.00（0.00，0.23）
导尿管	108	0.24	0.00（0.00，0.31）	348	0.13	0.00（0.00，0.06）
CVC	30	0.33	0.00（0.00，0.00）	107	0.14	0.00（0.00，0.00）
PICC	4	0.14	0.00（0.00，0.00）	72	0.17	0.00（0.00，0.00）

（一）神经外科住院患者气管导管非计划拔管率

2020年二级综合医院神经外科病区住院患者气管导管非计划拔管发生8例次，非计划拔管率为0.33‰，中位数为0.00‰（0.00‰，0.00‰）。三级综合医院神经外科病区住院患者气管导管非计划拔管发生35例次，非计划拔管率为0.20‰，中位数为0.00‰（0.00‰，0.00‰）（图2-3-10-1）。

（二）神经外科住院患者胃肠管（经口、经鼻）非计划拔管率

2020年二级综合医院神经外科病区住院患者胃肠导管非计划拔管发生176例次，非计划拔管率为0.59‰，中位数为0.00‰（0.00‰，0.55‰）。三级综合医院神经外科病区住院患者胃肠导管非计划拔管发生680例次，三级综合医院神经外科住院患者胃肠导管非计划拔管率为0.30‰，中位数为0.00‰（0.00‰，0.23‰）（图2-3-10-2）。

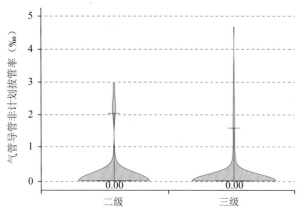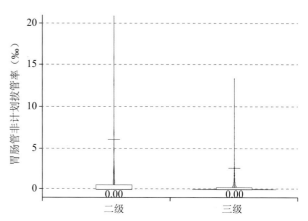

图2-3-10-1 2020年二级及以上综合医院神经外科住院患者气管导管非计划拔管率

图2-3-10-2 2020年二级及以上综合医院神经外科住院患者胃肠导管非计划拔管率

（三）神经外科住院患者导尿管非计划拔管发生率

2020年二级综合医院神经外科病区住院患者导尿管非计划拔管发生108例次，非计划拔管率为0.24‰，中位数为（0.00‰，0.31‰）。三级综合医院神经外科病区住院患者导尿管非计划拔管发生348例次，非计划拔管率为0.13‰，中位数为0.00‰（0.00‰，0.06‰）（图2-3-10-3）。

（四）神经外科住院患者CVC非计划拔管发生率

2020年二级综合医院神经外科病区住院患者CVC非计划拔管发生30例次，非计划拔管率为0.33‰，中位数为0.00‰（0.00‰，0.00‰）。三级综合医院神经外科病区住院患者CVC非计划拔管发生107例次，非计划拔管率为0.14‰，中位数为0.00‰（0.00‰，0.00‰）（图2-3-10-4）。

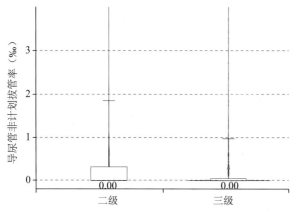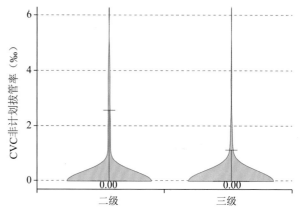

图2-3-10-3 2020年二级及以上综合医院神经外科住院患者导尿管非计划拔管率

图2-3-10-4 2020年二级及以上综合医院神经外科住院患者CVC非计划拔管率

（五）神经外科住院患者 PICC 非计划拔管发生率

2020 年二级综合医院神经外科病区住院患者 PICC 非计划拔管发生 4 例次，非计划拔管率为 0.14‰，中位数为 0.00‰（0.00‰，0.00‰）。三级综合医院神经外科病区住院患者 PICC 非计划拔管发生 72 例次，非计划拔管率为 0.17‰，中位数为 0.00‰（0.00‰，0.00‰）（图 2-3-10-5）。

十一、神经外科住院患者 CAUTI 发生率

神经外科住院患者 CAUTI 发生率，指统计周期内，神经外科病区中住院患者导尿管相关感染例次数与住院患者导尿管留置总日数的千分比。

2020 年二级综合医院神经外科病区住院患者 CAUTI 发生 427 例次，发生率为 0.94‰，发生率中位数为 0.00‰（0.00‰，0.44‰）。三级综合医院神经外科病区住院患者 CAUTI 发生 2344 例次，发生率为 0.84‰，发生率中位数为 0.00‰（0.00‰，1.07‰）（图 2-3-11-1）。

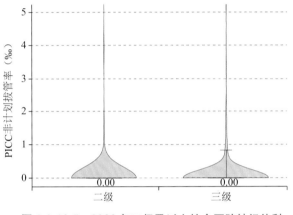

图 2-3-10-5　2020 年二级及以上综合医院神经外科住院患者 PICC 非计划拔管率

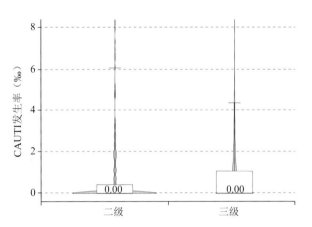

图 2-3-11-1　2020 年二级及以上综合医院神经外科住院患者 CAUTI 发生率

十二、神经外科住院患者 CVC/PICC 相关血流感染发生率

（一）神经外科住院患者 CVC 相关血流感染发生率

神经外科住院患者 CVC 相关血流感染发生率，指统计周期内，神经外科病区中住院患者 CVC 相关感染例次数与住院患者 CVC 留置总日数的千分比。

2020 年二级综合医院神经外科病区住院患者 CVC 相关血流感染发生 12 例次，发生率为 0.13‰，发生率中位数为 0.00‰（0.00‰，0.00‰）。三级综合医院神经外科病区住院患者 CVC 相关血流感染发生 127 例次，发生率为 0.17‰，发生率中位数为 0.00‰（0.00‰，0.00‰）（图 2-3-12-1）。

（二）神经外科住院患者 PICC 相关血流感染发生率

神经外科住院患者 PICC 相关血流感染发生率，指统计周期内，神经外科病区中住院患者 PICC 相关感染例次数与住院患者 PICC 留置总日数的千分比。

2020 年二级综合医院神经外科病区住院患者 PICC 相关血流感染发生 1 例次，发生率为 0.03‰，发生率中位数为 0.00‰（0.00‰，0.00‰）。三级综合医院神经外科病区住院患者 PICC 相关血流感染发生 23 例次，发生率为 0.05‰，发生率中位数为 0.00‰（0.00‰，0.00‰）（图 2-3-12-2）。

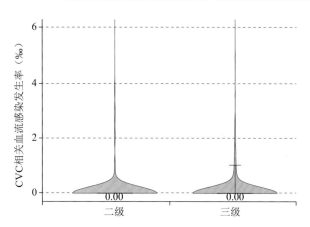

图 2-3-12-1 2020 年二级及以上综合医院神经外科住院
患者 CVC 相关血流感染发生率

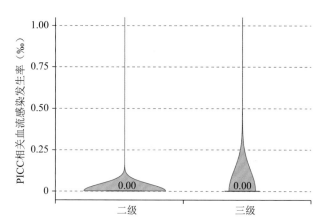

图 2-3-12-2 2020 年二级及以上综合医院神经外科住院
患者 PICC 相关血流感染发生率

十三、神经外科住院患者 VAP 发生率

神经外科住院患者 VAP 发生率，指统计周期内，神经外科病区中住院患者呼吸机相关性肺炎例次数与住院患者有创机械通气总日数的千分比。

2020 年二级综合医院神经外科病区住院患者 VAP 发生 46 例次，发生率为 3.61‰，发生率中位数为 0.00‰（0.00‰，0.00‰）。三级综合医院神经外科病区住院患者 VAP 发生 592 例次，发生率为 3.83‰，发生率中位数为 0.00‰（0.00‰，1.56‰）（图 2-3-13-1）。

十四、神经外科锐器伤发生率

神经外科锐器伤发生率，指统计周期内，神经外科病区中护理人员发生锐器伤的例次数与神经外科执业护士人数的百分比。

2020 年第三至四季度，二级综合医院神经外科病区中护士锐器伤发生 13 例次，发生率为 0.41%，发生率中位数为 0.00%（0.00%，0.00%）。三级综合医院神经外科病区中护士锐器伤发生 55 例次，发生率为 0.35%，发生率中位数为 0.00%（0.00%，0.00%）（图 2-3-14-1）。

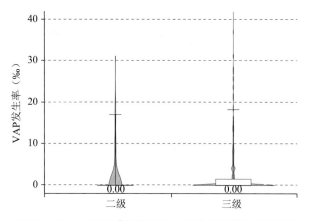

图 2-3-13-1 2020 年二级及以上综合医院神经外科住院
患者 VAP 发生率

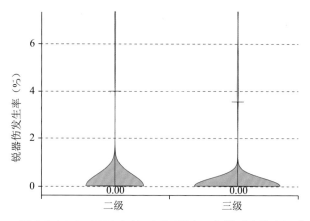

图 2-3-14-1 2020 年第三至四季度二级及以上综合医院
神经外科护士锐器伤发生率

第四节　2020 年综合医院呼吸内科数据分析

本节对 CNDNQ 上全国二级及以上综合医院的 1206 个呼吸内科病区 2020 年的指标数据进行分析，其中二级综合医院呼吸内科病区占 26.29%（317 个），三级综合医院呼吸内科病区占 73.71%（889 个）。

一、呼吸内科床护比

呼吸内科床护比，为统计周期内，医疗机构呼吸内科病区实际开放床位数与该病区执业护士人数的比。2020 年二级综合医院呼吸内科床护比的中位数为 1∶0.31（1∶0.25，1∶0.36），三级综合医院为 1∶0.36（1∶0.30，1∶0.43）（图 2-4-1-1）。

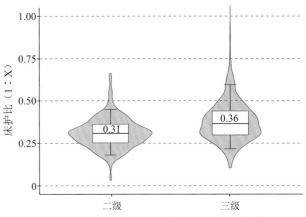

图 2-4-1-1　2020 年二级及以上综合医院呼吸内科床护比

二、呼吸内科护患比

呼吸内科白班平均护患比，指统计周期内，呼吸内科病区每天白班责任护士数之和与其负责照护的住院患者数之和的比；呼吸内科夜班平均护患比，指统计周期内，呼吸内科每天夜班责任护士数之和与其负责照护的住院患者数之和的比。呼吸内科平均每天护患比，指统计周期内，呼吸内科每天白、夜班责任护士数之和与其每天白、夜班负责护理的住院患者数之和的比。

2020 年二级综合医院呼吸内科白班平均护患比、夜班平均护患比、平均每天护患比中位数分别为 1∶10.12（1∶7.97，1∶12.33）、1∶22.02（1∶16.58，1∶29.92）和 1∶14.83（1∶11.79，1∶17.91），三级综合医院分别为 1∶8.96（1∶7.11，1∶11.13）、1∶20.36（1∶14.47，1∶26.99）和 1∶13.42（1∶10.03，1∶16.61）（图 2-4-2-1）。

三、呼吸内科每住院患者 24 小时平均护理时数

呼吸内科每住院患者 24 小时平均护理时数，为统计周期内，医疗机构呼吸内科病区执业护士实际上班小时数与住院患者实际占用床日数的比。2020 年二级综合医院呼吸内科每住院患者 24 小时平均护理时数中位数为 2.02（1.67，2.48）小时，三级综合医院为 2.20（1.81，2.75）小时（图 2-4-3-1）。

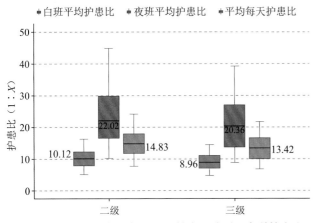

图 2-4-2-1　2020 年二级及以上综合医院呼吸内科护患比

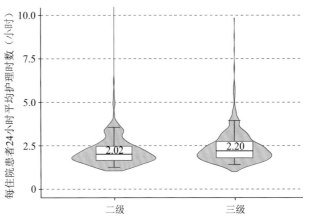

图 2-4-3-1　2020 年二级及以上综合医院呼吸内科每住院患者 24 小时平均护理时数

四、呼吸内科不同级别护士配置

（一）呼吸内科主管护师及以上护士占比

呼吸内科主管护师及以上护士占比，为统计周期内，在呼吸内科病区中专业技术职称为主管护师及以上级别的执业护士，在呼吸内科病区执业护士中所占的比例。2020年二级综合医院呼吸内科主管护师及以上占比中位数为14.29%（8.33%，23.91%），三级综合医院为20.00%（12.50%，28.57%）（图2-4-4-1）。二级及以上综合医院呼吸内科护士职称构成见图2-4-4-2。

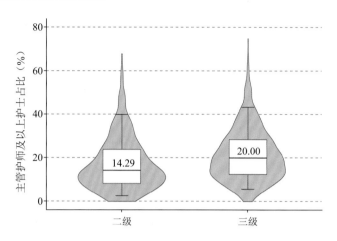

图2-4-4-1 2020年二级及以上综合医院呼吸内科主管护师及以上占比

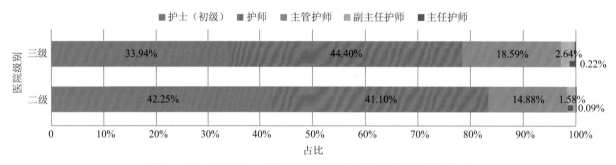

图2-4-4-2 2020年二级及以上综合医院呼吸内科护士职称构成

（二）呼吸内科本科及以上护士占比

呼吸内科本科及以上护士占比，为统计周期内，呼吸内科病区中本科及以上学历的执业护士，在呼吸内科病区执业护士中所占的比例。2020年二级综合医院呼吸内科本科及以上护士占比中位数为43.75%（29.03%，60.53%），三级综合医院为66.10%（48.89%，81.82%），三级综合医院显著高于二级综合医院（图2-4-4-3）。二级及以上综合医院呼吸内科护士学历构成见图2-4-4-4。

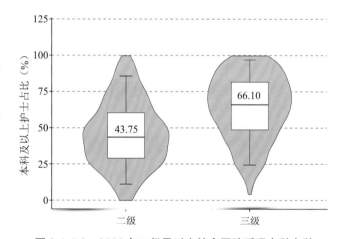

图2-4-4-3 2020年二级及以上综合医院呼吸内科本科及以上护士占比

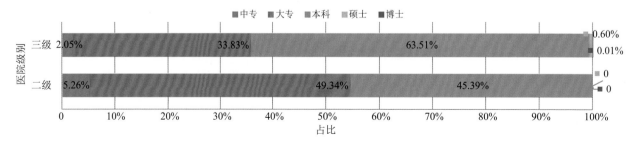

图2-4-4-4 2020年二级及以上综合医院呼吸内科护士学历构成

（三）呼吸内科5年及以上年资护士占比

呼吸内科5年及以上年资护士占比，为统计周期内，呼吸内科病区中工作年限≥5年的执业护士，在呼吸内科病区执业护士中所占的比例。2020年二级综合医院呼吸内科5年及以上年资护士占比中位数为58.82%（48.00%，70.37%），三级综合医院为64.71%（53.06%，75.56%）（图2-4-4-5）。二级及以上综合医院呼吸内科护士工作年限构成见图2-4-4-6。

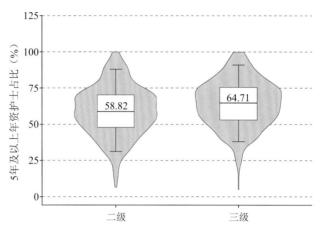

图 2-4-4-5　2020年二级及以上综合医院呼吸内科中5年及以上年资护士占比

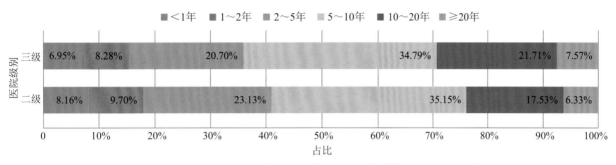

图 2-4-4-6　2020年二级及以上综合医院综合呼吸内科护士工作年限构成情况

五、呼吸内科护士离职率

呼吸内科护士离职率，指统计周期内，某医疗机构呼吸内科病区中执业护士自愿离职人数与执业护士人数的比例。2020年二级综合医院呼吸内科护士离职率为3.39%(165/4872)，护士离职率中位数为0.00%（0.00%，6.06%）。三级综合医院呼吸内科护士离职率为2.23%（402/18 018），护士离职率中位数为0.00%（0.00%，3.96%）（图2-4-5-1）。

六、呼吸内科住院患者身体约束率

呼吸内科住院患者身体约束率，指统计周期内，呼吸内科病区住院患者身体约束日数与呼吸内科病区住院患者实际占用床日数的比例。2020年二级综合医院呼吸内科住院患者身体约束率中位数为0.05%（0.00%，1.12%），三级综合医院为0.80%（0.02%，3.03%）（图2-4-6-1）。

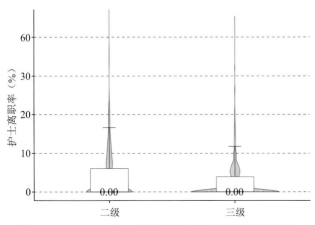

图 2-4-5-1　2020年二级及以上综合医院呼吸内科护士离职率

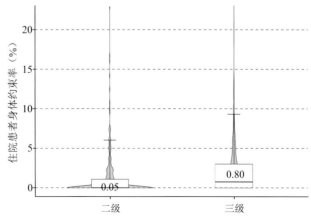

图 2-4-6-1　2020年二级及以上综合医院呼吸内科住院患者身体约束率

七、呼吸内科护理级别占比

呼吸内科护理级别占比，指统计周期内，呼吸内科病区中某级别护理患者占用床日数与呼吸内科病区住院患者实际占用床日数的百分比。包含4个指标：呼吸内科特级护理占比、呼吸内科一级护理占比、呼吸内科二级护理占比、呼吸内科三级护理占比。

2020年二级综合医院呼吸内科特级护理占比中位数为0.00%（0.00%，0.00%），一级护理占比中位数为48.11%（25.93%，74.98%），二级护理占比中位数为48.64%（22.35%，71.89%），三级护理占比中位数为0.00%（0.00%，0.31%）；三级综合医院呼吸内科特级护理占比中位数为0.00%（0.00%，0.72%），一级护理占比中位数为52.03%（24.23%，76.96%），二级护理占比中位数为43.26%（18.63%，72.31%），三级护理占比中位数为0.00%（0.00%，0.06%）（图2-4-7-1）。

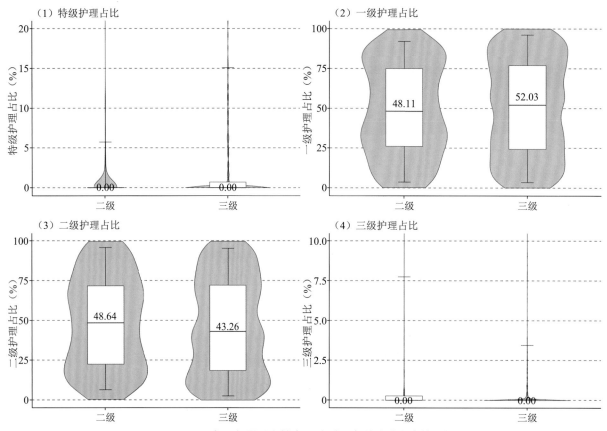

图 2-4-7-1　2020年二级及以上综合医院呼吸内科住院患者护理级别占比

八、呼吸内科住院患者跌倒发生率

呼吸内科住院患者跌倒发生率，指统计周期内，呼吸内科病区住院患者发生跌倒例次数（包括造成或未造成伤害）与同期呼吸内科病区住院患者实际占用床日数的千分比。呼吸内科住院患者跌倒伤害占比，指统计周期内，呼吸内科病区住院患者中发生跌倒伤害总例次数占同期呼吸内科病区住院患者中发生跌倒例次数的百分比。

2020年二级综合医院呼吸内科中住院患者跌倒发生513例次，跌倒发生率0.11‰，跌倒发生率中位数为0.08‰（0.00‰，0.16‰）；其中跌倒伤害发生349例次，跌倒伤害占比为68.03%，跌倒伤害占比中位数为100.00%（50.00%，100.00%）。三级综合医院呼吸内科中住院患者跌倒发生1208例次，跌倒发生率为0.08‰，跌倒发生率中位数为0.06‰（0.00‰，0.12‰）；其中跌倒伤害发生771例次，跌倒伤害占比为 63.82%，跌倒伤害占比中位数为 100%（33.33%，100.00%）（图 2-4-8-1、图 2-4-8-2）。

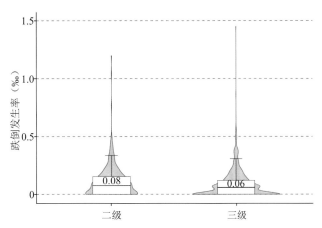

图 2-4-8-1　2020 年二级及以上综合医院呼吸内科住院患者跌倒发生率

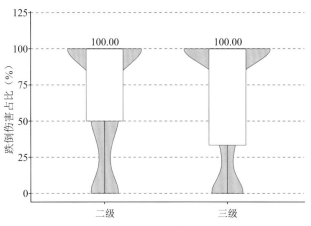

图 2-4-8-2　2020 年二级及以上综合医院呼吸内科住院患者跌倒伤害占比

九、呼吸内科住院患者 2 期及以上院内压力性损伤发生率

呼吸内科住院患者 2 期及以上院内压力性损伤发生率，指统计周期内，呼吸内科病区住院患者 2 期及以上院内压力性损伤新发例数与同期呼吸内科病区住院患者总数的百分比。

2020 年二级综合医院呼吸内科住院患者中发生 2 期及以上院内压力性损伤 226 例，发生率为 0.04%，发生率中位数为 0.00%（0.00%，0.04%）。三级综合医院呼吸内科住院患者中发生 2 期及以上院内压力性损伤 475 例，发生率为 0.03%，发生率中位数为 0.00%（0.00%，0.00%）（图 2-4-9-1）。

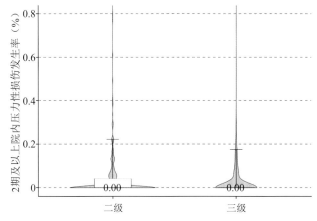

图 2-4-9-1　2020 年二级及以上综合医院呼吸内科住院患者 2 期及以上院内压力性损伤发生率

十、呼吸内科住院患者非计划拔管率

呼吸内科置管患者非计划拔管率，指统计周期内，呼吸内科病区住院患者发生某导管非计划拔管例次数与该类导管留置总日数的千分比。

2020 年二级、三级综合医院呼吸内科住院患者五类导管非计划拔管发生例次数、发生率、发生率中位数及上、下四分位数 $[M(P_{25}, P_{75})]$ 汇总统计见表 2-4-10-1。

表 2-4-10-1　2020 年呼吸内科住院患者非计划拔管发生情况

非计划拔管类型	二级综合医院			三级综合医院		
	例次	发生率 /‰	发生率 $M(P_{25}, P_{75})$/‰	例次	发生率 /‰	发生率 $M(P_{25}, P_{75})$/‰
气管导管	5	1.27	0.00（0.00，0.00）	22	0.66	0.00（0.00，0.00）
胃肠导管	126	1.10	0.00（0.00，0.00）	571	0.72	0.00（0.00，0.56）

非计划拔管类型	二级综合医院			三级综合医院		
	例次	发生率 /‰	发生率 M（P_{25}，P_{75}）/‰	例次	发生率 /‰	发生率 M（P_{25}，P_{75}）/‰
导尿管	118	0.70	0.00（0.00，0.00）	158	0.21	0.00（0.00，0.00）
CVC	18	0.49	0.00（0.00，0.00）	73	0.30	0.00（0.00，0.00）
PICC	6	0.22	0.00（0.00，0.00）	41	0.18	0.00（0.00，0.00）

（一）呼吸内科住院患者气管导管非计划拔管率

2020年二级综合医院呼吸内科病区住院患者气管导管非计划拔管发生5例次，非计划拔管率为1.27‰，中位数为0.00‰（0.00‰，0.00‰）。三级综合医院呼吸内科病区住院患者气管导管非计划拔管发生22例次，非计划拔管率为0.66‰，中位数为0.00‰（0.00‰，0.00‰）（图2-4-10-1）。

（二）呼吸内科住院患者胃肠导管非计划拔管率

2020年二级综合医院呼吸内科病区住院患者胃肠导管非计划拔管发生126例次，非计划拔管率为1.10‰，中位数为0.00‰（0.00‰，0.00‰）。三级综合医院呼吸内科病区住院患者胃肠导管非计划拔管发生571例次，非计划拔管率为0.72‰，中位数为0.00‰（0.00‰，0.56‰）（图2-4-10-2）。

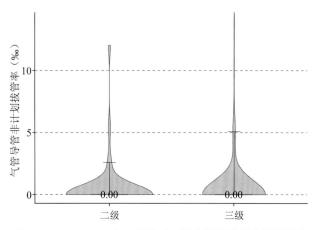

图 2-4-10-1　2020年二级及以上综合医院呼吸内科住院患者气管导管非计划拔管率

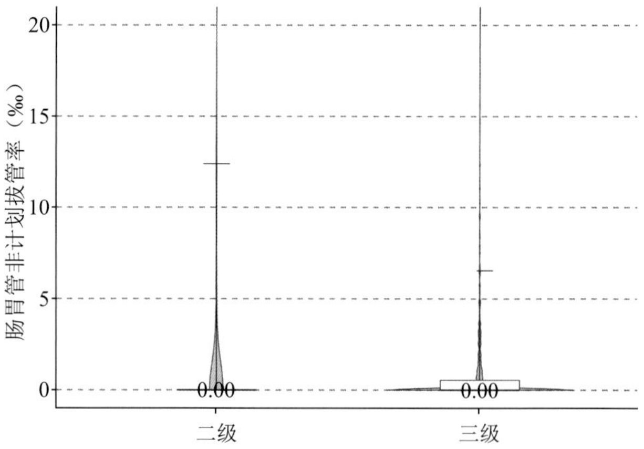

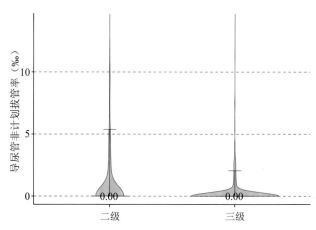

图 2-4-10-2　2020年二级及以上综合医院呼吸内科住院患者胃肠导管非计划拔管率

（三）呼吸内科住院患者导尿管非计划拔管发生率

2020年二级综合医院呼吸内科病区住院患者导尿管非计划拔管发生118例次，非计划拔管率为0.70‰，中位数为0.00‰（0.00‰，0.00‰）。三级综合医院呼吸内科病区住院患者导尿管非计划拔管发生158例次，非计划拔管率为0.21‰，中位数为0.00‰（0.00‰，0.00‰）（图2-4-10-3）。

（四）呼吸内科住院患者CVC非计划拔管发生率

2020年二级综合医院呼吸内科病区住院患者

图 2-4-10-3　2020年二级及以上综合医院呼吸内科住院患者导尿管非计划拔管率

CVC 非计划拔管发生 18 例次，非计划拔管率为 0.49‰，中位数为 0.00‰（0.00‰，0.00‰）。三级综合医院呼吸内科病区住院患者 CVC 非计划拔管发生 73 例次，非计划拔管率为 0.30‰，中位数为 0.00‰（0.00‰，0.00‰）（图 2-4-10-4）。

（五）呼吸内科住院患者 PICC 非计划拔管发生率

2020 年二级综合医院呼吸内科病区住院患者 PICC 非计划拔管发生 6 例次，非计划拔管率为 0.22‰，中位数为 0.00‰（0.00‰，0.00‰）。三级综合医院呼吸内科病区住院患者 PICC 非计划拔管发生 41 例次，非计划拔管率为 0.18‰，中位数为 0.00‰（0.00‰，0.00‰）（图 2-4-10-5）。

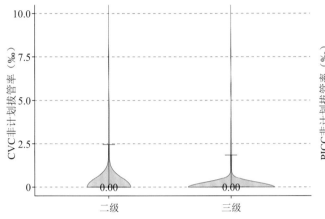

图 2-4-10-4 2020 年二级及以上综合医院呼吸内科住院患者 CVC 非计划拔管率

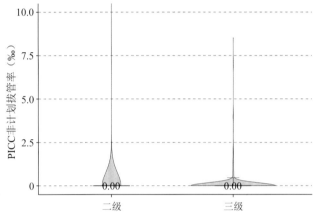

图 2-4-10-5 2020 年二级及以上综合医院呼吸内科住院患者 PICC 非计划拔管率

十一、呼吸内科住院患者 CAUTI 发生率

呼吸内科住院患者 CAUTI 发生率，指统计周期内，呼吸内科病区中住院患者导尿管相关感染例次数与住院患者导尿管留置总日数的千分比。

2020 年二级综合医院呼吸内科病区住院患者 CAUTI 发生 37 例次，发生率为 0.22‰，发生率中位数为 0.00‰（0.00‰，0.00‰）。三级综合医院呼吸内科病区住院患者 CAUTI 发生 323 例次，发生率为 0.42‰，发生率中位数为 0.00‰（0.00‰，0.00‰）（图 2-4-11-1）。

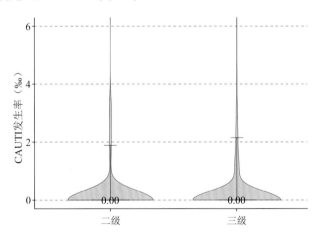

图 2-4-11-1 2020 年二级及以上综合医院呼吸内科住院患者 CAUTI 发生率

十二、呼吸内科住院患者 CVC/PICC 相关血流感染发生率

（一）呼吸内科住院患者 CVC 相关血流感染发生率

呼吸内科住院患者 CVC 相关血流感染发生率，指统计周期内，呼吸内科病区中住院患者 CVC 相关感染例次数与住院患者 CVC 留置总日数的千分比。

2020 年二级综合医院呼吸内科病区住院患者 CVC 相关血流感染发生 4 例次，发生率为 0.11‰，发生率中位数为 0.00‰（0.00‰，0.00‰）。三级综合医院呼吸内科病区住院患者 CVC 相关血流感染发生 36 例次，发生率为 0.15‰，发生率中位数为 0.00‰（0.00‰，0.00‰）（图 2-4-12-1）。

（二）呼吸内科住院患者 PICC 相关血流感染发生率

呼吸内科住院患者 PICC 相关血流感染发生率，指统计周期内，呼吸内科病区中住院患者 PICC 相关感染例次数与住院患者 PICC 留置总日数的千分比。

2020 年二级综合医院呼吸内科病区住院患者 PICC 相关血流感染发生 2 例次，发生率为 0.07‰，发生率中位数为 0.00‰（0.00‰，0.00‰）。三级综合医院呼吸内科病区住院患者 PICC 相关血流感染发生 7 例次，发生率为 0.03‰，发生率中位数为 0.00‰（0.00‰，0.00‰）（图 2-4-12-2）。

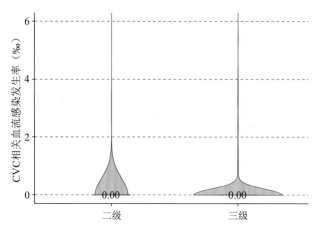

图 2-4-12-1 2020 年二级及以上综合医院呼吸内科住院患者 CVC 相关血流感染发生率

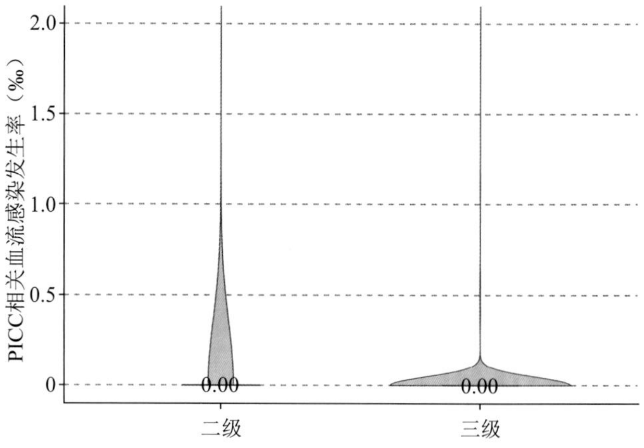

图 2-4-12-2 2020 年二级及以上综合医院呼吸内科住院患者 PICC 相关血流感染发生率

十三、呼吸内科住院患者 VAP 发生率

呼吸内科住院患者 VAP 发生率，指统计周期内，呼吸内科病区中住院患者呼吸机相关性肺炎例次数与住院患者有创机械通气总日数的千分比。

2020 年二级综合医院呼吸内科病区住院患者 VAP 发生 5 例次，发生率为 0.75‰，发生率中位数为 0.00‰（0.00‰，0.00‰）。三级综合医院呼吸内科病区住院患者 VAP 发生 99 例次，发生率为 0.91‰，发生率中位数为 0.00‰（0.00‰，0.00‰）（图 2-4-13-1）。

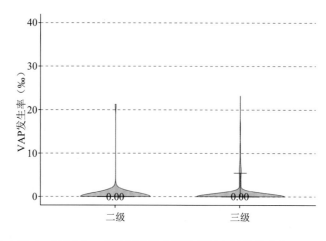

图 2-4-13-1 2020 年二级及以上综合医院呼吸内科住院患者 VAP 发生率

十四、呼吸内科锐器伤发生率

呼吸内科锐器伤发生率，指统计周期内，呼吸内科病区中护理人员发生锐器伤的例次数与呼吸内科执业护士人数的百分比。

2020 年第三至四季度，二级综合医院呼吸内科病区中护士锐器伤发生 43 例次，发生率为 0.89%，发生率中位数为 0.00%（0.00%，0.00%）。三级综合医院呼吸内科病区中护士锐器伤发生 100 例次，发生率为 0.56%，发生率中位数为 0.00%（0.00%，0.00%）（图 2-4-14-1）。

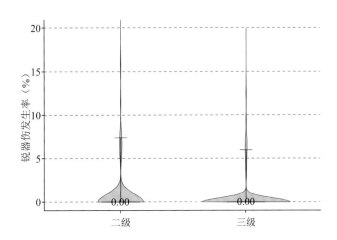

图 2-4-14-1　2020 年第三至四季度二级及以上综合医院呼吸内科锐器伤发生率

第五节　2020年综合医院心血管内科数据分析

本节对 CNDNQ 上全国二级及以上综合医院的 179 个心血管内科病区 2020 年的指标数据进行分析，其中二级综合医院心血管内科病区占 32.96%（59 个），三级综合医院心血管内科病区占 67.04%（120 个）。

一、心血管内科床护比

心血管内科床护比，为统计周期内，医疗机构心血管内科病区实际开放床位数与该病区执业护士人数的比。2020 年二级综合医院心血管内科床护比的中位数为 1∶0.29（1∶0.25，1∶0.35），三级综合医院为 1∶0.35（1∶0.27，1∶0.40）（图 2-5-1-1）。

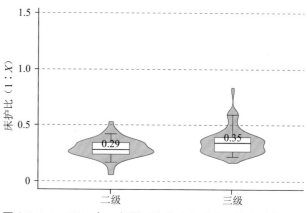

图 2-5-1-1　2020 年二级及以上综合医院心血管内科床护比

二、心血管内科护患比

心血管内科白班平均护患比，指统计周期内，心血管内科病区每天白班责任护士数之和与其负责照护的住院患者数之和的比；心血管内科夜班平均护患比，指统计周期内，心血管内科每天夜班责任护士数之和与其负责照护的住院患者数之和的比。心血管内科平均每天护患比，指统计周期内，心血管内科每天白、夜班责任护士数之和与其每天白、夜班负责护理的住院患者数之和的比。

2020 年二级综合医院心血管内科白班平均护患比、夜班平均护患比、平均每天护患比中位数分别为 1∶10.22（1∶8.69，1∶12.27）、1∶25.52（1∶18.71，1∶32.56）和 1∶15.27（1∶13.04，1∶18.88），三级综合医院分别为 1∶9.07（1∶7.33，1∶11.66）、1∶21.71（1∶16.00，1∶31.83）和 1∶13.60（1∶10.89，1∶17.51）（图 2-5-2-1）。

三、心血管内科每住院患者 24 小时平均护理时数

心血管内科每住院患者 24 小时平均护理时数，为统计周期内，医疗机构心血管内科病区执业护士实际上班小时数与住院患者实际占用床日数的比。2020 年二级综合医院心血管内科每住院患者 24 小时平均护理时数中位数为 1.98（1.57，2.37）小时，三级综合医院为 2.05（1.74，2.58）小时（图 2-5-3-1）。

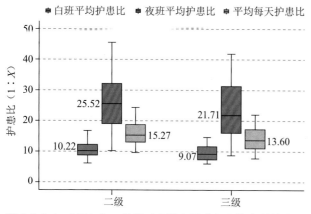

图 2-5-2-1　2020 年二级及以上综合医院心血管内科护患比

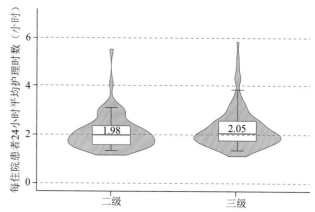

图 2-5-3-1　2020 年二级及以上综合医院心血管内科每住院患者 24 小时平均护理时数

四、心血管内科不同级别护士配置

（一）心血管内科主管护师及以上护士占比

心血管内科主管护师及以上护士占比，为统计周期内，在心血管内科病区中专业技术职称为主管护师及以上级别的执业护士，在心血管内科病区执业护士中所占的比例。2020年二级综合医院心血管内科主管护师及以上占比中位数为14.29%（6.67%，25.00%），三级综合医院为20.87%（13.89%，30.15%）（图2-5-4-1）。二级及以上综合医院心血管内科护士职称构成见图2-5-4-2。

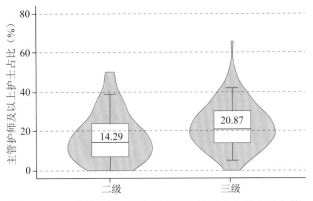

图 2-5-4-1　2020 年二级及以上综合医院心血管内科主管护师及以上占比

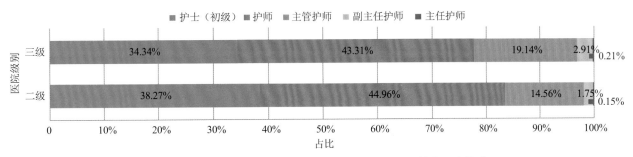

图 2-5-4-2　2020 年二级及以上综合医院心血管内科护士职称构成

（二）心血管内科本科及以上护士占比

心血管内科呼吸内科本科及以上护士占比，为统计周期内，心血管内科病区中本科及以上学历的执业护士，在心血管内科病区执业护士中所占的比例。2020年二级综合医院心血管内科本科及以上护士占比中位数为46.15%（34.62%，62.07%），三级综合医院为60.30%（41.99%，82.37%），三级综合医院显著高于二级综合医院（图2-5-4-3）。二级及以上综合医院心血管内科护士学历构成见图2-4-4-4。

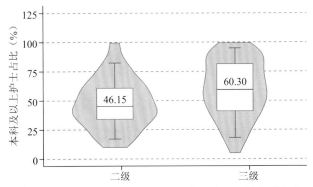

图 2-5-4-3　2020 年二级及以上综合医院心血管内科本科及以上护士占比

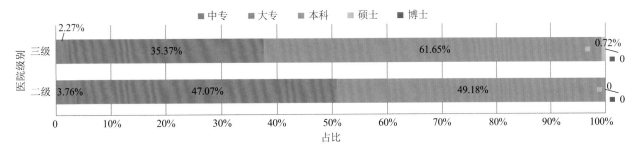

图 2-5-4-4　2020 年二级及以上综合医院心血管内科护士学历构成

（三）心血管内科 5 年及以上年资护士占比

心血管内科 5 年及以上年资护士占比，为统计周期内，心血管内科病区中工作年限 ≥ 5 年的执业护士，在心血管内科病区执业护士中所占的比例。2020 年二级综合医院心血管内科 5 年及以上年资护士占比中位数为 61.90%（46.43%，73.91%），三级综合医院为 64.86%（50.00%，75.88%）（图 2-5-4-5）。二级及以上综合医院心血管内科护士工作年限构成见图 2-5-4-6。

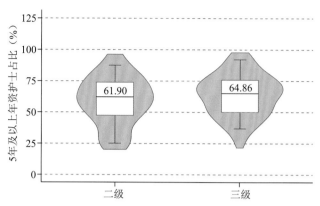

图 2-5-4-5　2020 年二级及以上综合医院心血管内科中 5 年及以上年资护士占比

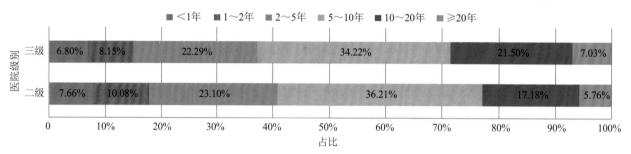

图 2-5-4-6　2020 年二级及以上综合医院综合心血管内科护士工作年限构成情况

五、心血管内科护士离职率

心血管内科护士离职率，指统计周期内，某医疗机构心血管内科病区中执业护士自愿离职人数与执业护士人数的比例。

2020 年二级综合医院呼吸内科护士离职率为 2.16%（21/972），护士离职率中位数为 0.00%（0.00%，2.13%）。三级综合医院呼吸内科护士离职率为 2.05%（53/2582），护士离职率中位数为 0.00%（0.00%，3.91%）（图 2-5-5-1）。

六、心血管内科住院患者身体约束率

心血管内科住院患者身体约束率，指统计周期内，心血管内科病区住院患者身体约束日数与心血管内科病区住院患者实际占用床日数的比例。2020 年二级综合医院心血管内科住院患者身体约束率中位数为 0.00%（0.00%，0.19%），三级综合医院为 0.06%（0.00%，0.62%）（图 2-5-6-1）。

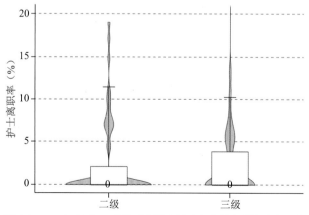

图 2-5-5-1　2020 年二级及以上综合医院心血管内科护士离职率

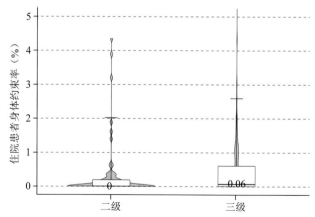

图 2-5-6-1　2020 年二级及以上综合医院心血管内科住院患者身体约束率

七、心血管内科护理级别占比

心血管内科护理级别占比，指统计周期内，心血管内科病区中某级别护理患者占用床日数与心血管内科病区住院患者实际占用床日数的百分比。包含4个指标：心血管内科特级护理占比、心血管内科一级护理占比、心血管内科二级护理占比、心血管内科三级护理占比。

2020年二级综合医院心血管内科特级护理占比中位数为0.00%（0.00%，0.16%），一级护理占比中位数为63.97%（26.02%，85.08%），二级护理占比中位数为36.03%（11.30%，71.80%），三级护理占比中位数为0.00%（0.00%，0.06%）；三级综合医院心血管内科特级护理占比中位数为0.00%（0.00%，3.86%），一级护理占比中位数为57.66%（23.84%，84.15%），二级护理占比中位数为39.65%（9.02%，69.31%），三级护理占比中位数为0.00%（0.00%，0.03%）（图2-5-7-1）。

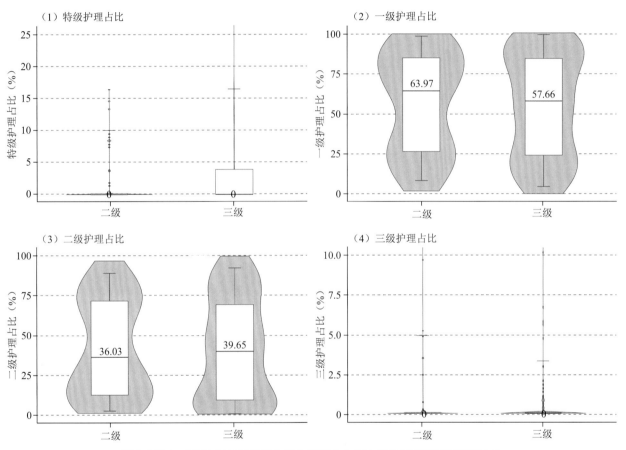

图2-5-7-1　2020年二级及以上综合医院心血管内科住院患者护理级别占比

八、心血管内科住院患者跌倒发生率

心血管内科住院患者跌倒发生率，指统计周期内，心血管内科病区住院患者发生跌倒例次数（包括造成或未造成伤害）与同期心血管内科病区住院患者实际占用床日数的千分比。心血管内科住院患者跌倒伤害占比，指统计周期内，心血管内科病区住院患者中发生跌倒伤害总例次数占同期心血管内科病区住院患者中发生跌倒例次数的百分比。

2020年二级综合医院心血管内科中住院患者跌倒发生125例次，跌倒发生率为0.13‰，跌倒发生率中位数为0.09‰（0.00‰，0.18‰）；其中跌倒伤害发生77例次，跌倒伤害占比为61.60%，跌倒伤害占比中位数为100.00%（50.00%，100.00%）。三级综合医院心血管内科中住院患者跌倒发生243例次，跌倒发生率为0.11‰，跌倒发生率中位数为0.10‰（0.00‰，0.17‰）；其中跌倒伤害发生168例次，跌倒伤害占比为 69.14%，跌倒伤害占比中位数为 100.00%（50.00%，100.00%）（图 2-5-8-1、图 2-5-8-2）。

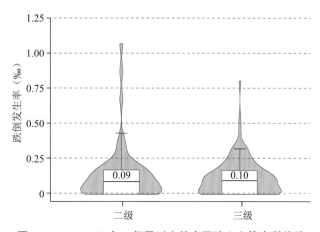

图 2-5-8-1　2020 年二级及以上综合医院心血管内科住院
患者跌倒发生率

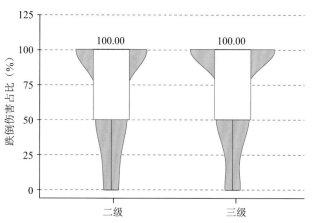

图 2-5-8-2　2020 年二级及以上综合医院心血管内科住院
患者跌倒伤害占比

九、心血管内科住院患者 2 期及以上院内压力性损伤发生率

心血管内科住院患者 2 期及以上院内压力性损伤发生率，指统计周期内，心血管内科病区住院患者 2 期及以上院内压力性损伤新发例数与同期心血管内科病区住院患者总数的百分比。

2020 年二级综合医院心血管内科住院患者中发生 2 期及以上院内压力性损伤 61 例，发生率为 0.05%，发生率中位数为 0.00%（0.00%，0.03%）。三级综合医院心血管内科住院患者中发生 2 期及以上院内压力性损伤 65 例，发生率为 0.02%，发生率中位数为 0.00%（0.00%，0.04%）（图 2-5-9-1）。

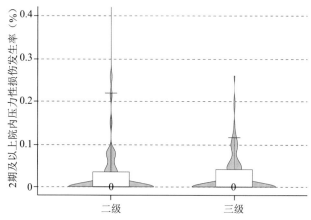

图 2-5-9-1　2020 年二级及以上综合医院心血管内科住院
患者 2 期及以上院内压力性损伤发生率

十、心血管内科住院患者非计划拔管率

心血管内科置管患者非计划拔管率，指统计周期内，心血管内科病区住院患者发生某导管非计划拔管例次数与该类导管留置总日数的千分比。

2020 年二级及以上综合医院心血管内科住院患者五类导管非计划拔管发生例次数、发生率、发生率中位数及上、下四分位数 $[M(P_{25}, P_{75})]$ 汇总统计见表 2-5-10-1。

表 2-5-10-1　2020 年心血管内科住院患者非计划拔管发生情况

非计划拔管类型	二级综合医院			三级综合医院		
	例次	发生率 /‰	发生率 $M(P_{25}, P_{75})$ /‰	例次	发生率 /‰	发生率 $M(P_{25}, P_{75})$ /‰
气管导管	0	0	0	0	0	0
胃肠导管	19	2.92	0.00（0.00，2.47）	28	1.27	0.00（0.00，0.00）
导尿管	23	1.01	0.00（0.00，0.00）	34	0.51	0.00（0.00，0.00）
CVC	4	0.94	0.00（0.00，0.00）	13	0.75	0.00（0.00，0.00）
PICC	0	0	0	1	0.19	0.00（0.00，0.00）

（一）心血管内科住院患者气管导管非计划拔管率

2020 年二级综合医院心血管内科病区气管导管置管患者，留置气管导管总日数为 77，三级综合医院心血管内科病区气管导管置管患者，留置气管导管总日数为 218，均未发生住院患者气管导管非计划拔管，二级、三级综合医院心血管内科病区气管导管非计划拔管率均为 0。

（二）心血管内科住院患者胃肠导管非计划拔管率

2020 年二级综合医院心血管内科病区中发生胃肠导管非计划拔管 19 例次，非计划拔管率为 2.92‰，中位数为 0.00‰（0.00‰，2.47‰）。三级综合医院心血管内科病区中发生胃肠导管非计划拔管 28 例次，非计划拔管率为 1.27‰，中位数为 0.00‰（0.00‰，0.00‰）（图 2-5-10-1）。

（三）心血管内科住院患者导尿管非计划拔管发生率

2020 年二级综合医院心血管内科病区住院患者导尿管非计划拔管发生 23 例次，非计划拔管率为 1.01‰，中位数为 0.00‰（0.00‰，0.00‰）。三级综合医院心血管内科病区住院患者导尿管非计划拔管发生 34 例次，非计划拔管率为 0.51‰，中位数为 0.00‰（0.00‰，0.00‰）（图 2-5-10-2）。

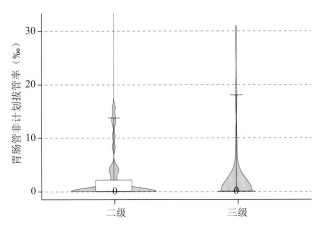

图 2-5-10-1　2020 年二级及以上综合医院心血管内科住院患者胃肠管非计划拔管率

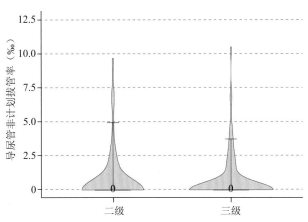

图 2-5-10-2　2020 年二级及以上综合医院心血管内科住院患者导尿管非计划拔管率

（四）心血管内科住院患者 CVC 非计划拔管发生率

2020 年二级综合医院心血管内科病区住院患者 CVC 非计划拔管发生 4 例次，非计划拔管率为 0.94‰，中位数为 0.00‰（0.00‰，0.00‰）。三级综合医院心血管内科病区住院患者 CVC 非计划拔管发生 13 例次，非计划拔管率为 0.75‰，中位数为 0.00‰（0.00‰，0.00‰）（图 2-5-10-3）。

（五）心血管内科住院患者 PICC 非计划拔管发生率

2020 年二级综合医院心血管内科病区 PICC 置管患者，PICC 留置总日数为 1605，未发生 PICC 非计划拔管，非计划拔管率为 0。三级综合医院心血管内科病区 PICC 置管患者，PICC 留置总日数为

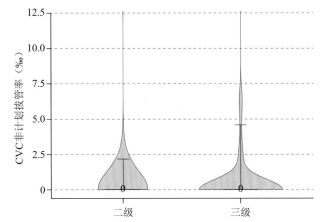

图 2-5-10-3　2020 年二级及以上综合医院心血管内科住院患者 CVC 非计划拔管率

5332，发生 PICC 非计划拔管 1 例次，非计划拔管率为 0.19‰，中位数为 0.00‰（0.00‰，0.00‰）。

十一、心血管内科住院患者 CAUTI 发生率

心血管内科住院患者 CAUTI 发生率，指统计周期内，心血管内科病区中住院患者导尿管相关感染例次数与住院患者导尿管留置总日数的千分比。

2020 年二级综合医院心血管内科病区住院患者 CAUTI 发生 13 例次，发生率为 0.57‰，发生率中位数为 0.00‰（0.00‰，0.00‰）。三级综合医院心血管内科病区住院患者 CAUTI 发生 23 例次，发生率为 0.35‰，发生率中位数为 0.00‰（0.00‰，0.00‰）（图 2-5-11-1）。

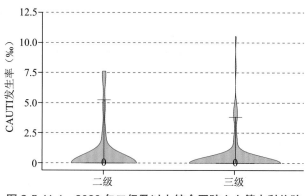

图 2-5-11-1　2020 年二级及以上综合医院心血管内科住院患者 CAUTI 发生率

十二、心血管内科住院患者 CVC/PICC 相关血流感染发生率

（一）心血管内科住院患者 CVC 相关血流感染发生率

心血管内科住院患者 CVC 相关血流感染发生率，指统计周期内，心血管内科病区中住院患者 CVC 相关感染例次数与住院患者 CVC 留置总日数的千分比。

2020 年二级、三级综合医院心血管内科病区 CVC 置管患者，CVC 留置总日数分别为 4239 和 17 239，均未发生 CVC 相关血流感染，二级、三级综合医院心血管内科住院患者 CVC 相关血流感染发生率均为 0。

（二）心血管内科住院患者 PICC 相关血流感染发生率

心血管内科住院患者 PICC 相关血流感染发生率，指统计周期内，心血管内科病区中住院患者 PICC 相关感染例次数与住院患者 PICC 留置总日数的千分比。

2020 年二级、三级综合医院心血管内科病区 PICC 置管患者，PICC 留置总日数分别为 1605 和 5332，均未发生 PICC 相关血流感染，二级、三级综合医院心血管内科住院患者 PICC 相关血流感染发生率均为 0。

十三、心血管内科住院患者 VAP 发生率

心血管内科住院患者 VAP 发生率，指统计周期内，心血管内科病区中住院患者呼吸机相关性肺炎例次数与住院患者有创机械通气总日数的千分比。

2020 年二级综合医院心血管内科病区住院患者有创机械通气总日数分别为 103 和 586，均未发生住院患者 VAP，二级、三级综合医院心血管内科住院患者 VAP 发生率均为 0。

十四、心血管内科锐器伤发生率

心血管内科锐器伤发生率，指统计周期内，心血管内科病区中护理人员发生锐器伤的例次数与心血管内科执业护士人数的百分比。

2020 年第三至四季度，二级综合医院心血管内科病区中护士锐器伤发生 9 例次，发生率为 0.93%，发生率中位数为 0.00%（0.00%，0.00%）。三级综合医院心血管内科病区中护士锐器伤发生 24 例次，发生率为 0.94%，发生率中位数为 0.00%（0.00%，0.00%）（图 2-5-14-1）。

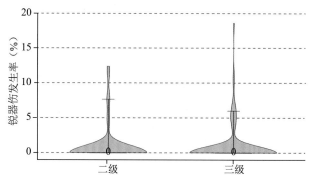

图 2-5-14-1　2020 年第三至四季度二级及以上综合医院心血管内科锐器伤发生率

第六节 2018—2020 年三级综合医院数据分析

本节对 2018—2020 年连续 3 年均在 CNDNQ 上报数据的 560 家三级综合医院的护理专业医疗质控指标数据进行分析。全国各省（自治区、直辖市）连续 3 年填报数据的三级综合医院数量分布情况见图 2-6-0-1。

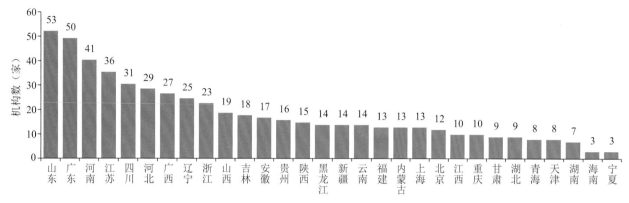

图 2-6-0-1 2018—2020 年各省（自治区、直辖市）连续 3 年填报数据的三级综合医院数量分布

一、床护比

如图 2-6-1-1 所示，2018—2020 年三级综合医院床护比中位数分别是 1:0.61（1:0.54，1:0.69）、1:0.60（1:0.53，1:0.68）和 1:0.62（1:0.53，1:0.70），病区床护比中位数分别是 1:0.46（1:0.40，1:0.53）、1:0.44（1:0.38，1:0.51）和 1:0.44（1:0.39，1:0.51）。可以看出，3 年来医院床护比和病区床护比指标无显著改善，说明医院在扩充开放床位数量的同时，应注意相应增加护理人员配置的数量，逐步提升床护比和病区床护比。2018—2020 年各省（自治区、直辖市）床护比与病区床护比变化情况见图 2-6-1-2、图 2-6-1-3、附表 42 及附表 43。

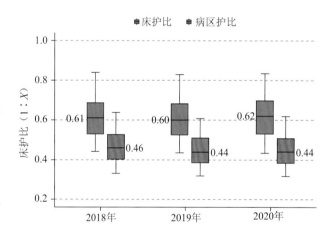

图 2-6-1-1 2018—2020 年三级综合医院床护比

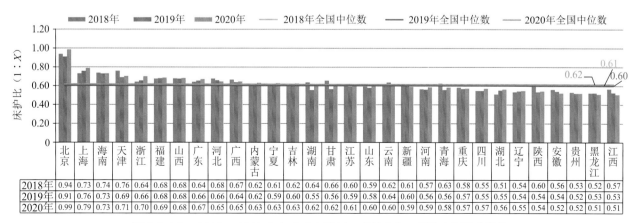

	北京	上海	海南	天津	浙江	福建	山西	广东	河北	广西	内蒙古	宁夏	吉林	湖南	甘肃	江苏	山东	云南	新疆	河南	青海	重庆	四川	湖北	辽宁	陕西	安徽	贵州	黑龙江	江西
2018年	0.94	0.73	0.74	0.76	0.64	0.68	0.68	0.64	0.68	0.67	0.62	0.61	0.62	0.64	0.66	0.60	0.59	0.62	0.61	0.57	0.63	0.58	0.55	0.51	0.54	0.60	0.56	0.53	0.52	0.57
2019年	0.91	0.76	0.73	0.69	0.66	0.68	0.68	0.66	0.66	0.64	0.62	0.59	0.60	0.55	0.56	0.59	0.58	0.64	0.60	0.56	0.56	0.57	0.55	0.55	0.54	0.54	0.54	0.52	0.53	0.53
2020年	0.99	0.79	0.73	0.71	0.70	0.69	0.68	0.67	0.65	0.65	0.63	0.63	0.63	0.62	0.62	0.61	0.60	0.59	0.59	0.58	0.57	0.57	0.56	0.55	0.54	0.52	0.52	0.52	0.51	0.51

图 2-6-1-2 2018—2020 年各省（自治区、直辖市）三级综合医院床护比

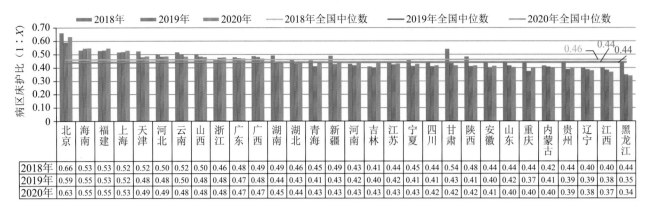

图 2-6-1-3　2018—2020 年各省（自治区、直辖市）三级综合医院病区床护比

	北京	海南	福建	上海	天津	河北	云南	山西	浙江	广东	广西	湖南	湖北	青海	新疆	河南	吉林	江苏	宁夏	四川	甘肃	陕西	安徽	山东	重庆	内蒙古	贵州	辽宁	江西	黑龙江
2018年	0.66	0.53	0.53	0.52	0.52	0.50	0.52	0.50	0.46	0.48	0.49	0.49	0.46	0.45	0.49	0.43	0.41	0.44	0.45	0.44	0.54	0.48	0.44	0.44	0.44	0.42	0.44	0.40	0.40	0.44
2019年	0.59	0.55	0.53	0.52	0.48	0.48	0.50	0.48	0.48	0.47	0.48	0.44	0.43	0.41	0.43	0.42	0.40	0.42	0.41	0.41	0.43	0.41	0.40	0.42	0.37	0.41	0.39	0.39	0.38	0.35
2020年	0.63	0.55	0.55	0.53	0.49	0.49	0.48	0.48	0.48	0.47	0.47	0.45	0.44	0.43	0.43	0.43	0.43	0.43	0.42	0.42	0.42	0.42	0.41	0.40	0.40	0.40	0.39	0.38	0.37	0.34

二、护患比

2018—2020 年三级综合医院白班平均护患比中位数分别是 1∶8.00（1∶6.19，1∶9.57）、1∶9.03（1∶7.69，1∶10.56）和 1∶8.24（1∶6.73，1∶9.84）；夜班平均护患比中位数分别是 1∶18.05（1∶13.10，1∶22.50）、1∶19.60（1∶16.35，1∶24.01）和 1∶17.21（1∶13.76，1∶20.97）；平均每天护患比中位数分别是 1∶11.73（1∶8.99，1∶14.24）、1∶13.11（1∶11.23，1∶15.50）、1∶11.74（1∶9.81，1∶13.86）。白班平均护患比和夜班平均护患比四分位距逐年减小（图 2-6-2-1），说明医院之间

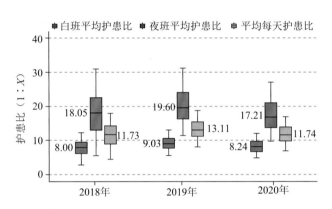

图 2-6-2-1　2018—2020 年三级综合医院护患比

护患比配置的差距逐年缩小。各省（自治区、直辖市）白班平均护患比、夜班平均护患比、平均每天护患比中位数变化情况见图 2-6-2-2～图 2-6-2-4 及附表 44～附表 46。

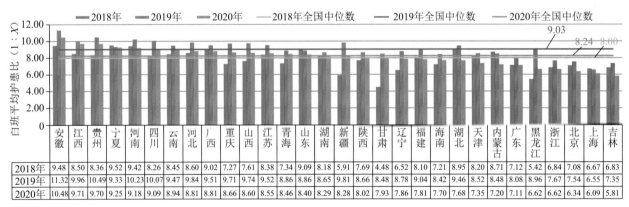

	安徽	江西	贵州	宁夏	河南	四川	云南	河北	广西	重庆	山西	江苏	青海	山东	湖南	新疆	陕西	甘肃	辽宁	福建	海南	湖北	天津	内蒙古	广东	黑龙江	浙江	北京	上海	吉林
2018年	9.48	8.50	8.36	9.52	9.42	8.26	8.45	8.60	9.02	7.27	7.61	8.38	7.34	9.09	8.18	5.91	7.69	4.48	6.52	8.10	7.21	8.95	8.20	8.71	7.12	5.42	6.84	7.08	6.67	6.83
2019年	11.32	9.96	10.49	9.33	10.23	10.07	9.47	9.84	9.51	9.71	9.74	9.52	8.86	8.86	8.65	9.81	8.66	8.48	8.78	9.04	8.42	9.46	8.52	8.48	8.08	8.96	7.67	7.54	6.55	7.35
2020年	10.48	9.71	9.70	9.25	9.18	9.09	8.94	8.81	8.81	8.66	8.60	8.55	8.46	8.40	8.29	8.28	8.02	7.93	7.86	7.81	7.70	7.68	7.35	7.20	7.11	6.62	6.62	6.34	6.09	5.81

图 2-6-2-2　2018—2020 年三级综合医院白班平均护患比

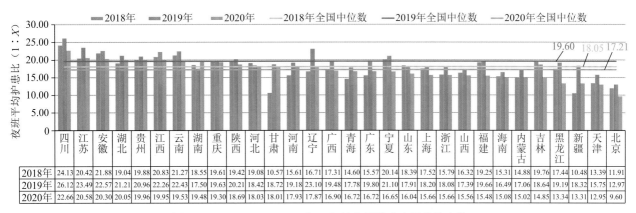

图 2-6-2-3　2018—2020 年三级综合医院夜班平均护患比

	四川	江苏	安徽	湖北	贵州	江西	云南	湖南	重庆	陕西	河北	甘肃	河南	辽宁	广西	青海	广东	宁夏	山东	上海	浙江	山西	福建	海南	内蒙古	吉林	黑龙江	新疆	天津	北京
2018年	24.13	20.42	21.88	19.04	19.88	20.83	21.27	18.55	19.61	19.42	19.08	10.57	15.61	16.71	17.31	14.60	15.57	20.14	18.39	17.52	15.79	16.32	19.25	15.31	14.88	19.76	17.44	10.48	13.39	11.91
2019年	26.12	23.49	22.57	21.21	20.96	22.26	22.43	17.50	19.63	20.21	18.42	18.72	19.18	23.10	19.48	17.78	19.80	21.10	17.91	18.20	18.08	17.39	19.66	16.49	17.06	18.64	19.19	18.32	15.75	12.97
2020年	22.66	20.58	20.30	20.05	19.96	19.95	19.53	19.48	19.30	18.69	18.03	18.01	17.93	17.87	16.90	16.72	16.72	16.65	16.04	15.66	15.66	15.56	15.48	15.08	15.02	14.85	13.34	13.31	12.95	9.60

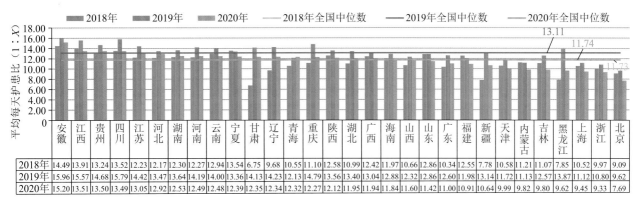

图 2-6-2-4　2018—2020 年三级综合医院平均每天护患比

	安徽	江西	贵州	四川	江苏	河北	湖南	河南	云南	宁夏	甘肃	辽宁	青海	重庆	陕西	湖北	广西	海南	山西	山东	广东	福建	新疆	天津	内蒙古	吉林	黑龙江	上海	浙江	北京
2018年	14.49	13.91	13.24	13.52	12.23	12.17	12.30	12.27	12.94	13.54	6.75	9.68	10.55	11.10	12.58	10.99	12.42	11.97	10.66	10.34	12.55	7.78	10.58	11.21	11.07	7.85	10.52	9.97	9.09	
2019年	15.96	15.57	14.68	15.79	14.42	13.47	13.64	14.19	14.00	13.36	14.13	14.23	12.13	14.79	13.56	13.40	13.04	12.88	12.32	12.86	12.60	11.98	13.14	11.72	11.13	12.57	13.87	11.12	10.80	9.62
2020年	15.20	13.51	13.50	13.49	13.05	12.92	12.53	12.49	12.48	12.39	12.35	12.34	12.32	12.27	12.12	11.95	11.94	11.84	11.60	11.42	11.00	10.91	10.64	9.99	9.82	9.80	9.62	9.45	9.33	7.69

三、每住院患者 24 小时平均护理时数

2018—2020 年每住院患者 24 小时平均护理时数中位数分别为 2.23（1.90，2.61）、2.21（1.93，2.53）和 2.46（2.17，2.88）（图 2-6-3-1）。从全国各省（自治区、直辖市）情况来看，每住院患者 24 小时平均护理时数存在差异（图 2-6-3-2、附表 47）。

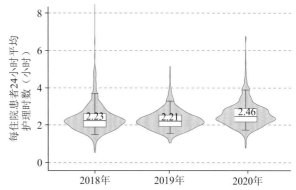

图 2-6-3-1　2018—2020 年三级综合医院每住院患者
24 小时平均护理时数

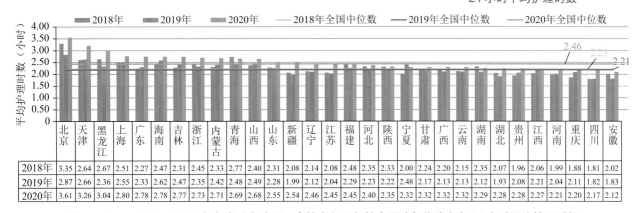

	北京	天津	黑龙江	上海	广东	海南	吉林	浙江	内蒙古	青海	山西	山东	新疆	辽宁	江苏	福建	河北	陕西	宁夏	甘肃	广西	云南	湖南	湖北	贵州	江西	河南	重庆	四川	安徽
2018年	3.35	2.64	2.67	2.51	2.27	2.47	2.31	2.45	2.33	2.77	2.40	2.31	2.08	2.14	2.08	2.48	2.35	2.33	2.00	2.24	2.20	2.15	2.35	2.07	1.96	2.06	1.99	1.88	1.81	2.02
2019年	2.87	2.66	2.36	2.55	2.33	2.62	2.47	2.35	2.42	2.48	2.49	2.28	1.99	2.12	2.04	2.29	2.23	2.22	2.48	2.17	2.13	2.13	2.12	1.93	2.08	2.21	2.04	2.11	1.82	1.83
2020年	3.61	3.26	3.04	2.80	2.78	2.78	2.77	2.73	2.71	2.69	2.68	2.55	2.54	2.46	2.45	2.45	2.40	2.35	2.32	2.32	2.32	2.32	2.29	2.28	2.28	2.27	2.21	2.20	2.17	2.12

图 2-6-3-2　2018—2020 年各省（自治区、直辖市）三级综合医院每住院患者 24 小时平均护理时数

四、不同级别护士配置

（一）职称结构

2018—2020年三级综合医院主管护师及以上护士占比中位数由25.67%（19.61%，32.18%）增长到30.58%（22.93%，37.54%）（图2-6-4-1）。各省（自治区、直辖市）二级及以上综合医院主管护师及以上护士占比变化情况见图2-6-4-2和附表48。

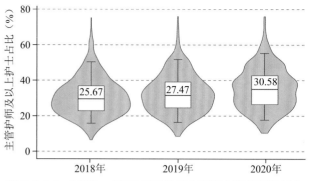

图 2-6-4-1　2018—2020 年三级综合医院主管护师及以上护士占比

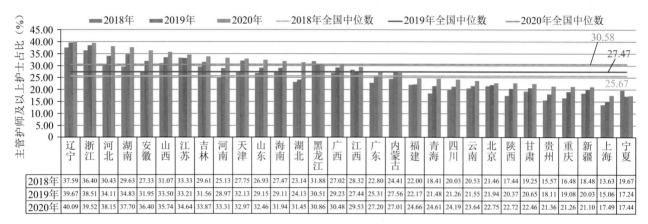

	辽宁	浙江	河北	湖南	安徽	山西	江苏	吉林	河南	天津	山东	海南	湖北	黑龙江	广西	江西	广东	内蒙古	福建	青海	四川	云南	北京	陕西	甘肃	贵州	重庆	新疆	上海	宁夏
2018年	37.59	36.40	30.43	29.63	27.33	31.07	33.33	29.61	25.13	27.75	26.93	27.47	23.14	31.88	27.02	28.32	22.80	24.41	22.00	18.41	20.03	20.53	21.46	17.44	19.25	15.57	16.48	18.48	13.63	19.67
2019年	39.67	38.51	34.11	34.83	31.95	33.50	33.21	31.56	28.97	32.13	29.15	29.11	24.13	30.51	23.93	27.44	25.31	27.56	22.17	21.48	21.26	21.55	21.94	20.37	20.65	18.11	19.08	20.03	15.06	17.24
2020年	40.09	39.52	38.15	37.70	36.40	35.74	34.64	33.87	33.31	32.97	32.46	31.94	31.45	30.86	30.48	29.53	27.20	27.01	24.66	24.61	24.19	23.64	22.75	22.72	22.46	21.36	21.26	21.10	17.49	17.44

图 2-6-4-2　2018—2020 年各省（自治区、直辖市）三级综合医院主管护师及以上护士占比

（二）学历结构

2018—2020年本科及以上学历护士占比逐年增长，2020年三级综合医院本科及以上护士占比中位数由2018年的54.53%（41.79%，66.38%）增长到64.95%（51.41%，77.03%），3年增长了10.42%（图2-6-4-3）。从区域层面看，各省（自治区、直辖市）本科及以上护士占比均呈现增长趋势（图2-6-4-4、附表49）。

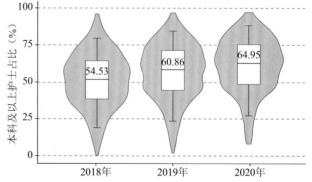

图 2-6-4-3　2018—2020 年三级综合医院本科及以上护士占比

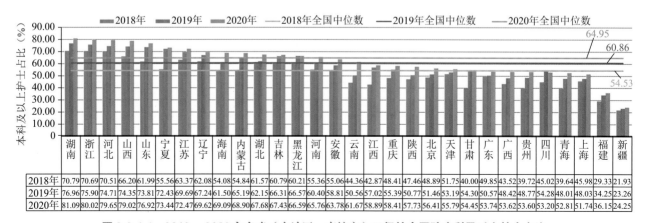

	湖南	浙江	河北	山西	山东	宁夏	江苏	辽宁	海南	内蒙古	湖北	吉林	黑龙江	河南	安徽	云南	江西	重庆	陕西	北京	天津	甘肃	广东	广西	贵州	四川	青海	上海	福建	新疆
2018年	70.79	70.69	70.51	66.20	61.99	55.56	63.37	62.08	54.08	54.84	61.57	60.79	60.21	55.36	55.06	44.36	42.87	48.41	47.46	48.89	51.75	40.00	49.85	43.52	39.72	45.02	39.64	45.98	29.33	21.93
2019年	76.96	75.90	74.71	74.35	73.81	72.43	69.69	67.24	61.50	65.19	62.15	66.31	66.57	60.40	58.81	50.56	57.02	55.39	51.46	53.19	44.30	50.57	48.42	48.77	54.28	48.01	48.03	34.25	23.26	
2020年	81.09	80.02	79.65	79.02	76.92	73.44	72.47	69.62	69.09	68.90	67.68	67.43	66.59	65.76	63.78	61.67	58.89	58.41	57.73	56.41	55.79	44.45	53.74	53.62	53.60	53.20	52.81	51.74	36.15	24.25

图 2-6-4-4　2018—2020 年各省（自治区、直辖市）三级综合医院本科及以上护士占比

（三）年资结构

2018—2020 年三级综合医院 5 年及以上年资护士占比逐步提升，由 2018 年的 65.56%（57.17%，72.45%）增 长 到 72.34%（65.58%，78.49%），3 年增长了 6.78%（图 2-6-4-5）。从区域层面看，各省（自治区、直辖市）5 年及以上年资护士占比基本均呈现增长趋势（图 2-6-4-6、附表 50）。

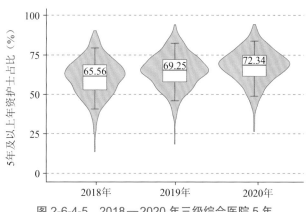

图 2-6-4-5 　2018—2020 年三级综合医院 5 年及以上年资护士占比

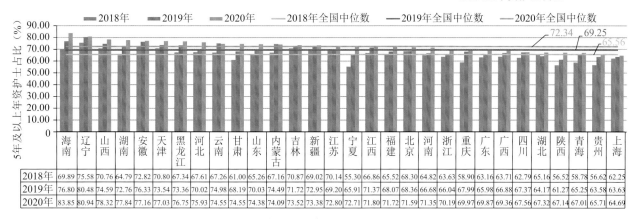

	海南	辽宁	山西	湖南	安徽	天津	黑龙江	河北	云南	甘肃	山东	内蒙古	吉林	新疆	江苏	宁夏	江西	福建	北京	河南	浙江	重庆	广东	广西	四川	湖北	陕西	青海	贵州	上海
2018年	69.89	75.58	70.76	64.79	72.82	70.80	67.34	67.61	67.26	61.00	65.26	67.16	70.87	69.02	70.14	55.30	66.86	65.52	68.30	64.82	63.63	58.90	63.16	63.71	62.79	65.16	56.52	58.78	56.62	62.25
2019年	76.80	80.48	74.59	72.76	76.33	73.54	73.36	70.02	74.98	68.19	70.03	74.49	71.72	72.95	69.20	65.91	71.37	68.07	68.36	66.68	66.04	67.99	65.98	66.88	67.37	64.17	61.27	65.25	63.58	63.63
2020年	83.85	80.94	78.32	77.84	77.16	77.03	76.75	75.93	74.55	74.55	74.38	74.09	73.52	73.38	72.80	72.71	71.80	71.72	71.59	71.35	70.19	69.97	69.87	69.36	67.56	67.32	67.14	67.01	65.71	64.69

图 2-6-4-6 　2018—2020 年各省（自治区、直辖市）三级综合医院 5 年及以上年资护士占比

五、护士离职率

如图 2-6-5-1 所示，2018 年及 2019 年三级综合医院护士离职率中位数分别为 1.58%（0.72%，3.11%）、1.41%（0.71%，2.80%），2020 年三级综合医院护士离职率中位数下降为 1.21%（0.53%，2.16%）。各省（自治区、直辖市）三级综合医院离职率的变化情况见图 2-6-5-2 和附表 51。

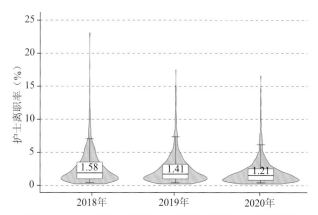

图 2-6-5-1 　2018—2020 年三级综合医院护士离职率

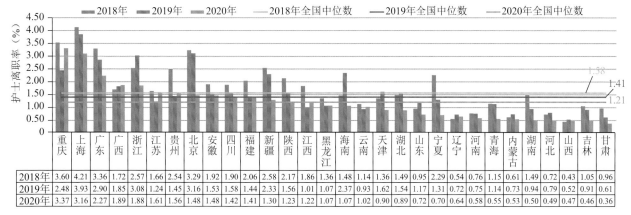

	重庆	上海	广东	广西	浙江	江苏	贵州	北京	安徽	四川	福建	新疆	陕西	江西	黑龙江	海南	云南	天津	湖北	山东	宁夏	辽宁	河南	青海	内蒙古	湖南	河北	山西	吉林	甘肃
2018年	3.60	4.21	3.36	1.72	2.57	1.66	2.54	3.29	1.92	1.90	2.06	2.58	2.17	1.86	1.36	1.48	1.14	1.36	1.49	0.95	2.29	0.54	0.76	1.15	0.61	1.49	0.72	0.43	1.05	0.96
2019年	2.48	3.93	2.90	1.85	3.08	1.24	1.45	3.16	1.53	1.58	1.44	2.33	1.56	1.01	1.07	2.37	0.93	1.62	1.54	1.17	1.31	0.72	0.75	1.14	0.73	0.94	0.79	0.52	0.91	0.61
2020年	3.37	3.16	2.27	1.89	1.88	1.61	1.56	1.48	1.48	1.42	1.41	1.30	1.23	1.22	1.07	1.07	1.02	0.90	0.89	0.72	0.70	0.64	0.58	0.55	0.53	0.50	0.49	0.47	0.46	0.36

图 2-6-5-2 　2018—2020 年各省（自治区、直辖市）三级综合医院离职率

六、护士执业环境

（一）医院护士执业环境得分

2018—2020年均参加护士执业环境测评的三级综合医院共690家。2018—2020年三级综合医院护士执业环境得分平均值分别为75.96±7.05、80.19±6.52、80.93±6.82；护士执业环境得分中位数分别为75.79（71.19，80.55）、80.11（75.78，84.68）、80.90（75.94，85.58），呈逐年上升趋势，3年间护士执业环境得分变化情况见图2-6-6-1。从地区分布来看，2020年全国各省（自治区、直辖市）三级综合医院护士执业环境测评得分均有所提升（图2-6-6-2、附表52）。

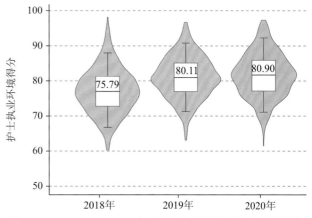

图 2-6-6-1　2018—2020年三级综合医院护士执业环境得分

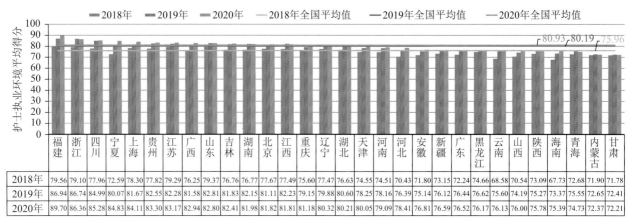

	福建	浙江	四川	宁夏	上海	贵州	江苏	广西	山东	吉林	湖南	北京	江西	重庆	辽宁	湖北	天津	河南	河北	安徽	新疆	广东	黑龙江	云南	山西	陕西	海南	青海	内蒙古	甘肃
2018年	79.56	79.10	77.96	72.59	78.30	77.82	79.29	76.25	79.37	76.76	76.77	77.67	77.49	75.60	77.47	76.63	74.55	74.51	70.43	71.80	73.15	72.24	74.66	68.58	70.54	73.09	67.73	72.68	71.90	71.78
2019年	86.94	86.74	84.99	80.07	81.67	82.55	82.28	81.58	82.81	81.83	82.15	81.11	82.23	79.15	79.88	80.60	78.25	78.16	76.39	75.14	76.12	76.44	76.62	75.60	74.19	75.27	73.37	75.55	72.65	72.41
2020年	89.70	86.36	85.28	84.83	84.11	83.30	83.17	82.94	82.80	82.41	81.98	81.82	81.81	81.18	80.32	80.21	80.05	79.09	78.41	76.81	76.59	76.52	76.17	76.13	76.00	75.78	75.39	74.73	72.37	72.21

图 2-6-6-2　2018—2020年各省（自治区、直辖市）三级综合医院护士执业环境平均得分

（二）医院护士执业环境各维度和条目得分

2018—2020年护士执业环境测评在10个维度和36个条目中的平均得分均有所提升。从10个维度测评结果来看，均为在"质量管理""医护合作""临床护理专业性"维度得分较高，在"医院管理参与度""薪酬待遇""社会地位"维度得分较低。3年间护士在"薪酬待遇""社会地位""内部支持"维度得分增长幅度相对较大，在"医院管理参与度"维度得分均为最低，且评分提升最小。

从具体36个条目测评结果来看，3年中得分增长幅度排在在前5位的分别是"护士薪酬在社会各行业所处水平合理""医院的薪酬分配制度合理""护士能享受法定福利待遇""现有的工作时长与强度合适""护士工作能够得到社会的认可"。护士执业环境得分在"护士有机会参与医院内部管理"条目中得分最低且测评得分提升最小。2018—2020年三级综合医院护士执业环境各维度、条目平均得分变化情况见图2-6-6-3和图2-6-6-4。

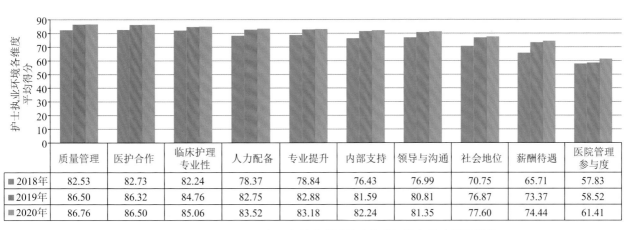

	质量管理	医护合作	临床护理专业性	人力配备	专业提升	内部支持	领导与沟通	社会地位	薪酬待遇	医院管理参与度
■ 2018年	82.53	82.73	82.24	78.37	78.84	76.43	76.99	70.75	65.71	57.83
■ 2019年	86.50	86.32	84.76	82.75	82.88	81.59	80.81	76.87	73.37	58.52
■ 2020年	86.76	86.50	85.06	83.52	83.18	82.24	81.35	77.60	74.44	61.41

图 2-6-6-3 2018—2020 年三级综合医院护士执业环境各维度平均得分

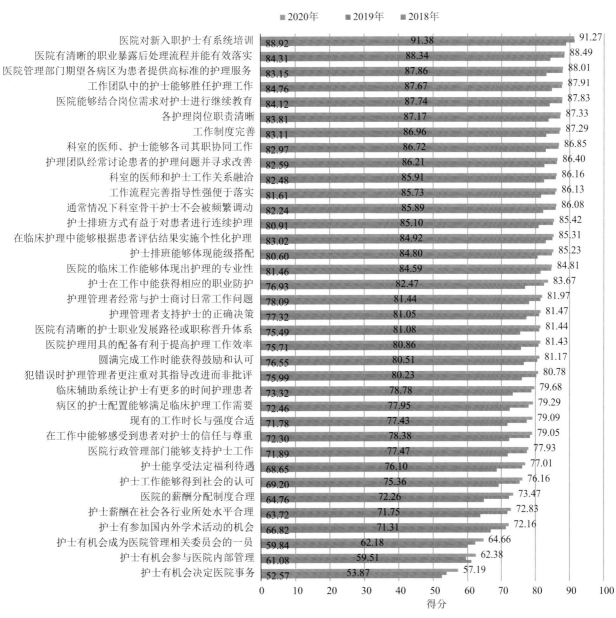

图 2-6-6-4 2018—2020 年三级综合医院护士执业环境各条目平均得分

七、住院患者身体约束率

如图 2-6-7-1 所示，2018—2020 年三级综合医院住院患者身体约束率中位数分别是 1.72%（0.98%，2.78%）、1.78%（1.11%，2.77%）和 2.09%（1.30%，3.25%）。各省（自治区、直辖市）三级综合医院住院患者身体约束率变化情况见图 2-6-7-2 和附表 53。

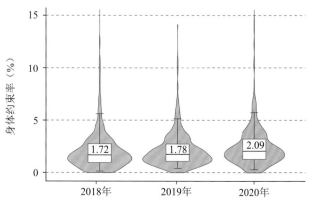

图 2-6-7-1　2018—2020 年三级综合医院住院患者身体约束率

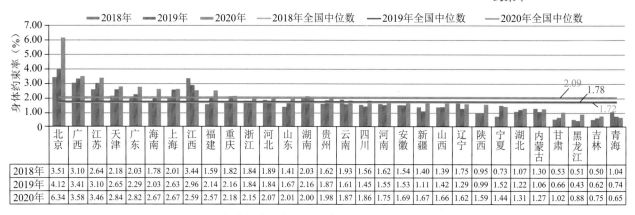

图 2-6-7-2　2018—2020 年度各省（自治区、直辖市）三级综合医院住院患者身体约束率

	北京	广西	江苏	天津	广东	海南	上海	江西	福建	重庆	浙江	河北	山东	湖南	贵州	云南	四川	河南	安徽	新疆	山西	辽宁	陕西	宁夏	湖北	内蒙古	甘肃	黑龙江	吉林	青海
2018年	3.51	3.10	2.64	2.18	2.03	1.78	2.01	3.44	1.59	1.82	1.84	1.89	1.41	2.03	1.62	1.93	1.56	1.62	1.54	1.40	1.39	1.75	0.95	0.73	1.07	1.30	0.53	0.51	0.50	1.04
2019年	4.12	3.41	3.10	2.65	2.29	2.03	2.63	2.96	2.14	2.16	1.84	1.84	1.67	2.16	1.87	1.61	1.45	1.55	1.53	1.11	1.42	1.29	0.99	1.52	1.22	1.06	0.66	0.43	0.62	0.74
2020年	6.34	3.58	3.46	2.84	2.82	2.67	2.67	2.59	2.57	2.18	2.15	2.07	2.01	2.00	1.98	1.87	1.86	1.75	1.69	1.67	1.66	1.62	1.59	1.44	1.31	1.27	1.02	0.88	0.75	0.65

八、住院患者跌倒发生率

2018—2020 年三级综合医院住院患者跌倒发生率无明显变化，2018 年及 2019 年跌倒发生率中位数均为 0.06‰（0.03‰，0.09‰），2020 年为 0.06‰（0.04‰，0.09‰）（图 2-6-8-1）。各省（自治区、直辖市）三级综合医院住院患者跌倒发生率变化情况见图 2-6-8-2 和附表 54。

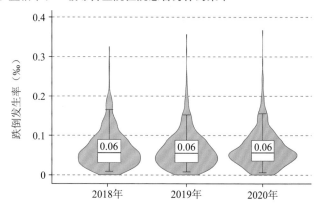

图 2-6-8-1　2018—2020 年三级综合医院住院患者跌倒发生率

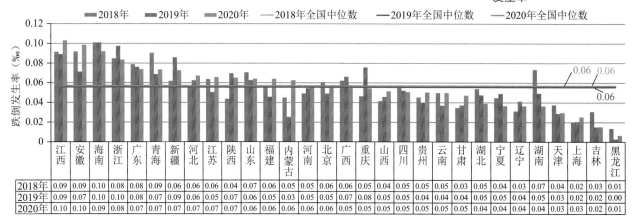

图 2-6-8-2　2018—2020 年度各省（自治区、直辖市）三级综合医院住院患者跌倒发生率

	江西	安徽	海南	浙江	广东	青海	新疆	河北	江苏	陕西	山东	福建	内蒙古	河南	北京	广西	重庆	山西	四川	贵州	云南	甘肃	湖北	宁夏	辽宁	湖南	天津	上海	吉林	黑龙江
2018年	0.09	0.09	0.10	0.08	0.08	0.09	0.06	0.06	0.06	0.04	0.07	0.06	0.05	0.06	0.06	0.05	0.04	0.05	0.05	0.05	0.03	0.05	0.04	0.03	0.07	0.04	0.02	0.03	0.01
2019年	0.10	0.07	0.10	0.08	0.08	0.07	0.06	0.06	0.06	0.05	0.06	0.06	0.04	0.06	0.06	0.06	0.05	0.04	0.05	0.05	0.05	0.05	0.03	0.05	0.03	0.02	0.02	0.00
2020年	0.10	0.10	0.09	0.08	0.07	0.07	0.07	0.07	0.07	0.06	0.06	0.06	0.06	0.06	0.05	0.05	0.05	0.05	0.05	0.04	0.04	0.04	0.03	0.03	0.02	0.02	0.01

2018—2020 年住院患者跌倒伤害占比逐年减小，由 2018 年的 71.24%（53.75%，90.52%）下降到 2020 年的 61.70%（50.00%，75.36%），且从跌倒伤害占比数据密度分布情况看，跌倒伤害占比为 100% 的医疗机构数量变少，说明医疗机构在发现跌倒事件和跌倒事件事后填报工作方面有所改善（图 2-6-8-3）。各省（自治区、直辖市）三级综合医院住院患者跌倒伤害占比变化情况见图 2-6-8-4 和附表 55。

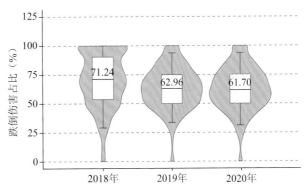

图 2-6-8-3　2018—2020 年三级综合医院住院患者跌倒伤害占比

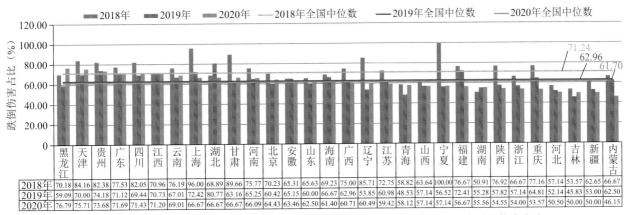

	黑龙江	天津	贵州	广东	四川	江西	云南	上海	湖北	甘肃	河南	北京	安徽	山东	海南	广西	辽宁	江苏	青海	山西	宁夏	福建	湖南	陕西	浙江	重庆	河北	吉林	新疆	内蒙古
2018年	70.18	84.16	82.38	77.53	82.05	70.96	76.19	96.00	88.69	89.66	75.77	70.23	65.31	65.63	69.23	75.00	85.71	72.75	58.82	63.64	100.00	76.67	50.91	76.92	66.67	77.16	57.14	53.57	62.65	66.67
2019年	59.09	70.00	74.18	71.12	69.44	70.73	67.01	72.42	80.77	63.16	65.25	60.42	65.15	60.00	66.67	62.96	55.83	60.98	48.53	57.14	56.52	72.41	55.28	57.87	57.14	64.81	52.14	45.83	53.00	62.50
2020年	76.79	75.71	73.68	71.69	71.43	71.20	69.01	66.67	66.67	66.67	66.09	64.43	63.46	62.50	61.40	60.71	60.77	59.42	58.56	57.14	57.14	56.67	55.55	54.85	53.57	50.50	50.00	50.00	50.00	46.15

图 2-6-8-4　2018—2020 年各省（自治区、直辖市）三级综合医院住院患者跌倒伤害占比

九、住院患者 2 期及以上院内压力性损伤发生率

如图 2-6-9-1 所示，2018—2020 年三级综合医院住院患者 2 期及以上院内压力性损伤发生率无明显变化，2018 年及 2019 年 2 期及以上院内压力性损伤发生率中位数均为 0.02%（0.01%，0.04%），2020 年为 0.02%（0.00%，0.04%）。从压力性损伤发生率的分布来看，3 年间医院间压力性损伤发生率差异幅度在逐渐减小。各省（自治区、直辖市）三级综合医院住院患者 2 期及以上院内压力性损伤发生率变化见图 2-6-9-2 和附表 56。

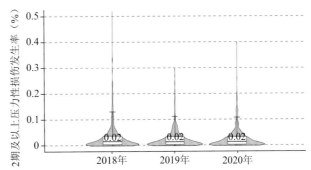

图 2-6-9-1　2018—2020 年三级综合医院住院患者院内 2 期及以上院内压力性损伤发生率

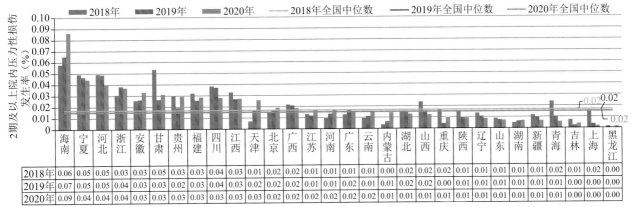

	海南	宁夏	河北	浙江	安徽	甘肃	贵州	福建	四川	江西	天津	北京	广西	江苏	河南	广东	云南	内蒙古	湖北	山西	重庆	陕西	辽宁	山东	湖南	新疆	青海	吉林	上海	黑龙江
2018年	0.06	0.05	0.05	0.03	0.03	0.05	0.03	0.03	0.04	0.03	0.01	0.02	0.02	0.01	0.01	0.01	0.01	0.00	0.01	0.02	0.02	0.01	0.01	0.01	0.01	0.01	0.02	0.01	0.01	0.00
2019年	0.07	0.05	0.05	0.04	0.03	0.03	0.02	0.03	0.03	0.03	0.01	0.02	0.02	0.01	0.01	0.01	0.01	0.00	0.01	0.01	0.02	0.01	0.01	0.01	0.01	0.01	0.01	0.01	0.01	0.00
2020年	0.09	0.04	0.04	0.04	0.04	0.03	0.03	0.03	0.03	0.02	0.02	0.02	0.02	0.02	0.02	0.01	0.01	0.01	0.01	0.01	0.01	0.01	0.01	0.01	0.01	0.01	0.01	0.01	0.01	0.00

图 2-6-9-2　2018—2020 年各省（自治区、直辖市）三级综合医院住院患者院内 2 期及以上院内压力性损伤发生率

十、住院患者非计划拔管率

2018—2020年三级综合医院住院患者气管导管非计划拔管率中位数由2018年的0.22‰（0.00‰，0.61‰）下降到2020年的0.13‰（0.00‰，0.33‰）（图2-6-10-1）。胃肠管非计划拔管率中位数由0.56‰（0.21‰，1.26‰）下降到0.36‰（0.12‰，0.82‰）（图2-6-10-2）。导尿管非计划拔管率中位数由0.15‰（0.06‰，0.33‰）下降到0.10‰（0.04‰，0.21‰）（图2-6-10-3）。中心血管导管非计划拔管率中位数由0.13‰（0.05‰，0.29‰）下降到0.09‰（0.03‰，0.21‰）（图2-6-10-4）。各省（自治区、直辖市）各类置管患者非计划拔管率中位数变化情况见图2-6-10-5～图2-6-10-8和附表57～附表60。

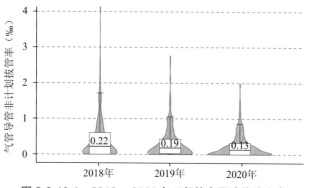

图2-6-10-1　2018—2020年三级综合医院住院患者气管导管非计划拔管率

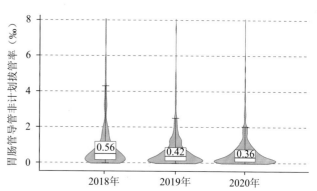

图2-6-10-2　2018—2020年三级综合医院住院患者胃肠导管非计划拔管率

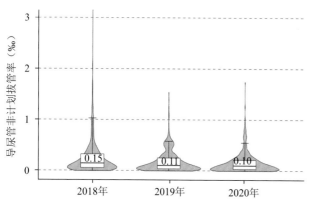

图2-6-10-3　2018—2020年三级综合医院住院患者导尿管非计划拔管率

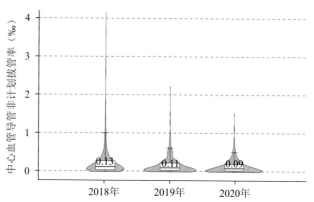

图2-6-10-4　2018—2020年三级综合医院住院患者中心血管导管非计划拔管率

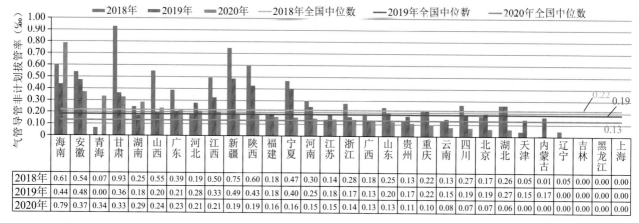

	海南	安徽	青海	甘肃	湖南	山西	广东	河北	江西	新疆	陕西	福建	宁夏	河南	江苏	浙江	广西	山东	贵州	重庆	云南	四川	北京	湖北	天津	内蒙古	辽宁	吉林	黑龙江	上海
2018年	0.61	0.54	0.07	0.93	0.25	0.55	0.39	0.19	0.50	0.75	0.60	0.18	0.47	0.30	0.14	0.28	0.18	0.25	0.13	0.22	0.13	0.27	0.17	0.26	0.05	0.17	0.05	0.00	0.00	0.00
2019年	0.44	0.48	0.00	0.36	0.18	0.20	0.21	0.28	0.33	0.49	0.43	0.18	0.40	0.25	0.18	0.17	0.13	0.20	0.17	0.22	0.15	0.19	0.19	0.27	0.15	0.17	0.00	0.00	0.00	0.00
2020年	0.79	0.37	0.34	0.33	0.29	0.24	0.23	0.21	0.21	0.19	0.19	0.16	0.16	0.15	0.15	0.14	0.13	0.13	0.11	0.10	0.08	0.07	0.07	0.06	0.00	0.00	0.00	0.00	0.00	0.00

图2-6-10-5　2018—2020年各省（自治区、直辖市）三级综合医院住院患者气管导管非计划拔管率

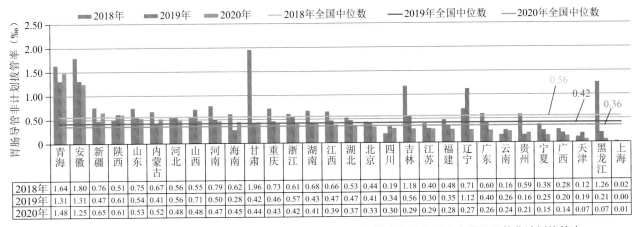

图 2-6-10-6 2018—2020 年度各省（自治区、直辖市）三级综合医院住院患者胃肠导管非计划拔管率

	青海	安徽	新疆	陕西	山东	内蒙古	河北	山西	河南	海南	甘肃	重庆	浙江	湖南	江西	湖北	北京	四川	吉林	江苏	福建	辽宁	广东	云南	贵州	宁夏	广西	天津	黑龙江	上海
2018年	1.64	1.80	0.76	0.51	0.75	0.67	0.56	0.55	0.79	0.62	1.96	0.73	0.61	0.68	0.66	0.53	0.44	0.19	1.18	0.40	0.48	0.71	0.60	0.16	0.59	0.38	0.28	0.12	1.26	0.02
2019年	1.31	1.31	0.47	0.61	0.54	0.41	0.56	0.71	0.50	0.28	0.42	0.46	0.57	0.43	0.47	0.47	0.41	0.34	0.56	0.30	0.35	1.12	0.40	0.26	0.16	0.25	0.20	0.19	0.21	0.00
2020年	1.48	1.25	0.65	0.61	0.53	0.52	0.48	0.48	0.47	0.45	0.44	0.43	0.42	0.41	0.39	0.37	0.33	0.30	0.29	0.29	0.28	0.27	0.26	0.24	0.21	0.15	0.14	0.07	0.07	0.01

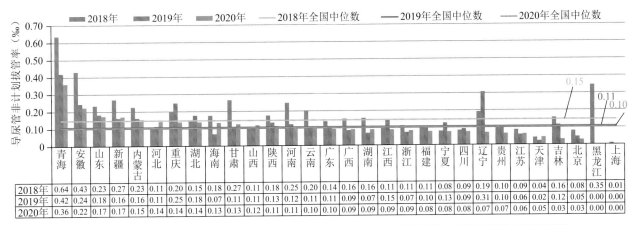

图 2-6-10-7 2018—2020 年各省（自治区、直辖市）三级综合医院住院患者导尿管非计划拔管率

	青海	安徽	山东	新疆	内蒙古	河北	重庆	湖北	海南	甘肃	山西	陕西	河南	云南	广东	广西	湖南	江西	浙江	福建	宁夏	四川	辽宁	贵州	江苏	天津	吉林	北京	黑龙江	上海
2018年	0.64	0.43	0.23	0.27	0.23	0.11	0.20	0.15	0.18	0.27	0.11	0.18	0.25	0.20	0.14	0.16	0.16	0.11	0.11	0.11	0.08	0.09	0.19	0.10	0.09	0.04	0.16	0.08	0.35	0.01
2019年	0.42	0.24	0.18	0.16	0.16	0.11	0.25	0.18	0.07	0.11	0.11	0.13	0.12	0.11	0.11	0.09	0.07	0.15	0.07	0.12	0.13	0.09	0.31	0.10	0.06	0.02	0.12	0.05	0.00	0.00
2020年	0.36	0.22	0.17	0.17	0.15	0.14	0.14	0.14	0.13	0.13	0.12	0.11	0.11	0.10	0.10	0.09	0.09	0.09	0.09	0.08	0.08	0.08	0.07	0.06	0.05	0.03	0.03	0.00	0.00	0.00

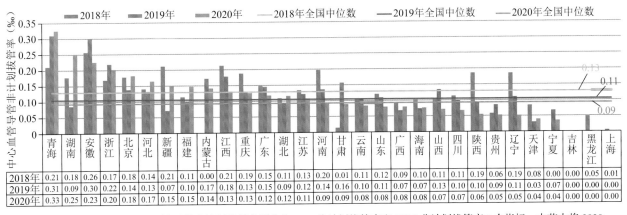

	青海	湖南	安徽	浙江	北京	河北	新疆	福建	内蒙古	江西	重庆	广东	湖北	江苏	河南	甘肃	云南	山东	广西	海南	山西	四川	陕西	贵州	辽宁	天津	宁夏	吉林	黑龙江	上海
2018年	0.21	0.18	0.26	0.17	0.18	0.14	0.21	0.11	0.00	0.21	0.19	0.15	0.11	0.13	0.20	0.01	0.11	0.12	0.09	0.10	0.11	0.11	0.19	0.06	0.19	0.08	0.07	0.00	0.05	0.01
2019年	0.31	0.09	0.30	0.22	0.14	0.13	0.07	0.10	0.17	0.18	0.13	0.15	0.09	0.12	0.14	0.16	0.10	0.11	0.07	0.07	0.13	0.10	0.10	0.09	0.11	0.03	0.07	0.00	0.00	0.00
2020年	0.33	0.25	0.23	0.20	0.18	0.17	0.15	0.15	0.14	0.13	0.13	0.12	0.12	0.11	0.09	0.09	0.08	0.08	0.08	0.08	0.07	0.07	0.06	0.05	0.05	0.04	0.00	0.00	0.00

注：2019 年起，CNDNQ 将中心血管导管非计划拔管率拆分为 CVC 非计划拔管率和 PICC 非计划拔管率 2 个指标。本节中将 2020 年的 CVC、PICC 非计划拔管发生例次数和留置总日数整合，计算 2020 年中心血管导管非计划拔管率并与 2018 年及 2019 年比较。

图 2-6-10-8 2018—2020 年各省（自治区、直辖市）三级综合医院住院患者中心血管导管非计划拔管率

十一、住院患者 CAUTI 发生率

2018—2020 年三级综合医院住院患者 CAUTI 发生率中位数分别为 0.40‰（0.12‰，1.09‰）、0.38‰（0.10‰，1.02‰）和 0.36‰（0.11‰，0.96‰），2020 年与 2018 年、2019 年相比有所下降（图 2-6-11-1）。各省（自治区、直辖市）CAUTI 发生率变化情况见图 2-6-11-2 和附表 61。

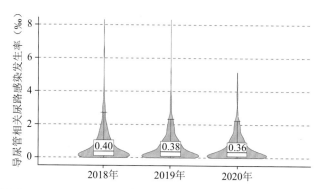

图 2-6-11-1　2018—2020 年三级综合医院住院患者 CAUTI 发生率

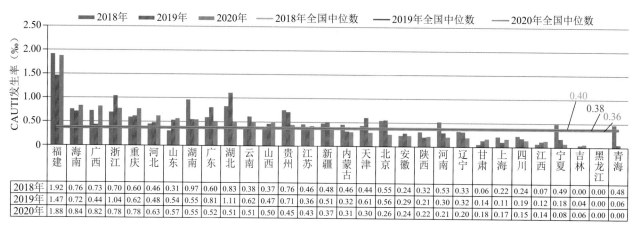

图 2-6-11-2　2018—2020 年各省（自治区、直辖市）三级综合医院住院患者 CAUTI 发生率

	福建	海南	广西	浙江	重庆	河北	山东	湖南	广东	湖北	云南	山西	贵州	江苏	新疆	内蒙古	天津	北京	安徽	陕西	河南	辽宁	甘肃	上海	四川	江西	宁夏	吉林	黑龙江	青海
2018年	1.92	0.76	0.73	0.70	0.60	0.46	0.31	0.97	0.60	0.83	0.38	0.37	0.76	0.46	0.48	0.46	0.44	0.55	0.24	0.32	0.53	0.33	0.06	0.22	0.24	0.07	0.49	0.00	0.00	0.48
2019年	1.47	0.72	0.44	1.04	0.62	0.48	0.54	0.55	0.81	1.11	0.62	0.47	0.71	0.36	0.51	0.32	0.61	0.56	0.29	0.21	0.30	0.32	0.14	0.11	0.19	0.12	0.18	0.04	0.00	0.06
2020年	1.88	0.84	0.82	0.78	0.78	0.63	0.57	0.55	0.52	0.51	0.51	0.50	0.45	0.43	0.37	0.31	0.30	0.26	0.24	0.22	0.21	0.20	0.18	0.17	0.15	0.14	0.08	0.06	0.00	0.00

十二、住院患者 CLABSI 发生率

2018—2020 年三级综合医院住院患者 CLABSI 发生率中位数逐年下降，分别为 0.19‰（0.06‰，0.47‰）、0.13‰（0.05‰，0.29‰）和 0.12‰（0.03‰，0.26‰）（图 2-6-12-1）。各省（自治区、直辖市）CLABSI 发生率变化情况见图 2-6-12-2 和附表 62。

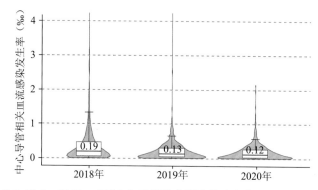

图 2-6-12-1　2018—2020 年三级综合医院住院患者 CLABSI 发生率

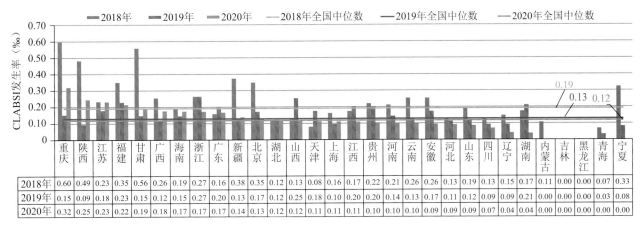

	重庆	陕西	江苏	福建	甘肃	广西	海南	浙江	广东	新疆	北京	湖北	山西	天津	上海	江西	贵州	河南	云南	安徽	河北	山东	四川	辽宁	湖南	内蒙古	吉林	黑龙江	青海	宁夏
2018年	0.60	0.49	0.23	0.35	0.56	0.26	0.19	0.27	0.16	0.38	0.35	0.12	0.13	0.08	0.16	0.17	0.22	0.21	0.26	0.26	0.13	0.19	0.13	0.15	0.17	0.11	0.00	0.00	0.07	0.33
2019年	0.15	0.09	0.18	0.23	0.15	0.12	0.15	0.27	0.20	0.13	0.17	0.12	0.25	0.18	0.10	0.20	0.20	0.14	0.13	0.17	0.11	0.12	0.09	0.09	0.21	0.00	0.00	0.00	0.03	0.08
2020年	0.32	0.25	0.23	0.22	0.19	0.18	0.17	0.17	0.17	0.14	0.13	0.12	0.12	0.11	0.11	0.11	0.10	0.10	0.10	0.09	0.09	0.09	0.07	0.04	0.04	0.00	0.00	0.00	0.00	0.00

注：2019 年起，CNDNQ 将 CLABSI 发生率拆分为 CVC 相关血流感染发生率和 PICC 相关血流感染发生率 2 个指标。本节中将 2020 年的 CVC、PICC 相关血流感染发生例次数和留置总日数整合，计算 2020 年 CLABSI 发生率并与 2018 年和 2019 年数据相比较。

图 2-6-12-2　2018—2020 年各省（自治区、直辖市）三级综合医院住院患者 CLABSI 发生率

十三、住院患者 VAP 发生率

2018—2020 年三级综合医院住院患者 VAP 发生率中位数逐年下降，分别为 4.10‰（1.77‰，7.41‰）、3.40‰（1.37‰，6.27‰）和 2.76‰（0.87‰，5.33‰）（图 2-6-13-1）。各省（自治区、直辖市）三级综合医院 VAP 发生率变化情况见图 2-6-13-2 和附表 63。

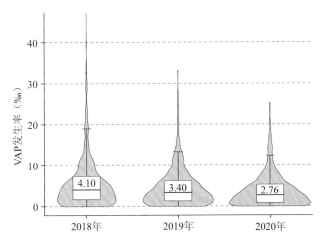

图 2-6-13-1　2018—2020 年三级综合医院住院患者 VAP 发生率

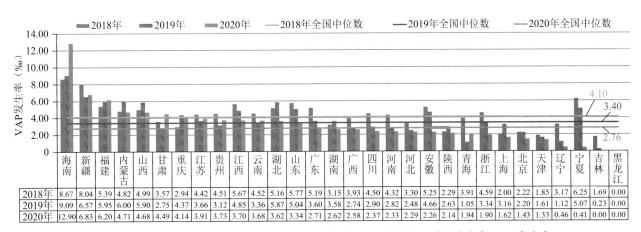

	海南	新疆	福建	内蒙古	山西	甘肃	重庆	江苏	贵州	江西	云南	湖北	山东	广东	湖南	广西	四川	河南	河北	安徽	陕西	青海	浙江	上海	北京	天津	辽宁	宁夏	吉林	黑龙江
2018年	8.67	8.04	5.39	4.82	4.99	3.57	2.94	4.42	4.51	5.67	4.52	5.16	5.77	5.19	3.15	3.93	4.50	4.32	3.30	5.25	2.29	3.91	4.59	2.00	2.22	1.85	3.17	6.25	1.69	0.00
2019年	9.09	6.57	5.95	6.00	5.90	2.75	4.37	3.66	3.12	4.85	3.36	5.87	5.04	3.60	3.58	2.74	2.90	2.82	2.48	4.66	2.63	1.05	3.34	3.16	2.20	1.61	1.12	5.07	0.23	0.00
2020年	12.90	6.83	6.20	4.71	4.68	4.49	4.14	3.91	3.73	3.70	3.68	3.62	3.04	2.71	2.62	2.58	2.37	2.33	2.29	2.26	2.14	1.94	1.90	1.62	1.43	1.33	0.46	0.41	0.00	0.00

图 2-6-13-2　2018—2020 年各省（自治区、直辖市）三级综合医院住院患者 VAP 发生率

第三章

我国护理专业质控管理工作

医疗质量是指在现有医疗技术水平及能力、条件下，医疗机构及其医务人员在临床诊断及治疗过程中，按照职业道德及诊疗规范要求，给予患者医疗照顾的程度[1]。医疗技术能力和医疗质量水平直接关系人民群众健康。党的十八大以来，以习近平同志为核心的党中央坚持把人民健康放在优先发展的战略地位，确立了新时代卫生与健康工作方针，不断深化医药卫生体制改革，走出了一条中国特色卫生健康事业改革发展之路，不断增强广大人民群众的获得感、安全感和幸福感。

护士作为医疗卫生系统中患者的主要照顾者，护理服务质量直接影响到患者安全和患者结局，是保障患者安全的重要责任人之一。我国政府高度重视护理质控工作，"十二五"期间持续推进优质护理服务，推动护理模式向"以病人为中心"的责任制整体护理模式转变[2]。"十三五"期间，特别是随着2016年《医疗质量管理办法》的颁布与实施，我国护理质控工作得到快速发展。2022年国家卫生健康委印发《全国护理事业发展规划（2021—2025年）》明确指出"持续改进护理质量，着力构建基于循证基础和临床需求的护理规范和技术标准体系，切实提高地区间、机构间护理同质化水平"。"十四五"时期，我国护理质控工作将继续围绕公立医院高质量发展，助推实现"三个转变，三个提高"，培育护理人员质量意识，强化指标驱动和目标导向，创新质量管理与改进的模式和策略，不断提高医疗机构护理管理和质量安全管理科学化、精细化水平。

一、质控管理工作发展与成效

护理服务是医疗服的最重要组成部分，持续改进护理服务质量，为人民群众提供安全、优质的护理服务，是深入推进医疗卫生事业高质量发展、落实"健康中国"战略的重要内容。"十二五""十三五"期间我国护理质控工作的科学性和规范性有了显著性改变。护理质量管理与控制组织体系逐步完善、护理专业医疗质量控制指标体系建立健全，护理质量管理信息化不断推进。护理质控模式从以粗放式经验检查为主，向以信息监测、分析等多种质控方式联合应用的精细化质控模式转变，质控管理理念向以鼓励和指导改善为主的非惩罚方式转变。我国护理质控工作不断进步发展，为进一步提升护理质量和医疗安全，推动护理工作更加贴近患者、贴近临床、贴近社会，提供了坚实基础和内驱动力。

1. 护理质量管理与控制组织体系建立健全

目前，我国护理管理的组织体系已经实现了国家、省、市、县的四级管理架构。截至2021年底，全国省级质控中心33个，地市级质控中心393个，县级质控中心1051个。各级质控中心协助卫生健康行政部门开展日常护理质控工作，提升护理人员专业能力及护理管理能力。通过加强纵向、横向联系，建立了高效协同的工作机制，形成了工作网络和合力，为国家相关政策、标准的贯彻执行提供了组织体系保障，推动护理质控管理规范化、科学化及同质化。

2. 专科护理质控组织体系逐步建立

护理专业是平台学科，其专业覆盖领域广泛，根据护理专科特点进行专科护理质控管理是未来精细化、专业化管理的努力方向。截至 2021 年底，国家护理专业质控中心组织建设了儿科、血液净化 2 个专科护理质控工作小组，并开展了系列工作：①形成专科质控小组组织架构；②研究制订了儿科专科护理质控指标；③探索研究血液净化护理质控指标。未来国家护理专业质控中心将进一步发展专科质控工作小组，逐步完善专科护理质控体系，实现多层次、多领域、多专业的精细化质控管理。

3. 护理质量控制指标体系建立健全

护理专业质量指标，是用于定量评价和监测影响患者结果的护理管理、护理服务、组织促进等各项程序质量的标准[3]。其结果能够反映护理质量的水平，是撬动质量管理与改善的工具。通过运用质控指标客观衡量护理质量及患者结局，从而确定需要改进的质量问题，并持续改进。自 2014 年起，国家护理专业质控中心组建了护理专业质控指标研究小组，历时 2 年研究制订了 13 项与护理工作密切相关的护理质控指标。2016 年正式发布《护理敏感质量指标实用手册（2016 版）》，为管理者和护理人员提供了一套用于护理质量测量、管理和改进的工具书。此后，结合指控指标在临床实践中应用的问题，进一步就规范指标的收集、统计口径和解读等进行完善，先后出版了《护理敏感质量指标监测基本数据集实施指南（2018 版）》《护理质量指标监测基本数据集实施指南（2022 版）》。护理质控指标体系的建立健全为全国护理质量的评估、评价与持续改善提供了的科学、有效的标准工具。

4. 护理质量监测纳入三级综合医院等级评审

2020 年国家卫生健康委办公厅印发《药事管理和护理专业医疗质量控制指标（2020 年版）》（国卫办医函〔2020〕654 号）（附录 1），护理质控指标首次被纳入国家医疗质量控制指标体系中。2020 年 12 月国家卫生健康委印发《三级综合医院评审标准（2020 年版）》（国卫医发〔2020〕26 号），《护理专业医疗质量控制指标（2020 年版）》被纳入三级综合医院等级评审的日常质量监测的内容，引导医疗机构向重视日常监测、客观指标、现场检查、定性与定量相结合的质控新模式转变，充分体现了护理工作的价值和日常护理质量监测的重要性。2022 年 12 月，国家卫生健康委印发《三级医院评审标准（2022 年版）》及其实施细则（国卫医政发〔2022〕31 号），为充分发挥医院评审标准在推动医院加强内部管理、提升医疗质量安全水平等方面的作用，提供了加强内部管理和日常管理的重要依据。实施细则中关于护理质量保障与持续改进章节内容摘录见附录 2。

5. 以目标管理为导向的质量改进工作机制逐步建立

目标管理是经过实践检验的现代管理方法，进一步聚焦医疗质量安全的薄弱环节和关键点，明确行业改进方向，提升医疗质量安全管理科学化、规范化、精细化水平，2021 年 2 月国家卫生健康委办公厅印发《2021 年国家医疗质量安全改进目标》（国卫办医函〔2021〕76 号），将"降低血管内导管相关血流感染发生率"纳入到十项年度国家医疗质量安全改进目标，引导医疗机构关注医疗质量安全的薄弱环节，以目标为导向系统开展改进改进工作。2022 年国家卫生健康委在 2021 年工作基础上，结合年度质量安全报告数据反映的医疗质量安全突出问题，制定了《2022 年国家医疗质量安全改进目标》，并将"降低住院患者 2 期以上院内压力性损伤发生率""降低血管内导管相关血流感染发生率"作为护理专业 2022 年质控工作改进目标，进一步明确了医疗质量控制工作方向。

为贯彻落实国家医疗质量安全改进目标工作任务，重点改善住院患者 2 期以上院内压力性损伤和血管内导管相关血流感问题，国家护理专业质控中心牵头组建国家层面质量改善项目小组，并组织各省（自治区、直辖市）护理专业质控中心组建省级质量改善项目小组。通过调研、现状分析、专家讨论制订质量改善行动方案，通过跨专业合作、多级同质联动、以目标管理为导向，系统性推进我国护理质控工作发展。研究制订《预防血管导管相关血流感染过程质控工具包（试用版）》《预防 ICU 和手术室压力性损伤过程质控工具包（试用版）》等预防干预工具包，并在全国范围内开展专题培训和案例分享，推进、指导质量改进项目落实。引导我国护理质控工作逐步形成以目标管理为导向和切入点，系统开展质量改进的工作机制，对提升护理质量安全管理科学化和精细化水平具有重要意义。

6. 护理质控管理信息化不断推进

为实现护理质量同质化，统一标准、口径采集医疗机构护理质量数据并进行整合利用，推进全国护理质量管理信息化，国家护理专业质控中心在护理质控指标体系的基础上，研发了全国护理质量数据平台（China National Database of Nursing Quality,CNDNQ）[4]，并于2016年6月30日正式启用。CNDNQ启用以来已进行了3次系统升级，CNDNQ 3.0数据采集范围进一步拓展，横向覆盖至全国各省（自治区、直辖市），纵向深入细化到病区；采集数据逐步丰富，从单一的指标结果到相关信息数据分析，呈现从单一维度到多维度的组合分析结果，为各级卫生健康部门、医疗机构对标护理专业行业标准，制订干预策略和质量改进决策提供可靠的数据支持。通过以CNDNQ为抓手的信息化手段，引导医疗机构向以质控指标为驱动的科学化护理质量管理模式转变，推动医疗机构护理服务质量和护理管理水平同质化提高（图3-1-1-1）。

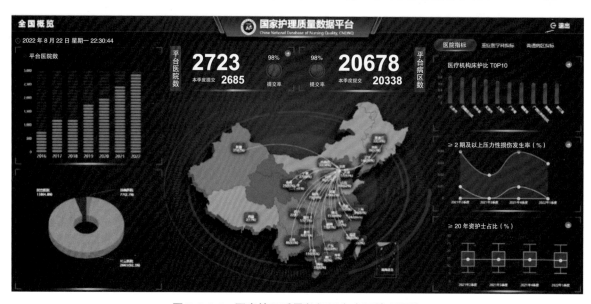

图 3-1-1-1　国家护理质量数据平台全国情况概览

7. 以数据为决策依据的质量管理模式显现雏形

护理质量管理，是按照护理质量形成过程和规律，对构成护理质量的各个要素进行计划、组织、协调和控制，以保证护理服务达到规定的标准和满足服务对象需要的活动过程。质量测量是国际上评估医疗服务效果的公认评价标准[5]。运用现代科学管理方法，制订各项护理工作的改进策略，需要将护理质量的测量结果作为质量持续改进的依据。但单一的指标结果难以直接说明某一医院或病区整体护理质量水平，需通过与行业水平相比较才能够评价。CNDNQ通过对医院的质控指标数据的系统分析，为行业呈现出整体的护理质量水平和趋势，以数据为决策依据的质量管理模式显现雏形。

截至2022年6月，全国31个省（自治区、直辖市）和新疆生产建设兵团（不包括港、澳、台地区）共有2770家二级及以上综合医院在CNDNQ填报数据。填报的医疗机构，在查看本院的质控指标数据记录的同时，可与业内不同地区、级别、类型医院的护理质量进行参照比较，从而衡量本院的质量水平，分析短板和差距，以精确定位质量改进的目标。CNDNQ已经逐步发展为我国护理质量管理和决策的行业参考系，为医院对质控指标数据进行日常监测，分析问题并持续改进提供数据支持。基于CNDNQ对医疗机构指标数据和相关信息的收集、分析、反馈的闭环质量控制推动了各级各类医疗机构逐步形成了以指标监测为抓手，以数据分析为基础的问题为导向的持续质量改进工作机制。体现了护理质量管理更注重了从系统性、全局性来进行分析的思维，从而更精准定位护理质量持续改进目标和发展方向，驱动临床护理质量以问题为导向的持续改进。

二、护理质量改进目标更加明确

"十三五"期间，我国护理质量向高质量发展趋势迈进，护士人力总量持续增加，队伍素质不断改善。护理质量管理能力不断提升，基于数据、以问题为导向的质量管理模式逐步形成。从 CNDNQ 数据结果看，我国的护士执业环境和护理质量正在不断改善。但同时也看到，我国护士人力相对不足的情况依然存在，护士对于参与医院管理的机会仍未能达到自身期望。医疗机构护理管理者和临床护理人员对于跌倒、压力性损伤等影响患者安全事件的风险防范意识，以及对于质控指标的理解和认识仍需加强，应继续强化质量意识，推动向以问题为导向、以指标为驱动的护理质量管理工作模式转变。

1. 护士人力总量持续增加，相对不足的情况依然存在

"十三五"期间，我国护士人力总量持续增加，护士学历水平明显提高，中高级人才比例有所提升，护士人力结构不断优化（图 2-6-4-1、图 2-6-4-3 及图 2-6-4-5）。根据《2021 中国卫生健康统计年鉴》，2020 年我国每千人口注册护士达到 3.34 名，达到了《中国护理事业发展规划纲要（2016—2020 年）》对于护理人员总量规划增长的目标要求，但城乡间发展不平衡的情况依然存在（图 3-1-2-1）。从 CNDNQ 2020 年的床护比数据结果看，2020 年三级综合医院、二级综合医院床护比和病区床护比尚未实现《全国护理事业发展规划（2016—2020 年）》提出的到 2020 年全国三级综合医院床护比达到 1：0.8 和病区床护比达到 1：0.6，二级综合医院床护比达到 1：0.7 和病区床护比达到 1：0.5 的约束性要求（图 2-1-1-1、图 2-1-2-1）。虽然近年来我国注册护士的总量在逐年增长，但增长量尚低于医疗机构床位增长量；另一方面我国护士服务密度低于世界卫生组织成员国家每千人口护士数 3.69 名的平均水平[6]，说明我国的护理服务资源与我国经济社会发展水平和人民群众日益增长的健康需求相比，我国护士人力资源相对不足的情况依然存在。

《全国护理事业发展规划（2021—2025 年）》明确指出"十四五"时期要加强护士队伍建设，到 2025 年，全国护士总数达到 550 万人，每千人口注册护士数达到 3.8 人。护士是卫生健康事业高质量发展的重要保障，为基本适应经济社会发展的需要和满足人民群众卫生健康服务需求，应适度增加护士人力总量、合理扩大基层护士队伍规模，人才队伍结构进一步优化，素质和能力进一步提升。

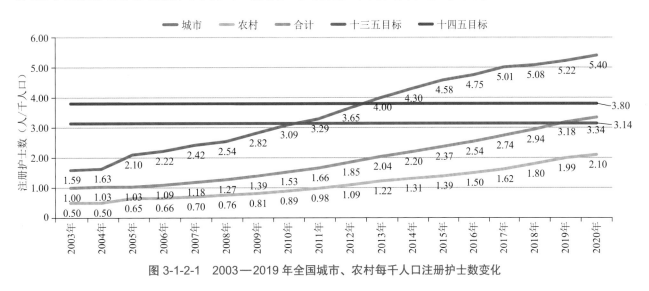

图 3-1-2-1　2003—2019 年全国城市、农村每千人口注册护士数变化

2. 护士执业环境逐步改善，护士越来越关注"参与感"

从 CNDNQ 数据结果看，近年来我国护士离职率在逐年降低（图 2-6-5-1），反映出护士队伍的稳定性在逐步提高。我国三级综合医院护士执业环境平均得分逐年升高（图 2-6-6-1），我国护士执业环境正逐步改善。从护士执业环测评结果可以看出，近年来护士在临床护理专业性、社会认同感和薪酬待遇等方面有所改善，但在医院管理参与程度方面评分值增长较小，反映出护理人员对于自身价值的体现，除福利待遇之外，越来越重视医院管理决策的"参与感"（图2-6-6-3）。因此，在改善护士执业环境过程中，除福利待遇等外，还需要关注护士在工作中参与医院管理与决策的机会、途径和制度，培养护士的主人翁精神，进一步优化护士职业环境，释放护士更多的工作潜能。

3.感染类指标发生率呈下降趋势，感染防控依然存在改进空间

从CNDNQ分析结果看，CAUTI发生率、CLABSI发生率、VAP发生率等感染类指标的数值逐年下降，特别是四分位间距的缩小说明对高发生率医院的重点监测与管理取得效果（图2-6-11-1、图2-6-12-1及图2-6-13-1）。从医院感染控制和预防的角度，感染控制需要树立"零宽容"理念。因此，感染防控依然存在改进空间。2021年国家卫生健康委办公厅印发《血管导管相关感染预防与控制指南（2021年版）》（国卫办医函〔2021〕136号），为医疗机构提供了聚焦患者安全，预防血管导管相关感染，持续质量改进提供了技术指导。应以问题为导向，找到薄弱环节和问题，研究制订标准化的感染预防措施，加强护理人员规范化培训，不断强化医护人员的质量意识和遵守标准预防的责任意识。

4.各地区资源与质量不均衡，同质化工作需要继续推进

由于我国各省（自治区、直辖市）医疗资源、环境条件及经济发展水平和结构存在区域性差异，从CNDNQ数据结果显示，不同地区、不同级别医院结果指标发生率仍存在差异，少数医院某些指标发生率远远高于行业平均水平。应关注差异突出的指标和地区，聚焦重点科室和薄弱环节，加强对中西部地区的引导和支持，逐步缩小专科间、区域间的发展差距，促进专科间、区域间同质化均衡发展。

三、"十四五"护理质控工作展望

护理工作是健康中国建设的重要内容，与人民群众健康权益和生命安全密切相关。2020年新冠肺炎疫情发生后，护士和护理工作在新冠肺炎疫情防控中发挥了重要作用，习近平总书记为此做出重要指示，强调把加强护士队伍建设作为卫生健康事业发展重要的基础工作来抓。未来我们将始终坚持以人民健康为中心，以保障患者安全为目标，以指标为驱动、以问题为导向，加强护理信息化建设，健全事前预防、事中监测、事后监管、改进和反馈追踪一体化的闭环管理工作机制，实现信息共享，推动护理质量管理科学化、精细化发展，持续改善护理服务质量，推动我国护理事业高质量发展，不断增进人民健康福祉。

1.建设一支高效的质控管理组织体系

持续加强全国护理质量管理与组织控制体系建设，扩大质控工作覆盖范围，实现全国护理质量组织从国家到省、市、县的四级联动。推动护理质控工作深入基层，逐步建立覆盖各基层医疗卫生机构、居家护理、安宁疗护等机构的护理质量，缩小质控的薄弱领域，提升护理质控管理的同质化。加强与相关专业质控组织的横向合作，推动专科护理及以病种为特点的护理质量管理，研究遴选体现专科特点或病种特点的质控指标，完善护理质控指标体系。

2.推动质量质控模式从1.0向2.0的转变

护理质控管理在"十三五"时期，按照《医疗质量管理办法》的部署与要求，完成了质控组织体系、指标体系、指标收集体系的整体建设。组织体系不断完善，部分地区已经实现市级质控组织的全覆盖；国家卫生健康委发布了《护理专业医疗质量控制指标（2020年版）》，实现了护理质控指标监测制度化。以《三级综合医院评审标准（2020年版）》为动力，推动医疗机构护理质量监测常态化、信息化、数据化，逐步扩大质控数据上报医院的范围，重点关注基层医疗机构，民营医疗机构的质控数据上报情况。借助信息技术，将护理质控工作转变为以指标数据监测、比对、分析为手段，引导基于数据的问题意识和求真意识，并按照目标管理的方式，系统规划和改进质量问题。通过实施目标管理，加强与有关专业质控中心的协同合作，积极探索多专业、多中心的合作模式，构建全员参与的质量文化。形成护理质量管理始于指标监测，基于数据分析，终于改进护理工作的良性管理模式。

3. 加强质量管理专业化人才队伍建设

加强对省、市级护理专业质控中心质控工作人员医院管理和质量管理专业系统培训。加强医疗机构管理者和护理人员，以及基层医疗卫生机构护理人员有关护理临床操作标准、规范及质控指标、质控工具等临床技术和质量基础培训，强化护理管理者和护理人员质量意识，释放护理人员更大的工作责任感，树立新的质控观念。建立多效的工作交流方式，扩大对国家医疗质量管理政策和典型质量改进案例的宣传和推广，凝聚行业力量，营造良好的行业质量氛围。

4. 完善专科护理质量控制指标体系建设

护理涵盖了人民群众全生命周期，护理专业渗透临床医学各专科领域，针对重点临床护理专科特点，依据临床护理标准、规范，关注关键技术及环节，按照指标遴选的原则，针对重症 ICU、儿科、血液净化、老年护理等重点科室，研究制定具有敏感性、实用性和可操作性的专科护理质控指标，推动专科护理质量不断改进，引导临床护理更加贴近病症和人群特点。

5. 持续提升质量管理与控制能力

持续质量改进是在全面质量管理的基础上，通过对护理工作的过程管理和环节质控，持续提升护理质量，达到改善患者健康结局、提升医疗效率、降低医疗成本的目的，是护理质量管理的核心和目标。探索建立护理质量管理与改进的临床实践指南，指导医疗机构建立以问题为导向的质控理念，善用质控工具，创新质控模式，开展质量管理与自我评价，实现医疗质量持续改进，提高医疗机构间医疗质量同质化水平，推动护理质控助力护理工作高质量发展。

四、总结

护理服务是健康中国建设的重要内容，与人民群众健康权益和生命安全密切相关。"十三五"期间我国护理质控工作快发展速，进入新时代的新征程，特别是在当前公共卫生安全形势复杂严峻的背景下，同时面临着人口老龄化等带来的新形势和新挑战，护理人员更需要认真学习宣传贯彻党的二十大精神，以实际行动践行南丁格尔精神，守正创新，精准对接人民群众的健康新需求。

《全国护理事业发展规划（2021—2025 年）》对推动护理高质量发展提出了明确要求，未来我们将始终坚持以人民健康为目标，以质控指标为驱动、以问题为导向，持续深化优质护理，创新护理服务模式，加强护理学科建设和信息化建设，做好日常护理质量管理工作，持续提高护理服务质量，推动护理质量管理科学化、精细化发展，持续改善护理服务质量，推动护理工作更加贴近患者、贴近临床、贴近社会，为促进我国护理事业高质量发展，推进健康中国建设贡献力量。

参考文献

［1］国家卫生健康委. 医疗质量管理办法. 中华人民共和国国家卫生和计划生育委员会公报，2016（9）：6.

［2］国家卫生健康委医政医管局. "十二五"时期我国护理事业发展成效显著.（2016-05-11）［08-20］. http://www.nhc.gov.cn/yzygj/s3594/201605/5455fba5677340ebbb822dba029f1c42.shtml.

［3］李为民. 现代医院管理：理论、方法与实践. 北京：人民卫生出版社，2019.

［4］尚文涵，李长安，吴志军，等. 国家护理质量数据平台的建设、应用及改进建议. 中国卫生质量管理，2019，26（3）：1-4.

［5］SHEINGOLD B H，HAHN J A. The history of healthcare quality：the first 100 years 1860—1960. International Journal of Africa Nursing Sciences，2014，1：18-22.

［6］WORLD HEALTH ORGANIZATION. The State of the world's nursing 2020：investing in education，jobs and leadership. Geneva：World Health Organization，2020.

附录 1

国家卫生健康委办公厅关于印发药事管理和护理专业医疗质量控制指标（2020年版）的通知

国家卫生健康委员会办公厅

国卫办医函〔2020〕654号

国家卫生健康委办公厅关于印发
药事管理和护理专业医疗质量控制指标
（2020年版）的通知

各省、自治区、直辖市及新疆生产建设兵团卫生健康委：

为进一步加强医疗质量管理，规范临床诊疗行为，促进医疗服务的标准化、同质化，我委组织制定了药事管理和护理专业医疗质量控制指标。现印发给你们，供各级卫生健康行政部门、相关专业质控中心和医疗机构在医疗质量管理与控制工作中使用。

各级各类医疗机构要充分利用相关质控指标开展质量管理工作，不断提升医疗质量管理的科学化和精细化水平。各省级卫生健康行政部门和相关专业质控中心要加强对辖区内医疗机构的培训和指导，采用信息化手段加强指标信息收集、分析和反馈，指导医疗机构持续改进医疗质量。

附件：1. 药事管理专业医疗质量控制指标（2020年版）
2. 护理专业医疗质量控制指标（2020年版）

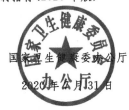

国家卫生健康委办公厅
2020年公月31日

（信息公开形式：主动公开）

《三级综合医院评审标准（2022年版）实施细则》关于护理质量保障与持续改进章节内容摘录

六、护理质量保障与持续改进

（一百零一）建立扁平高效的护理管理体系，建立护理管理委员会，由医院人事、财务、医务、护理、后勤等相关部门主要负责人组成，主任委员由医疗机构主要负责人或者分管护理工作的负责人担任。依据法律法规、行业指南、标准，制定本单位护理工作发展规划、护理制度、常规和操作规程，实施护理管理、质量改进等工作。

【概述】

扁平化护理管理体系可有效提高管理效率。医院应当建立与医院规模、任务和组织目标相适应的护理管理体系，实行三级或者两级管理层级；通过护理管理委员会，制定本单位护理工作发展规划，定期研究护理质量问题、推进护理质量改进；根据国家法律法规、行业标准、指南，制定护理制度、工作常规和操作规程，持续更新护理质量评价标准，对医院护理质量实行全程管控。

【细则】

2.6.101.1 建立简捷高效的护理管理体系。在本单位护理管理委员会的指导下，实行三级或二级管理层级，明确各级护理管理岗位任职条件。有护理工作发展规划、年度计划，符合医院总体规划和护理学科发展方向并有效执行，有总结评价。

2.6.101.2 建立护理管理委员会。委员会成员应当包含与护理工作密切相关的部门，并制定委员会职责和工作制度，定期研究护理质量与安全问题，提出改进策略并落实。

2.6.101.3 根据法律法规、行业标准、指南制定医院护理制度、护理常规和操作规程，定期修订。并根据科室执行落实情况，开展护理质量管理工作，有监测、分析、反馈，指导改进。

【评审方法建议】

文件查阅、记录查看、员工访谈、数据核查、现场检查、员工操作。

（一百零二）护理人力资源配备与医院功能和任务相适应，有护理单元护理人员的配置原则，以临床护理工作量为基础，根据收住患者特点、护理级别比例、床位使用情况对护理人力资源实行弹性调配。临床护理岗位护士数量占全院护士数量不低于95%。有紧急状态下调配护理人力资源的预案。

【概述】

合理的护士人力资源配置，是保障患者安全和护理质量的基础。医院应当按照国家相关规定，结合医院规模、功能和任务，合理配备护理人力，并结合收住患者特点、护理级别比例、床位使用情况等制订护理单元人力配备原则及弹性调配方案。有人力资源调配的应急预案。

【细则】

2.6.102.1 护理人力资源配备与医院功能和任务相适应，有护理单元护理人员的配置原则，以临床护理工作量为基础，根据收住患者特点、护理级别比例、床位使用情况对护理人力资源实行弹性调配。

2.6.102.2 有人力资源调配的应急预案，并有演练。

2.6.102.3 临床护理岗位护士数量占全院护士数量不低于95%。

【评审方法建议】

文件查阅、记录查看、员工访谈、数据核查、现场检查。

（一百零三）护理人员依法执业，实行分层级管理，有护理人员管理规定、实行岗位管理制度，明确岗位设置、岗位职责、岗位技术能力要求和工作标准。有护理人员在职继续医学教育计划，保障措施到位，并有实施记录。

【概述】

根据《护士条例》及《护士执业注册管理办法》等规定，对护士实行依法执业管理，保障患者安全和护士的合法权益。根据《国家卫生健康委办公厅关于进一步加强医疗机构护理工作的通知》等要求，按照"因需设岗、以岗择人、按岗聘用、科学管理"的原则，实施护理岗位管理。建立以岗位需求为导向的护士培训机制，保障措施切实可行。

【细则】

2.6.103.1 根据《护士条例》及《护士执业注册管理办法》等相关法律法规和规定，制定护理人员资质管理制度和审核程序，落实依法执业。

2.6.103.2 实行岗位管理制度，明确岗位设置、岗位职责、岗位技术能力和工作标准。

2.6.103.3 制定护理人员管理规定，根据临床护理能力、专业技术水平、工作年限、职称和学历等实行分级管理，各层级护士职业晋升路径及标准清晰。

2.6.103.4 根据医院业务发展、岗位需求和护士职业成长规律制定护理人员在职继续医学教育计划，保障措施到位，并有实施记录。

【评审方法建议】

文件查阅、记录查看、员工访谈、现场检查。

（一百零四）建立基于护理工作量、质量、患者满意度并结合护理难度、技术要求等要素并以考核护理人员实际工作能力为核心的绩效考核制度，考核结果与护理人员的评优、晋升、薪酬分配相结合，调动护理人员积极性。

【概述】

护理绩效考核是医院管理部门基于护理工作目标和绩效标准而采取的一种管理方式，建立符合医院护理工作目标，基于工作量、护理质量、患者满意度、护理难度、技术要求等为要素的绩效考核制度。并将考核结果与护理人员评优、晋升、薪酬分配相结合，促进工作改进，达到充分调动护理人员积极的目的。

【细则】

2.6.104.1 建立基于护理工作量、质量、患者满意度并结合护理难度、技术要求等要素为核心的绩效考核制度。绩效考核制度应当充分征求护理人员的意见和建议，并能提供多种途径方便查询。

2.6.104.2 考核结果与护理人员的评优、晋升、薪酬分配相结合，体现同岗同酬、多劳多得、优绩优酬，调动护理人员积极性。

【评审方法建议】

文件查阅、记录查看、员工访谈。

（一百零五）依据《护士条例》等相关法律法规和规定，规范护理工作，落实优质护理服务。实施责任制整体护理，为患者提供全面、全程、专业、人性化的护理服务。

【概述】

以《护士条例》等相关法律法规、行业标准等为依据，结合医院实际，规范实施以患者为中心的护理，针对患者从入院、住院、出院等不同阶段的护理需求，提供涵盖生理、心理和社会等方面的专业化、人性化的责任制整体护理。

【细则】

2.6.105.1 依据《护士条例》等相关法律法规和规定，规范护理工作，落实优质护理服务。

2.6.105.2 实施责任制整体护理，为患者提供全面、全程、专业、人性化的护理服务。

【评审方法建议】

文件查阅、记录查看、员工访谈、现场检查、患者访谈。

（一百零六）根据《综合医院分级护理指导原则》《护理分级》（WS/T 431–2013）的原则和要求，进行护理分级，并且按护理级别实施分级护理。有危重患者护理常规，护理措施落实到位。

【概述】

按照《综合医院分级护理指导原则》及《护理分级》（WS/T431–2013）要求，对患者进行分级护理。依据疾病护理常规和技术操作规范等，结合不同级别患者实际状况，实施分级护理。有医院危重患者护理常规及工作规范，并落实到位。

【细则】

2.6.106.1 根据《综合医院分级护理指导原则》《护理分级》（WS/T 431–2013）的原则和要求，进行护理分级。

2.6.106.2 按护理级别实施分级护理，护理措施符合患者实际需要并落实。

2.6.106.3 制定危重患者护理常规并落实。

【评审方法建议】

文件查阅、记录查看、员工访谈、现场检查、员工操作、病历检查。

（一百零七）护理文书、护理查房、护理会诊和护理病例讨论制度参照《医疗质量安全核心制度要点》执行。

【概述】

护理文书是护士按照患者护理计划，在实施护理措施过程中形成的文字、符号、图表等资料，是护士观察病情、执行医嘱、实施护理措施的客观记录。医院应当对护理文书的书写、质控、保存、使用等环节进行管理。

护理会诊是对本科室难以解决的护理问题，需要其他科室或医院的护士协助提出意见或提供护理的活动。对疑难病例或疑难护理问题可通过建立护理查房、护理会诊、护理病例讨论等方式解决。

【细则】

2.6.107.1 护理文书参照《医疗质量安全核心制度要点》执行。

2.6.107.2 护理查房参照《医疗质量安全核心制度要点》执行。

2.6.107.3 护理会诊参照《医疗质量安全核心制度要点》执行。

2.6.107.4 护理病例讨论制度参照《医疗质量安全核心制度要点》执行。

【评审方法建议】

文件查阅、记录查看、现场检查、病历检查、病案检查。

（一百零八）有临床护理技术操作常见并发症的预防与处理规范。有紧急意外情况的护理应急预案和处理流程，有培训与演练。

【概述】

规范临床护理技术操作，预防和处理并发症，是确保患者安全的基础。医院应当制定临床护理技术并发症预防规范。制定紧急意外情况下的护理应急处理流程，护士知晓本岗位相关的护理技术并发症和紧急意外情况的预防和处理流程。

【细则】

2.6.108.1 制定临床护理技术操作常见并发症的预防与处理规范。

2.6.108.2 制定紧急意外情况如患者突发昏迷、心脏骤停、职业暴露等的护理应急预案和处理流程。

2.6.108.3 定期实施相关培训与演练。

【评审方法建议】

文件查阅、记录查看、员工访谈、现场检查、员工操作。

（一百零九）按照《医院手术部（室）管理规范（试行）》《医院消毒供应中心管理规范》《新生儿病室建设与管理指南（试行）》和《医疗机构新生儿安全管理制度（试行）》，完善手术部（室）、消毒供应中心（室）和新生儿病室等护理质量管理与监测相关规定及措施，组织实施并持续改进。

【概述】

依据《医院手术部（室）管理规范（试行）》《医院消毒供应中心管理规范》《新生儿病室建设与管理指南（试行）》和《医院新生儿安全管理制度（试行）》等规定，结合专业特点，完善护理质量管理制度、指标监测及分析反馈等，持续改进。

【细则】

2.6.109.1 按照《医院手术部（室）管理规范（试行）》，完善手术部（室）护理质量管理与监测相关规定及措施，组织实施并持续改进。

2.6.109.2 按照《医院消毒供应中心管理规范》，完善消毒供应中心（室）质量管理与监测相关规定及措施，组织实施并持续改进。

2.6.109.3 按照《新生儿病室建设与管理指南（试行）》和《医院新生儿安全管理制度（试行）》，完善新生儿病室护理质量管理与监测相关规定及措施，组织实施并持续改进。

【评审方法建议】

文件查阅、记录查看、员工访谈、数据核查、现场检查、员工操作、病历检查。

附录 3

CNDNQ 护理专业医疗质量控制
指标及相关信息

附录 3-1　2020 年 CNDNQ 护理专业医疗质量控制指标采集变量及解释说明

分类名称	序号	变量名称	变量定义	变量解释说明	采集范围
护士数量配置相关数据	1	本季度实际开放床位数	本季度医疗机构实际长期固定开放的床位数（不论该床是否被患者占用，都应计算在内）。	**实际开放床位数** **定义：** 指医疗机构实际长期固定开放的床位数（不论该床是否被患者占用，都应计算在内）。 **包含：** 编制床位数；除编制床位外，经医疗机构确认、可以常规收治患者的床位数；开放时间≥统计周期 1/2 的加床床位数。 **排除：** 急诊抢救床位、急诊观察床位、手术室床位、麻醉恢复室床位、血液透析室床位、接产室的待产床和接产床、母婴同室新生儿床、检查床、治疗床、临时加床。 **举例：** 如某医疗机构注册编制床位数 500，实际长期固定开放 1000 张床位，其实际开放床位数为 1000。	全院范围
	2	季初全院执业护士总人数	全院执业护士总人数是指医疗机构内，取得护士执业资格、在本院注册并在护理岗位工作的护士数量。	**全院执业护士总人数** **定义：** 医疗机构内，取得护士执业资格、在本院注册并在护理岗位工作的护士数量。 **包含：** 临床护理岗位护士、护理管理岗位护士、其他护理岗位护士、护理岗位的返聘护士、护理岗位的休假（含病产假）护士。 **排除：** 医疗机构职能部门、后勤部门、医保审核等非护理岗位护士、未取得护士执业资格人员、未在本院注册的护士。	全院范围
	3	季末全院执业护士总人数	全院执业护士总人数是指医疗机构内，取得护士执业资格、在本院注册并在护理岗位工作的护士数量。	**全院执业护士总人数** **定义：** 医疗机构内，取得护士执业资格、在本院注册并在护理岗位工作的护士数量。 **包含：** 临床护理岗位护士、护理管理岗位护士、其他护理岗位护士、护理岗位的返聘护士、护理岗位的休假护士。 **排除：** 医疗机构职能部门、后勤部门、医保审核等非护理岗位护士、未取得护士执业资格人员、未在本院注册的护士。	全院范围

续表

分类名称	序号	变量名称	变量定义	变量解释说明	采集范围
护士数量配置相关数据	4	季初住院病区执业护士总人数	病区是指医疗机构有实际住院床位病区的总称（包含重症医学科）。病区执业护士总人数是指医疗机构住院病区中取得护士执业资格，在本院注册并在护理岗位工作的护士数量。	**住院病区执业护士总人数** **定义**：医疗机构住院病区中取得护士执业资格，在本院注册并在护理岗位工作的护士数量。 **病区**：医疗机构有实际住院床位病区的总称（包含重症医学科）。 **包含**：临床护理岗位护士、护理管理岗位护士、其他护理岗位护士、护理岗位的返聘护士、护理岗位的休假护士。 **排除**：医疗机构职能部门、后勤部门、医保审核等非护理岗位护士、未取得护士执业资格人员、未在本院注册的护士、非住院病区护士。	有住院床位的科室
	5	季末住院病区执业护士总人数	病区是指医疗机构有实际住院床位病区的总称（包含重症医学科）。病区执业护士总人数是指医疗机构住院病区中取得护士执业资格，在本院注册并在护理岗位工作的护士数量。	**住院病区执业护士总人数** **定义**：医疗机构住院病区中取得护士执业资格，在本院注册并在护理岗位工作的护士数量。 **病区**：医疗机构有实际住院床位病区的总称（包含重症医学科）。 **包含**：临床护理岗位护士、护理管理岗位护士、其他护理岗位护士、护理岗位的返聘护士、护理岗位的休假护士。 **排除**：医疗机构职能部门、后勤部门、医保审核等非护理岗位护士、未取得护士执业资格人员、未在本院注册的护士、非住院病区护士。	有住院床位的科室
	6	本季度白班责任护士数	本季度医疗机构每天白班时段上班的直接护理住院患者的护士人力之和。	**白班责任护士数** **定义**：统计周期内，医疗机构每天白班时段上班的直接护理住院患者的护士人力之和。 **责任护士**：直接护理住院患者的执业护士。排除治疗护士、办公班护士、配药护士和护士长。一般情况下护士长不计算在内，当护士长承担了责任护士的工作时才计算在内。 **白班时长**：白班起止时间依据本院的班次安排时间而定。全院应统一，医疗机构间可以不同。若医疗机构白班8：00—18：00，则白班时长10小时。 **举例**：某白班责任护士数=白班所有责任护士工作时长之和除以8。如果某病区白班8：00—18：00（白班时长10小时），某天排班共有白班责任护士7名，其中5名每人白班时段内工作时长8小时；另外2名每人白班时段内工作时长6小时；则该白班责任护士数为（5×8+2×6）÷8＝6.5人。	有住院床位的科室
	7	本季度白班护理患者数	本季度医疗机构白班时段内责任护士护理的住院患者工作量。	**白班护理患者数** **定义**：医疗机构白班时段内责任护士护理的住院患者工作量，患者每被护理8小时计为1名护理患者工作量。某班护理患者数＝（某班接班时在院患者数＋某班时段内新入患者数）×（班次时长÷8）。 **白班时长**：依据本院的班次安排时间而定，班次时段一旦确定，班次时长为固定值。若医疗机构白班8：00—18：00，则白班时长10小时。 **白班时段新入院患者**：包含白班所有办理住院手续的患者（新入院患者和转入患者）；排除办理住院手续但实际未到达病区就撤销住院手续或退院的患者、母婴同室新生儿。	有住院床位的科室

分类名称	序号	变量名称	变量定义	变量解释说明	采集范围
护士数量配置相关数据	8	本季度夜班责任护士数	本季度医疗机构每天夜班时段上班的直接护理住院患者的护士人力之和。	**夜班责任护士数** **定义**：统计周期内，医疗机构每天夜班时段上班的直接护理住院患者的护士人力之和。 **责任护士**：直接护理住院患者的执业护士。排除治疗护士、办公班护士、配药护士和护士长。一般情况下护士长不计算在内，当护士长承担了责任护士的工作时才计算在内。 **夜班时长**：夜班的起止时间依据本院的班次安排时间而定，夜班不需分大夜班、小夜班，统一计算为夜班，全院应统一，医疗机构间可以不同。若医疗机构夜班为 18：00—次日 8：00，则夜班时长 14 小时。 **举例**：某夜班责任护士数＝夜班所有责任护士工作时长之和除以 8。如果某病区夜班 17：00—8：00（夜班时长 15 小时），某天排班共有夜班责任护士 6 名，其中有 2 名责任护士 17：00—1：00 值班；有 2 名责任护士 1：00—8：00 值班；夜班"帮班"护士 2 名，每人工作时长 4 小时；则该夜班责任护士数为（2×8+2×7+2×4）÷8＝4.75 人。	有住院床位的科室
	9	本季度夜班护理患者数	本季度医疗机构夜班时段内责任护士护理的住院患者工作量。	**夜班护理患者数** **定义**：医疗机构夜班时段内责任护士护理的住院患者工作量，患者每被护理 8 小时计为 1 名护理患者工作量。某班护理患者数＝（某班接班时在院患者数 + 某班时段内新入患者数）×（班次时长 ÷8）。 **夜班时长**：夜班不需分大夜班、小夜班；统一计算为夜班。夜班的起止时间依据本院的班次安排时间而定，班次时段一旦确定，班次时长为固定值。若夜班时段为 18：00—次日 8：00，则夜班时长为 14 小时。 **夜班时段新入院患者**：包含夜班所有办理住院手续的患者（新入院患者和转入患者）；排除办理住院手续但实际未到达病区就撤销住院手续或退院的患者、母婴同室新生儿。	有住院床位的科室
	10	本季度住院病区执业护士实际上班小时数	本季度住院病区所有执业护士实际上班小时数之和。	**住院病区执业护士实际上班小时数** **定义**：统计周期内，医疗机构住院病区所有执业护士实际上班小时数之和。 **包含**：病区护士上班小时数、病区护士长上班小时数、病区返聘护士上班小时数、规培 / 进修人员执业资格注册地点变更到本医疗机构的护士上班小时数。 **排除**：未取得护士执业资格人员上班小时数、非住院病区护士上班小时数，如手术室、门诊等。	有住院床位的科室
	11	本季度住院患者实际占用床日数	本季度住院病区每天 0 点住院患者实际占用的床日数总和。	**住院患者实际占用床日数** **定义**：统计周期内医疗机构住院病区每天 0 点住院患者实际占用的床日数总和。患者入院后于当日 24 点以前出院或死亡的，应作为实际占用床位 1 日统计。 **包含**：占用的正规病床日数、占用的临时加床日数。 **排除**：占用的急诊抢救床日数、急诊观察床日数、手术室床日数、麻醉恢复室床日数、血液透析室床日数、接产室的待产床和接产床的床日数、母婴同室新生儿床日数、检查床床日数和治疗床床日数。	有住院床位的科室

分类名称	序号	变量名称	变量定义	变量解释说明	采集范围
护士数量配置相关数据	12	季初在院患者数	本季度初医疗机构住院病区在院患者数之和。	**在院患者数** 定义：统计周期医疗机构住院病区在院患者数之和。 包含：所有办理住院手续的患者。 排除：办理住院手续但实际未到达病区即撤销住院手续或退院的患者。 举例：某医疗机构2022年4月1日0点医疗机构在院患者1000人，则该医疗机构2022年第二季度期初在院患者数为1000。（收集期初在院患者数的目的是为了计算住院患者总数，统计周期内住院患者总数＝统计期初在院患者数＋统计周期内新入院患者总数。）	有住院床位的科室
	13	本季度新入院患者总数	本季度医疗机构住院病区新入院患者数之和。	**新入院患者总数** 定义：统计周期医疗机构住院病区新入院患者数之和。 包含：所有办理住院手续的患者。 排除：办理住院手续但实际未到达病区就撤销住院手续或退院的患者。 举例：某医疗机构2022年4月1日0：00至2022年6月30日24：00新入院患者总数为500人，该医疗机构2022年第二季度新入院患者总数即为500。	有住院床位的科室
人力资源结构——职称相关数据	14	季初初级护士人数	季初医疗机构中取得初级（士）专业技术资格证书的执业护士数量。	**初级护士人数** 定义：医疗机构中取得初级（士）专业技术资格证书的执业护士数量。 包含：取得初级（士）专业技术资格证书。 排除：非护理岗位人员。	全院范围
	15	季末初级护士人数	季末医疗机构中取得初级（士）专业技术资格证书的执业护士数量。	**初级护士人数** 定义：医疗机构中取得初级（士）专业技术资格证书的执业护士数量。 包含：取得初级（士）专业技术资格证书。 排除：非护理岗位人员。	全院范围
	16	季初初级护师人数	季初医疗机构中取得初级（师）专业技术资格证书并被医疗机构聘用的执业护士数量。	**初级护师人数** 定义：医疗机构中取得初级（师）专业技术资格证书并被医疗机构聘用的执业护士数量。职称以医疗机构实际聘用为准。 包含：取得初级（师）专业技术资格证书并被医疗机构聘用。 排除：非护理岗位人员；已取得初级（师）专业技术资格但医疗机构未聘用。	全院范围
	17	季末初级护师人数	季末医疗机构中取得初级（师）专业技术资格证书并被医疗机构聘用的执业护士数量。	**初级护师人数** 定义：医疗机构中取得初级（师）专业技术资格证书并被医疗机构聘用的执业护士数量。职称以医疗机构实际聘用为准。 包含：取得初级（师）专业技术资格证书并被医疗机构聘用。 排除：非护理岗位人员；已取得初级（师）专业技术资格但医疗机构未聘用。	全院范围

分类名称	序号	变量名称	变量定义	变量解释说明	采集范围
人力资源结构——职称相关数据	18	季初主管护师人数	季初医疗机构中取得主管护师专业技术资格证书并被医疗机构聘用的执业护士数量。	**主管护师人数** **定义**：医疗机构中取得主管护师专业技术资格证书并被医疗机构聘用的执业护士数量。职称以医疗机构实际聘用为准。 **包含**：取得主管护师专业技术资格证书并被医疗机构聘用。 **排除**：非护理岗位人员；已取得主管护师专业技术资格但医疗机构未聘用。	全院范围
	19	季末主管护师人数	季末医疗机构中取得主管护师专业技术资格证书并被医疗机构聘用的执业护士数量。	**主管护师人数** **定义**：医疗机构中取得主管护师专业技术资格证书并被医疗机构聘用的执业护士数量。职称以医疗机构实际聘用为准。 **包含**：取得主管护师专业技术资格证书并被医疗机构聘用。 **排除**：非护理岗位人员；已取得主管护师专业技术资格但医疗机构未聘用。	全院范围
	20	季初副主任护师人数	季初医疗机构中取得副主任护师专业技术资格证书并被医疗机构聘用的执业护士数量。	**副主任护师人数** **定义**：医疗机构中取得副主任护师专业技术资格证书并被医疗机构聘用的执业护士数量。职称以医疗机构实际聘用为准。 **包含**：取得副主任护师专业技术资格证书并被医疗机构聘用。 **排除**：非护理岗位人员；已取得副主任护师专业技术资格但医疗机构未聘用。	全院范围
	21	季末副主任护师人数	季末医疗机构中取得副主任护师专业技术资格证书并被医疗机构聘用的执业护士数量。	**副主任护师人数** **定义**：医疗机构中取得副主任护师专业技术资格证书并被医疗机构聘用的执业护士数量。职称以医疗机构实际聘用为准。 **包含**：取得副主任护师专业技术资格证书并被医疗机构聘用。 **排除**：非护理岗位人员；已取得副主任护师专业技术资格但医疗机构未聘用。	全院范围
	22	季初主任护师人数	季初医疗机构中取得主任护师专业技术资格证书并被医疗机构聘用的执业护士数量。	**主任护师人数** **定义**：医疗机构中取得主任护师专业技术资格证书并被医疗机构聘用的执业护士数量。职称以医疗机构实际聘用为准。 **包含**：取得主任护师专业技术资格证书并被医疗机构聘用。 **排除**：非护理岗位人员；已取得主任护师专业技术资格但医疗机构未聘用。	全院范围
	23	季末主任护师人数	季末医疗机构中取得主任护师专业技术资格证书并被医疗机构聘用的执业护士数量。	**主任护师人数** **定义**：医疗机构中取得主任护师专业技术资格证书并被医疗机构聘用的执业护士数量。职称以医疗机构实际聘用为准。 **包含**：取得主任护师专业技术资格证书并被医疗机构聘用。 **排除**：非护理岗位人员；已取得主任护师专业技术资格但医疗机构未聘用。	全院范围

分类名称	序号	变量名称	变量定义	变量解释说明	采集范围
人力资源结构——职称相关数据	24	季初各职称护士总人数	自动合计。	**各职称护士总人数** 定义：各职称护士总人数为初级护士职称人数＋初级护师职称人数＋主管护师职称人数＋副主任护师职称人数＋主任护师职称人数	全院范围
	25	季末各职称护士总人数	自动合计。	**各职称护士总人数** 定义：各职称护士总人数为初级护士职称人数＋初级护师职称人数＋主管护师职称人数＋副主任护师职称人数＋主任护师职称人数	全院范围
人力资源结构——学历相关数据	26	季初中专护士人数	季初医疗机构中最高学历为中专的执业护士数量。	**中专护士人数** 定义：医疗机构中最高学历为中专并在护理岗位工作的执业护士数量。统计阶段取得的最高学历，以取得的学历证书为准。考取未下发不计入内。	全院范围
	27	季末中专护士人数	季末医疗机构中最高学历为中专的执业护士数量。	**中专护士人数** 定义：医疗机构中最高学历为中专并在护理岗位工作的执业护士数量。统计阶段取得的最高学历，以取得的学历证书为准。考取未下发不计入内。	全院范围
	28	季初大专护士人数	季初医疗机构中最高学历为大专的执业护士数量。	**大专护士人数** 定义：医疗机构中最高学历为大专并在护理岗位工作的执业护士数量。统计阶段取得的最高学历，以取得的学历证书为准。考取未下发不计入内。	全院范围
	29	季末大专护士人数	季末医疗机构中最高学历为大专的执业护士数量。	**大专护士人数** 定义：医疗机构中最高学历为大专并在护理岗位工作的执业护士数量。统计阶段取得的最高学历，以取得的学历证书为准。考取未下发不计入内。	全院范围
	30	季初本科护士人数	季初医疗机构中最高学历为本科和（或）最高学位为学士的执业护士数量。	**本科护士人数** 定义：医疗机构中最高学历为本科和（或）最高学位为学士并在护理岗位工作的执业护士数量。统计阶段取得的最高学历（学位），以取得的学历（学位）证书为准。考取未下发不计入内。	全院范围
	31	季末本科护士人数	季末医疗机构中最高学历为本科和（或）最高学位为学士的执业护士数量。	**本科护士人数** 定义：医疗机构中最高学历为本科和（或）最高学位为学士并在护理岗位工作的执业护士数量。统计阶段取得的最高学历（学位），以取得的学历（学位）证书为准。考取未下发不计入内。	全院范围
	32	季初硕士护士人数	季初医疗机构中最高学历为硕士研究生和（或）最高学位为硕士的执业护士数量。	**硕士护士人数** 定义：医疗机构中最高学历为硕士研究生和（或）最高学位为硕士并在护理岗位工作的执业护士数量。统计阶段取得的最高学历（学位），以取得的学历（学位）证书为准。考取未下发不计入内。	全院范围
	33	季末硕士护士人数	季末医疗机构中最高学历为硕士研究生和（或）最高学位为硕士的执业护士数量。	**硕士护士人数** 定义：医疗机构中最高学历为硕士研究生和（或）最高学位为硕士并在护理岗位工作的执业护士数量。统计阶段取得的最高学历（学位），以取得的学历（学位）证书为准。考取未下发不计入内。	全院范围

续表

分类 名称	序号	变量 名称	变量定义	变量解释说明	采集 范围
人力资源 结构—— 学历相关 数据	34	季初博士 护士人数	季初医疗机构中最 高学历为博士研究 生和（或）最高学 位为博士的执业护 士数量。	**博士护士人数** **定义：**医疗机构中最高学历为博士研究生和（或）最高学位 为博士并在护理岗位工作的执业护士数量。统计阶段取得的 最高学历或最高学位，以取得的学历 / 学位证书为准。考取 未下发不计入内。	全院 范围
	35	季末博士 护士人数	季末医疗机构中最 高学历为博士研究 生和（或）最高学 位为博士的执业护 士数量。	**博士护士人数** **定义：**医疗机构中最高学历为博士研究生和（或）最高学位 为博士并在护理岗位工作的执业护士数量。统计阶段取得的 最高学历（学位），以取得的学历（学位）证书为准。考取 未下发不计入内。	全院 范围
	36	季初各学历 护士总人数	自动合计。	**各学历护士总人数** **计算方法：**自动合计。各学历护士总人数＝中专护士人数＋ 大专护士人数＋本科护士人数＋硕士护士人数＋博士护士 人数。	全院 范围
	37	季末各学历 护士总人数	自动合计。	**各学历护士总人数** **计算方法：**自动合计。各学历护士总人数＝中专护士人数＋ 大专护士人数＋本科护士人数＋硕士护士人数＋博士护士 人数。	全院 范围
人力资源 结构—— 工作年限 相关数据	38	季初＜1 年资 护士人数	季初在医疗机构护 理岗位工作＜1 年 的执业护士人数。	**＜1 年资护士人数** **定义：**在医疗机构护理岗位工作＜1 年的执业护士人数。工 作年限从护士注册后并从事护理工作算起（满 12 个月算 1 年），包括护士在其他医疗机构的工作年限。	全院 范围
	39	季末＜1 年资 护士人数	季末在医疗机构护 理岗位工作＜1 年 的执业护士人数。	**＜1 年资护士人数** **定义：**在医疗机构护理岗位工作＜1 年的执业护士人数。工 作年限从护士注册后并从事护理工作算起（满 12 个月算 1 年），包括护士在其他医疗机构的工作年限。	全院 范围
	40	季初 $1 \leqslant y < 2$ 年资护士人数	季初在医疗机构护 理岗位工作 $1 \leqslant y$ ＜2 年的执业护士 人数。	**$1 \leqslant y < 2$ 年资护士人数** **定义：**在医疗机构护理岗位工作 $1 \leqslant y < 2$ 年的执业护士人 数。工作年限从护士注册后并从事护理工作算起（满 12 个 月算 1 年），包括护士在其他医疗机构的工作年限。	全院 范围
	41	季末 $1 \leqslant y < 2$ 年资护士人数	季末在医疗机构护 理岗位工作 $1 \leqslant y$ ＜2 年的执业护士 人数。	**$1 \leqslant y < 2$ 年资护士人数** **定义：**在医疗机构护理岗位工作 $1 \leqslant y < 2$ 年的执业护士人 数。工作年限从护士注册后并从事护理工作算起（满 12 个 月算 1 年），包括护士在其他医疗机构的工作年限。	全院 范围
	42	季初 $2 \leqslant y < 5$ 年资护士人数	季初在医疗机构护 理岗位工作 $2 \leqslant y$ ＜5 年的执业护士 人数。	**$2 \leqslant y < 5$ 年资护士人数** **定义：**在医疗机构护理岗位工作 $2 \leqslant y < 5$ 年的执业护士人 数。工作年限从护士注册后并从事护理工作算起（满 12 个 月算 1 年），包括护士在其他医疗机构的工作年限。	全院 范围
	43	季末 $2 \leqslant y < 5$ 年资护士人数	季末在医疗机构护 理岗位工作 $2 \leqslant y$ ＜5 年的执业护士 人数。	**$2 \leqslant y < 5$ 年资护士人数** **定义：**在医疗机构护理岗位工作 $2 \leqslant y < 5$ 年的执业护士人 数。工作年限从护士注册后并从事护理工作算起（满 12 个 月算 1 年），包括护士在其他医疗机构的工作年限。	全院 范围

分类名称	序号	变量名称	变量定义	变量解释说明	采集范围
人力资源结构——工作年限相关数据	44	季初5≤y<10年资护士人数	季初在医疗机构护理岗位工作5≤y<10年的执业护士人数。	**5≤y<10年资护士人数** **定义**：在医疗机构护理岗位工作5≤y<10年的执业护士人数。工作年限从护士注册后并从事护理工作算起（满12个月算1年），包括护士在其他医疗机构的工作年限。	全院范围
	45	季末5≤y<10年资护士人数	季末在医疗机构护理岗位工作5≤y<10年的执业护士人数。	**5≤y<10年资护士人数** **定义**：在医疗机构护理岗位工作5≤y<10年的执业护士人数。工作年限从护士注册后并从事护理工作算起（满12个月算1年），包括护士在其他医疗机构的工作年限。	全院范围
	46	季初10≤y<20年资护士人数	季初在医疗机构护理岗位工作10≤y<20年的执业护士人数。	**10≤y<20年资护士人数** **定义**：在医疗机构护理岗位工作10≤y<20年的执业护士人数。工作年限从护士注册后并从事护理工作算起（满12个月算1年），包括护士在其他医疗机构的工作年限。	全院范围
	47	季末10≤y<20年资护士人数	季末在医疗机构护理岗位工作10≤y<20年的执业护士人数。	**10≤y<20年资护士人数** **定义**：在医疗机构护理岗位工作10≤y<20年的执业护士人数。工作年限从护士注册后并从事护理工作算起（满12个月算1年），包括护士在其他医疗机构的工作年限。	全院范围
	48	季初≥20年资护士人数	季初在医疗机构护理岗位工作≥20年的执业护士人数。	**≥20年资护士人数** **定义**：在医疗机构护理岗位工作≥20年的执业护士人数。工作年限从护士注册后并从事护理工作算起（满12个月算1年），包括护士在其他医疗机构的工作年限。	全院范围
	49	季末≥20年资护士人数	季末在医疗机构护理岗位工作≥20年的执业护士人数。	**≥20年资护士人数** **定义**：在医疗机构护理岗位工作≥20年的执业护士人数。工作年限从护士注册后并从事护理工作算起（满12个月算1年），包括护士在其他医疗机构的工作年限。	全院范围
	50	季初各工作年限护士总人数	自动合计。	**各工作年限护士总人数** **计算方法**：各工作年限护士总人数＝<1年资护士人数+1≤y<2年资护士人数+2≤y<5年资护士人数+5≤y<10年资护士人数+10≤y<20年资护士人数+≥20年资护士人数。	全院范围
	51	季末各工作年限护士总人数	自动合计。	**各工作年限护士总人数** **计算方法**：各工作年限护士总人数＝<1年资护士人数+1≤y<2年资护士人数+2≤y<5年资护士人数+5≤y<10年资护士人数+10≤y<20年资护士人数+≥20年资护士人数。	全院范围
离职相关数据	52	执业护士离职总人数	医疗机构中执业护士自愿离职的人数总和。	**执业护士离职总人数** **定义**：医疗机构中执业护士自愿离职的人数总和。离职时间以与医疗机构解除劳动合同的时间统计。 **包含**：自愿离职的执业护士。 **排除**：因退休、死亡或被辞退而离开医疗机构的护士；在同一医疗机构岗位调整的护士。 **计算方法**：自动合计。本季度执业护士离职总人数＝本季度所有职称护士离职人数之和＝本季度所有学历护士离职人数之和＝本季度所有工作年限护士离职人数之和	全院范围

分类名称	序号	变量名称	变量定义	变量解释说明	采集范围
离职相关数据	53	初级护士离职人数	统计周期内，医疗机构中在护理岗位工作的职称为初级（士）的执业护士自愿离职人数。	**护士（初级）离职人数** **定义**：统计周期内，医疗机构中在护理岗位工作的职称为初级（士）的执业护士自愿离职人数。离职时间以与医疗机构解除劳动合同的时间统计。 **包含**：自愿离职的初级（士）职称护士。 **排除**：因退休、死亡或被辞退而离开医疗机构的护士；在同一医疗机构岗位调整的护士。 **举例**：如第一季度填写的是 1 月 1 日到 3 月 31 日的初级（士）职称护士离职人数。	全院范围
	54	初级护师离职人数	统计周期内，医疗机构中在护理岗位工作的职称为初级（师）的执业护士自愿离职人数。	**护师离职人数** **定义**：统计周期内，医疗机构中在护理岗位工作的职称为初级（师）的执业护士自愿离职人数。离职时间以与医疗机构解除劳动合同的时间统计。 **包含**：自愿离职的初级（师）职称护士。 **排除**：因退休、死亡或被辞退而离开医疗机构的护士；在同一医疗机构岗位调整的护士。 **举例**：如第一季度填写的是 1 月 1 日到 3 月 31 日的初级（师）职称护士离职人数。	全院范围
	55	主管护师离职人数	统计周期内，医疗机构中在护理岗位工作的职称为主管护师的执业护士自愿离职人数。	**主管护师离职人数** **定义**：统计周期内，医疗机构中在护理岗位工作的职称为主管护师的执业护士自愿离职人数。离职时间以与医疗机构解除劳动合同的时间统计。 **包含**：自愿离职的主管护师职称护士。 **排除**：因退休、死亡或被辞退而离开医疗机构的护士；在同一医疗机构岗位调整的护士。 **举例**：如第一季度填写的是 1 月 1 日到 3 月 31 日的主管护师职称护士离职人数。	全院范围
	56	副主任护师离职人数	统计周期内，医疗机构中在护理岗位工作的职称为副主任护师的执业护士自愿离职人数。	**副主任护师离职人数** **定义**：统计周期内，医疗机构中在护理岗位工作的职称为副主任护师的执业护士自愿离职人数。离职时间以与医疗机构解除劳动合同的时间统计。 **包含**：自愿离职的副主任护师职称护士。 **排除**：因退休、死亡或被辞退而离开医疗机构的护士；在同一医疗机构岗位调整的护士。 **举例**：如第一季度填写的是 1 月 1 日到 3 月 31 日的副主任护师职称护士离职人数。	全院范围
	57	主任护师离职人数	统计周期内，医疗机构中在护理岗位工作的职称为主任护师的执业护士自愿离职人数。	**主任护师离职人数** **定义**：统计周期内，医疗机构中在护理岗位工作的职称为主任护师的执业护士自愿离职人数。离职时间以与医疗机构解除劳动合同的时间统计。 **包含**：自愿离职的主任护师职称护士。 **排除**：因退休、死亡或被辞退而离开医疗机构的护士；在同一医疗机构岗位调整的护士。 **举例**：如第一季度填写的是 1 月 1 日到 3 月 31 日的主任护师离职人数。	全院范围

分类名称	序号	变量名称	变量定义	变量解释说明	采集范围
离职相关数据	58	本季度各职称护士离职总人数	自动合计。	**各职称护士离职总人数** **计算方法：** 各职称护士离职总人数＝护士（初级）离职人数＋护师离职人数＋主管护师离职人数＋副主任护师离职人数＋主任护师离职人数。	全院范围
	59	中专护士离职人数	统计周期内，医疗机构中在护理岗位工作的中专学历执业护士自愿离职人数。	**中专护士离职人数** **定义：** 统计周期内，医疗机构中在护理岗位工作的中专学历护士自愿离职人数。离职时间以与医疗机构解除劳动合同的时间统计。统计时以最高学历为准。 **包含：** 自愿离职的中专学历护士。 **排除：** 因退休、死亡或被辞退而离开医疗机构的护士；在同一医疗机构岗位调整的护士。 **举例：** 如第一季度填写的是1月1日到3月31日的中专学历护士离职人数。	全院范围
	60	大专护士离职人数	统计周期内，医疗机构中在护理岗位工作的大专学历执业护士自愿离职人数。	**大专护士离职人数** **定义：** 统计周期内，医疗机构中在护理岗位工作的大专学历护士自愿离职人数。离职时间以与医疗机构解除劳动合同的时间统计。统计时以最高学历为准。 **包含：** 自愿离职的大专学历护士。 **排除：** 调整因退休、死亡或被辞退而离开医疗机构的护士；在同一医疗机构岗位调整的护士。 **举例：** 如第一季度填写的是1月1日到3月31日的大专学历护士离职人数。	全院范围
	61	本科护士离职人数	统计周期内，医疗机构中在护理岗位工作的本科学历和（或）学士学位执业护士自愿离职人数。	**本科护士离职人数** **定义：** 统计周期内，医疗机构中在护理岗位工作的本科学历和（或）学士学位执业护士自愿离职人数。离职时间以与医疗机构解除劳动合同的时间统计。统计时以最高学历和（或）学位为准。 **包含：** 自愿离职的本科学历和（或）学士学位护士。 **排除：** 调整因退休、死亡或被辞退而离开医疗机构的护士；在同一医疗机构岗位调整的护士。 **举例：** 如第一季度填写的是1月1日到3月31日的本科学历和（或）学士学位护士离职人数。	全院范围
	62	硕士护士离职人数	统计周期内，医疗机构中在护理岗位工作的硕士研究生学历和（或）硕士学位执业护士自愿离职人数。	**硕士护士离职人数** **定义：** 统计周期内，医疗机构中在护理岗位工作的硕士研究生学历和（或）硕士学位执业护士自愿离职人数。离职时间以与医疗机构解除劳动合同的时间统计。统计时以最高学历和（或）学位为准。 **包含：** 自愿离职的硕士研究生学历和（或）硕士学位护士。 **排除：** 因退休、死亡或被辞退而离开医疗机构的护士；在同一医疗机构岗位调整的护士。 **举例：** 如第一季度填写的是1月1日到3月31日的硕士研究生学历和（或）硕士学位护士离职人数。	全院范围

分类名称	序号	变量名称	变量定义	变量解释说明	采集范围
离职相关数据	63	博士护士离职人数	统计周期内，医疗机构中在护理岗位工作的博士研究生学历和（或）博士学位执业护士自愿离职人数。	**博士护士离职人数** **定义**：统计周期内，医疗机构中在护理岗位工作的博士研究生学历和（或）博士学位执业护士自愿离职人数。离职时间以与医疗机构解除劳动合同的时间统计。统计时以最高学历和（或）学位为准。 **包含**：自愿离职的博士研究生学历和（或）博士学位的护士。 **排除**：因退休、死亡或被辞退而离开医疗机构的护士；在同一医疗机构岗位调整的护士。 **举例**：如第一季度填写的是 1 月 1 日到 3 月 31 日的博士研究生学历和（或）博士学位护士离职人数。	全院范围
	64	本季度各学历护士离职总人数	自动合计。	**各学历护士离职总人数** **计算方法**：各学历护士离职总人数＝中专护士离职人数＋大专护士离职人数＋本科护士离职人数＋硕士护士离职人数＋博士护士离职人数。	全院范围
	65	＜1 年资护士离职人数	统计周期内，医疗机构中在护理岗位工作＜1 年资执业护士自愿离职人数。	**＜1 年资护士离职人数** **定义**：统计周期内，医疗机构中在护理岗位工作＜1 年资执业护士自愿离职人数。离职时间以与医疗机构解除劳动合同的时间统计。 **排除**：因退休、死亡或被辞退而离开医疗机构的护士；在同一医疗机构岗位调整的护士。 **举例**：如第一季度填写的是 1 月 1 日到 3 月 31 日的＜1 年资执业护士离职人数。	全院范围
	66	1≤y＜2 年资护士离职人数	统计周期内，医疗机构中在护理岗位工作 1≤y＜2 年资执业护士自愿离职人数。	**1≤y＜2 年资护士离职人数** **定义**：统计周期内，医疗机构中在护理岗位工作 1≤y＜2 年资执业护士自愿离职人数。离职时间以与医疗机构解除劳动合同的时间统计。 **排除**：因退休、死亡或被辞退而离开医疗机构的护士；在同一医疗机构岗位调整的护士。 **举例**：如第一季度填写的是 1 月 1 日到 3 月 31 日的 1≤y＜2 年资执业护士离职人数。	全院范围
	67	2≤y＜5 年资护士离职人数	统计周期内，医疗机构中在护理岗位工作 2≤y＜5 年资执业护士自愿离职人数。	**2≤y＜5 年资护士离职人数** **定义**：统计周期内，医疗机构中在护理岗位工作 2≤y＜5 年资执业护士自愿离职人数。离职时间以与医疗机构解除劳动合同的时间统计。 **排除**：因退休、死亡或被辞退而离开医疗机构的护士；在同一医疗机构岗位调整的护士。 **举例**：如第一季度填写的是 1 月 1 日到 3 月 31 日的 2≤y＜5 年资执业护士离职人数。	全院范围

续表

分类名称	序号	变量名称	变量定义	变量解释说明	采集范围
离职相关数据	68	5≤y<10年资护士离职人数	统计周期内，医疗机构中在护理岗位工作5≤y<10年资执业护士自愿离职人数。	**5≤y<10年资护士离职人数** **定义：**统计周期内，医疗机构中在护理岗位工作5≤y<10年资执业护士自愿离职人数。离职时间以与医疗机构解除劳动合同的时间统计。 **排除：**因退休、死亡或被辞退而离开医疗机构的护士；在同一医疗机构岗位调整的护士。 **举例：**如第一季度填写的是1月1日到3月31日的5≤y<10年资执业护士离职人数。	全院范围
	69	10≤y<20年资护士离职人数	统计周期内，医疗机构中在护理岗位工作10≤y<20年资执业护士自愿离职人数。	**10≤y<20年资护士离职人数** **定义：**统计周期内，医疗机构中在护理岗位工作10≤y<20年资执业护士自愿离职人数。离职时间以与医疗机构解除劳动合同的时间统计。 **排除：**因退休、死亡或被辞退而离开医疗机构的护士；在同一医疗机构岗位调整的护士。 **举例：**如第一季度填写的是1月1日到3月31日的10≤y<20年资执业护士离职人数。	全院范围
	70	≥20年资护士离职人数	统计周期内，医疗机构中在护理岗位工作≥20年资执业护士自愿离职人数。	**≥20年资护士离职人数** **定义：**统计周期内，医疗机构中在护理岗位工作≥20年资执业护士自愿离职人数。离职时间以与医疗机构解除劳动合同的时间统计。 **排除：**因退休、死亡或被辞退而离开医疗机构的护士；在同一医疗机构岗位调整的护士。 **举例：**如第一季度填写的是1月1日到3月31日的≥20年资执业护士离职人数。	全院范围
	71	本季度各工作年限护士离职总人数	自动合计。	**各工作年限护士离职总人数** **计算方法：**各工作年限护士离职总人数＝<1年资护士离职人数+1≤y<2年资护士离职人数+2≤y<5年资护士离职人数+5≤y<10年资护士离职人数+10≤y<20年资护士离职人数+≥20年资护士离职人数。	全院范围
身体约束相关数据	72	住院患者身体约束日数	统计周期内，住院患者身体约束的日数。	**住院患者身体约束日数** **定义：**统计周期内，住院患者身体约束的日数，每例患者每天约束1次或1次以上、约束1个或多个部位均计为1日。如身体约束患者从医疗机构A科转入B科，身体约束日作为1日计算，由转出科室记录约束日数。 **身体约束：**是指通过使用相关器具或设备附加在或临近于患者的身体（该器具或设备不能被患者自行控制或轻易移除），限制其身体或身体某部位自由活动和（或）触及自己身体的某部位。 **排除：**术中因体位需要的约束；麻醉恢复室的约束；药物约束；床档约束（为预防患者坠床等原因使用护栏固定于床边两侧）；因疾病需要的空间限制（如传染性疾病隔离）；矫形器、模型固定器、牵引器等治疗设施的固定；儿童注射临时制动；新生儿日常包裹。	有住院床位的科室

分类名称	序号	变量名称	变量定义	变量解释说明	采集范围
导管非计划拔管相关数据	73	气管导管非计划拔管例次数	统计周期内，住院患者留置气管导管（包含气管插管导管和气管切开导管）发生非诊疗计划范畴内的拔管例次数总和。	**气管导管非计划拔管例次数** **定义**：统计周期内，住院患者留置气管导管（包含气管插管导管和气管切开导管）发生非诊疗计划范畴内的拔管例次数总和。 **包含**：患者自行拔除的气管导管；各种原因导致的气管导管滑脱；因导管质量问题及导管堵塞等情况需要提前拔除的气管导管；因导管相关感染需提前拔除的气管导管。 **排除**：医生根据患者病情转归程度，达到拔除导管指征，医嘱拔除导管；导管留置时间达到上限，应拔除或更换导管；一次性插管的导管；门急诊等非住院病区患者的非计划拔管。	有住院床位的科室
	74	气管导管留置总日数	统计周期内，住院患者留置气管导管的日数总和。	**气管导管留置总日数** **定义**：统计周期内，住院患者留置气管导管的日数总和。 **包含**：留置气管导管日数。气管导管包含气管插管导管和气管切开导管。 **排除**：一次性插管患者插管日数；门急诊等非住院病区置管患者的留置日数。 **计算方法**：①统计周期内，住院患者留置气管导管的长期医嘱跨越 0 点的次数和。每跨越 0 点 1 次计作 1 日，当天置入并拔除的不统计。②带管入院患者以入院当日开始，跨 0 点 1 次计作 1 日；带管出院患者以出院日期为止。③1 根气管导管留置日数＝该导管的拔除日期－置入日期。依此累计本季度所有留置气管导管的住院患者气管导管留置总日数。	有住院床位的科室
	75	CVC 非计划拔管例次数	统计周期内，住院患者留置 CVC 发生非诊疗计划范畴内的拔管例次数总和。	**CVC 非计划拔管例次数** **定义**：统计周期内，住院患者留置 CVC 发生非诊疗计划范畴内的拔管例次数总和。同一患者在统计周期内，CVC 非计划拔管例次数按实际发生频次计算。 **包含**：患者自行拔除 CVC；各种原因导致的 CVC 滑脱；因导管质量问题及导管堵塞等情况需要提前拔除的 CVC；因导管相关感染需要提前拔除的 CVC。 **排除**：血液透析用导管；医生根据患者病情转归程度，达到拔除导管指征，医嘱拔除导管；导管留置时间达到上限，应拔除或更换导管；门急诊等非住院病区患者的非计划拔管。	有住院床位的科室
	76	CVC 留置总日数	统计周期内，住院患者留置 CVC 的日数总和。	**CVC 留置总日数** **定义**：统计周期内，住院患者留置 CVC 的日数总和。 **包含**：留置 CVC 日数。 **排除**：血液透析用导管日数；门急诊等非住院病区置管患者的留置日数。 **计算方法**：①统计周期内，住院患者留置 CVC 的长期医嘱跨越 0 点的次数和。每跨越 0 点 1 次计作 1 日，当天置入并拔除的不统计。②带管入院患者以入院当日开始，跨 0 点 1 次计作 1 日；带管出院患者以出院日期为止。③1 根 CVC 留置日数＝该导管的拔除日期－置入日期。依此累计本季度所有留置 CVC 的住院患者 CVC 留置总日数。	有住院床位的科室

分类名称	序号	变量名称	变量定义	变量解释说明	采集范围
导管非计划拔管相关数据	77	PICC 非计划拔管例次数	统计周期内，住院患者留置 PICC 发生非诊疗计划范畴内的拔管例次数总和。	**PICC 非计划拔管例次数** **定义**：统计周期内，住院患者留置 PICC 发生非诊疗计划范畴内的拔管例次数总和。同一患者在统计周期内，发生 PICC 非计划拔管次数按实际发生频次计算。 **包含**：患者自行拔除 PICC；各种原因导致的 PICC 滑脱；因导管质量问题及导管堵塞等情况需要提前拔除的 PICC；因导管相关感染需要提前拔除的 PICC。 **排除**：医生根据患者病情转归程度，达到拔除导管指征，医嘱拔除导管；导管留置时间达到上限，应拔除或更换导管；门急诊等非住院病区患者的非计划拔管。	有住院床位的科室
	78	PICC 留置总日数	统计周期内，住院患者留置 PICC 的日数总和。	**PICC 留置总日数** **定义**：统计周期内住院患者留置 PICC 的日数总和。 **包含**：留置 PICC 日数． **排除**：门急诊等非住院病区置管患者的留置日数。 **计算方法**：①统计周期内，住院患者留置 PICC 的长期医嘱跨越 0 点的次数和。每跨越 0 点 1 次计作 1 日，当天置入并拔除的不统计。②带管入院患者以入院当日开始，跨 0 点 1 次计作 1 日；带管出院患者以出院日期为止。依此累计本季度所有留置 PICC 的住院患者 PICC 留置总日数。	有住院床位的科室
	79	导尿管非计划拔管发生例次数	统计周期内，住院患者留置导尿管发生非诊疗计划范畴内的拔管例次数总和。	**导尿管非计划拔管发生例次数** **定义**：统计周期内，住院患者留置导尿管发生非诊疗计划范畴内的拔管例次数总和。同一患者在统计周期内，发生导尿管非计划拔管次数按实际发生频次计算。 **包含**：患者自行拔除导尿管；各种原因导致的导尿管滑脱；因导管质量问题及导管堵塞等情况需要提前拔除的导尿管；因导管相关感染需要提前拔除的导尿管。 **排除**：医生根据患者病情转归程度，达到拔除导管指征，医嘱拔除导管；导管留置时间达到上限，应拔除或更换导管；一次性插管的导管，如临时导尿；门急诊等非住院病区患者的非计划拔管。	有住院床位的科室
	80	导尿管留置总日数	统计周期内，住院患者留置导尿管的日数总和。	**导尿管留置总日数** **定义**：统计周期内，住院患者留置导尿管的日数总和。 **包含**：留置导尿管日数。 **排除**：临时导尿日数；门急诊等非住院病区置管患者的留置日数。 **计算方法**：①统计周期内，住院患者留置导尿管的长期医嘱跨越 0 点的次数和。每跨越 0 点 1 次计作 1 日，当天置入并拔除的不统计。②带管入院患者以入院当日开始，跨 0 点 1 次计作 1 日；带管出院患者以出院日期为止。③1 根导尿管留置日数＝该导管的拔除日期－置入日期。依此累计本季度所有留置导尿管的住院患者导尿管留置总日数。	有住院床位的科室

续表

分类名称	序号	变量名称	变量定义	变量解释说明	采集范围
导管非计划拔管相关数据	81	胃肠管（经口、经鼻）非计划拔管发生例次数	统计周期内，住院患者留置（经口、经鼻）胃肠管发生非诊疗计划范畴内的拔管例次数总和。	**胃肠管（经口、经鼻）非计划拔管发生例次数** **定义：** 统计周期内，住院患者留置（经口、经鼻）胃肠管发生非诊疗计划范畴内的拔管例次数总和。同一患者在统计周期内发生胃肠管（经口、经鼻）非计划拔管次数按实际发生频次计算。 **包含：** 患者自行拔除胃肠管；各种原因导致的胃肠管滑脱；因导管质量问题及导管堵塞等情况需要提前拔除的胃肠管。 **排除：** 胃肠造瘘管；医生根据患者病情转归程度，达到拔除导管指征，医嘱拔除导管；导管留置时间达到上限，应拔除或更换导管；一次性插管的导管，如单纯洗胃；门急诊等非住院病区患者的非计划拔管。	有住院床位的科室
	82	胃肠管（经口、经鼻）留置总日数	统计周期内，住院患者留置（经口、经鼻）胃肠管的日数总和。	**胃肠管（经口、经鼻）留置总日数** **定义：** 统计周期内，住院患者留置（经口、经鼻）胃肠管的日数总和。 **包含：** 留置胃肠管（经口、经鼻）日数。 **排除：** 单纯洗胃的留置日数；胃肠造瘘管的留置日数；门急诊等非住院病区置管患者的留置日数。 **计算方法：** ①统计周期内，住院患者留置胃肠管的长期医嘱跨越 0 点的次数和。每跨越 0 点 1 次计作 1 日，当天置入并拔除的不统计。②带管入院患者以入院当日开始，跨 0 点 1 次计作 1 日；带管出院患者以出院日期为止。③1 根胃肠管留置日数＝该导管的拔除日期－置入日期。依此累计本季度所有留置胃肠管的住院患者胃肠管留置总日数。	有住院床位的科室
导管相关性感染相关数据	83	PICC 相关血流感染发生例次数	统计周期内，住院患者留置 PICC 48 小时后至拔除 PICC 48 小时内发生的原发性血流感染例次数。	**PICC 相关血流感染发生例次数** **定义：** 统计周期内，住院患者留置 PICC 48 小时后至拔除 PICC 48 小时内发生的原发性血流感染例次数。同一患者在统计周期内发生的 PICC 相关血流感染发生例次数按实际发生频次计算。 **中心血管导管相关血流感染发生例次数：** PICC 相关血流感染发生例次数 +CVC 相关血流感染发生例次数。	有住院床位的科室
	84	CVC 相关血流感染发生例次数	统计周期内，住院患者留置 CVC 48 小时后至拔除 CVC 48 小时内发生的原发性血流感染例次数。	**CVC 相关血流感染发生例次数** **定义：** 统计周期内，住院患者留置 CVC 48 小时后至拔除 CVC 48 小时内发生的原发性血流感染例次数。同一患者在统计周期发生的 CVC 相关血流感染发生例次数按实际发生频次计算。 **中心血管导管相关血流感染发生例次数：** PICC 相关血流感染发生例次数 +CVC 相关血流感染发生例次数。	有住院床位的科室

分类名称	序号	变量名称	变量定义	变量解释说明	采集范围
导管相关性感染相关数据	85	VAP发生例次数	统计周期内，住院患者建立人工气道（气管插管或气管切开）并接受机械通气48小时后至停止机械通气、拔除人工气道48小时内所发生的肺炎例次数。	**VAP发生例次数** **定义**：统计周期内，住院患者建立人工气道（气管插管或气管切开）并接受机械通气48小时后至停止机械通气、拔除人工气道48小时内所发生的肺炎例次数。同一患者在统计周期内发生的呼吸机相关肺炎例次数按实际发生频次计算。 **VAP**：呼吸机相关性肺炎，是指机械通气48小时后至停用机械通气、拔除人工气道（气管插管或气管切开）导管后48小时内发生的新的感染性肺实质炎性反应 **包含**：使用机械通气48小时后至停止机械通气、拔除人工气道（气管插管或气管开）48小时内所发生的肺炎。	有住院床位的科室
	86	有创机械通气总日数	统计周期内，住院患者经人工气道（包括气管插管和气管切开）接呼吸机辅助通气的日数总和。	**有创机械通气总日数** **定义**：统计周期内，住院患者经人工气道（包括气管插管和气管切开）接呼吸机辅助通气的日数总和。 **有创机械通气**：需要通过气管插管或气管切开建立有创人工气道进行机械通气的方法。 **包含**：有创机械通气日数。 **排除**：无创机械通气日数；门急诊等非住院病区置管患者的留置日数。 **计算方法**：①统计周期内住院患者使用有创机械通气的长期医嘱跨越0点的次数和。每跨越0点1次计作1日，当天置入并拔除的不统计。②也可用有创机械通气的结束日期减去开始日期计算。	有住院床位的科室
	87	CAUTI发生例次数	统计周期内，住院患者留置导尿管48小时后至拔除导尿管48小时内发生的泌尿系统感染例次数。	**CAUTI发生例次数** **定义**：统计周期内，住院患者留置导尿管48h后至拔除导尿管48小时内发生的泌尿系统感染例次数。同一患者在统计周期内发生导尿管相关尿路感染例次数以按实际发生频次计算。 **CAUTI**：指患者留置导尿管48小时后至拔除导尿管48小时内发生泌尿系统感染。 **包含**：留置导尿管48小时后至拔除导尿管48小时内发生的导尿管相关感染。	有住院床位的科室
跌倒相关数据	88	住院患者跌倒例次数	统计周期内，所有住院患者在医疗机构任何场所发生的跌倒例次数之和。	**住院患者跌倒发生总例次数** **定义**：统计周期内，所有住院患者在医疗机构任何场所发生的跌倒例次数之和。同一患者多次跌倒按实际发生频次计算。 **跌倒**：住院患者在医疗机构任何场所，未预见性的倒于地面或倒于比初始位置更低的地方，可伴或不伴有外伤。跌倒包含坠床。 **包含**：同一患者多次发生的跌倒；坠床。 **排除**：非医疗机构场所发生的跌倒；非住院患者（门诊、急诊留观室等）发生的跌倒；住院患儿生理性跌倒（小儿行走中无伤害跌倒）。 **计算方法**：系统自动合计。跌倒例次数=跌倒无伤害（0级）+跌倒轻度伤害（1级）+跌倒中度伤害（2级）+跌倒重度伤害（3级）+跌倒死亡例次数之和。	有住院床位的科室

分类名称	序号	变量名称	变量定义	变量解释说明	采集范围
跌倒相关数据	89	跌倒无伤害（0级）例次数	统计周期内，住院患者跌倒伤害严重度0级例次数。	**住院患者跌倒无伤害（0级）例次数** **定义**：统计周期内，住院患者跌倒伤害严重度0级例次数。 **跌倒无伤害（0级）**：跌倒后，评估无损伤症状或体征。	有住院床位的科室
	90	跌倒轻度伤害（1级）例次数	统计周期内，住院患者跌倒伤害严重度1级例次数。	**住院患者跌倒轻度伤害（1级）例次数** **定义**：统计周期内，住院患者跌倒伤害严重度1级例次数。 **跌倒轻度伤害（1级）**：住院患者跌倒导致青肿、擦伤、疼痛，需要冰敷、包扎、伤口清洁、肢体抬高、局部用药等。	有住院床位的科室
	91	跌倒中度伤害（2级）例次数	统计周期内，住院患者跌倒伤害严重度2级例次数。	**住院患者跌倒中度伤害（2级）例次数** **定义**：统计周期内，住院患者跌倒伤害严重度2级例次数。 **跌倒中度伤害（2级）**：住院患者跌倒导致肌肉或关节损伤，需要缝合、使用皮肤胶、夹板固定等。	有住院床位的科室
	92	跌倒重度伤害（3级）例次数	统计周期内，住院患者跌倒伤害严重度3级例次数。	**住院患者跌倒重度伤害（3级）例次数** **定义**：统计周期内，住院患者跌倒伤害严重度3级例次数。 **跌倒重度伤害（3级）**：住院患者跌倒导致骨折、神经或内部损伤，需要手术、石膏、牵引等。	有住院床位的科室
	93	跌倒死亡例数	统计周期内，住院患者跌倒死亡例数。	**住院患者跌倒死亡例数** **定义**：统计周期内，住院患者跌倒死亡例数。 **跌倒死亡**：住院患者因跌倒受伤而死亡（而不是由于引起跌倒的生理事件本身而导致的死亡）。	有住院床位的科室
	94	跌倒伤害总例次数	自动求和。	**跌倒伤害总例次数** **定义**：统计周期内，住院患者跌倒伤害总例次数。跌倒伤害总例次数应小于或等于跌倒发生总例次数。 **排除**：无伤害的跌倒。 **计算方法**：跌倒伤害总例次数＝跌倒轻度伤害（1级）例次数＋跌倒中度伤害（2级）例次数＋跌倒重度伤害（3级）例次数＋跌倒死亡例数。	有住院床位的科室
院内压力性损伤相关数据	95	住院患者2期及以上院内压力性损伤新发病数	统计周期内，患者入院24小时后新发的2期及以上压力性损伤例数。	**住院患者2期及以上院内压力性损伤新发例数** **定义**：统计周期内，患者入院24小时后新发的2期及以上压力性损伤例数。院外带入压力性损伤患者入院24小时后新发生的2期及以上压力性损伤计作1例。同一患者一次住院期间发生1处或多处2期及以上压力性损伤，均计作1例，期别按最高期别统计。 **院内压力性损伤**：患者入院24小时后新发生的压力性损伤。 **包含**：患者入院24小时后发现或证实的2期及以上压力性损伤、不可分期压力性损伤、深部组织损伤、医疗器械相关压力性损伤。 **排除**：因动脉阻塞、静脉功能不全、糖尿病相关神经病变或失禁性皮炎等造成的皮肤损伤；院外带入压力性损伤。	有住院床位的科室

分类名称	序号	变量名称	变量定义	变量解释说明	采集范围
ICU人力资源结构——护士在ICU工作年限相关数据	96	季初ICU科室工作年限<1年护士人数	季初在本医院重症监护类科室护理岗位工作<1年的执业护士人数。	**ICU科室工作年限<1年护士人数** **定义**：从护士注册后并在本院重症监护类科室连续工作<1年的护士人数，满12个月算1年。 **计算方法**：不包含护士在其他医院ICU的工作年限。在本院重症监护类科室工作中断不足1年的视为连续工作，中断超过1年的，应将中断年限扣除。	ICU科室
	97	季末ICU科室工作年限<1年护士人数	季末在医院重症监护类科室护理岗位工作<1年的执业护士人数。	**ICU科室工作年限<1年护士人数** **定义**：从护士注册后并在本院重症监护类科室连续工作<1年的护士人数，满12个月算1年。 **计算方法**：不包含护士在其他医院ICU的工作年限。在本院重症监护类科室工作中断不足1年的视为连续工作，中断超过1年的，应将中断年限扣除。	ICU科室
	98	季初ICU科室工作年限1≤y<2年护士人数	季初在本医院重症监护类科室护理岗位工作1≤y<2年的执业护士人数。	**ICU科室工作年限1≤y<2年护士人数** **定义**：从护士注册后并在本院重症监护类科室连续工作1≤y<2年的护士人数，满12个月算1年。 **计算方法**：不包含护士在其他医院ICU的工作年限。在本院重症监护类科室工作中断不足1年的视为连续工作，中断超过1年的，应将中断年限扣除。	ICU科室
	99	季末ICU科室工作年限1≤y<2年护士人数	季末在本医院重症监护类科室护理岗位工作1≤y<2年的执业护士人数。	**ICU科室工作年限1≤y<2年护士人数** **定义**：从护士注册后并在本院重症监护类科室连续工作1≤y<2年的护士人数，满12个月算1年。 **计算方法**：不包含护士在其他医院ICU的工作年限。在本院重症监护类科室工作中断不足1年的视为连续工作，中断超过1年的，应将中断年限扣除。	ICU科室
	100	季初ICU科室工作年限2≤y<5年护士人数	季初在本医院重症监护类科室护理岗位工作2≤y<5年的执业护士人数。	**ICU科室工作年限2≤y<5年护士人数** **定义**：从护士注册后并在本院重症监护类科室连续工作2≤y<5年资的护士人数，满12个月算1年。 **计算方法**：不包含护士在其他医院ICU的工作年限。在本院重症监护类科室工作中断不足1年的视为连续工作，中断超过1年的，应将中断年限扣除。	ICU科室
	101	季末ICU科室工作年限2≤y<5年护士人数	季末在本医院重症监护类科室护理岗位工作2≤y<5年的执业护士人数。	**ICU科室工作年限2≤y<5年护士人数** **定义**：从护士注册后并在本院重症监护类科室连续工作2≤y<5年的护士人数，满12个月算1年。 **计算方法**：不包含护士在其他医院ICU的工作年限。在本院重症监护类科室工作中断不足1年的视为连续工作，中断超过1年的，应将中断年限扣除。	ICU科室
	102	季初ICU科室工作年限≥5年护士人数	季初在本医院重症监护类科室护理岗位工作≥5年的执业护士人数。	**ICU科室工作年限≥5年护士人数** **定义**：从护士注册后并在本院重症监护类科室连续工作≥5年年资的护士人数，满12个月算1年。 **计算方法**：不包含护士在其他医院ICU的工作年限。在本院重症监护类科室工作中断不足1年的视为连续工作，中断超过1年的，应将中断年限扣除。	ICU科室

分类名称	序号	变量名称	变量定义	变量解释说明	采集范围
ICU 人力资源结构——护士在 ICU 工作年限相关数据	103	季末 ICU 科室工作年限≥5 年护士人数	季末在本医院重症监护类科室护理岗位工作≥5 年的执业护士人数。	**ICU 科室工作年限≥5 年护士人数** **定义**：从护士注册后并在本院重症监护类科室连续工作≥5 年的护士人数，满 12 个月算 1 年。 **计算方法**：不包含护士在其他医院 ICU 的工作年限。在本院重症监护类科室工作中断不足 1 年的视为连续工作，中断超过 1 年的，应将中断年限扣除。	ICU 科室
APACHE Ⅱ 评分相关数据	104	APACHE Ⅱ 评分<10 分患者总数	统计周期内，ICU 新入患者 24 小时内进行的 APACHE Ⅱ 评分<10 分的患者数之和。	**APACHE Ⅱ 评分<10 分患者总数** **定义**：ICU 新入患者 24 小时内进行的 APACHE Ⅱ 评分<10 分的患者数之和。	ICU 科室
	105	10 分≤APACHE Ⅱ 评分<15 分患者总数	统计周期内，ICU 新入患者 24 小时内进行的 10 分≤APACHE Ⅱ 评分<15 分的患者数之和。	**10 分≤APACHE Ⅱ 评分<15 分患者总数** **定义**：ICU 新入患者 24 小时内进行的 APACHE Ⅱ 评分，10 分≤APACHE Ⅱ 评分<15 分患者数之和。	ICU 科室
	106	15 分≤APACHE Ⅱ 评分<20 分患者总数	统计周期内，ICU 新入患者 24 小时内进行的 15 分≤APACHE Ⅱ 评分<20 分的患者数之和。	**15 分≤APACHE Ⅱ 评分<20 分患者总数** **定义**：ICU 新入患者 24 小时内进行的 APACHE Ⅱ 评分，15 分≤APACHE Ⅱ 评分<20 分患者数之和。	ICU 科室
	107	20 分≤APACHE Ⅱ 评分<25 分患者总数	统计周期内，ICU 新入患者 24 小时内进行的 20 分≤APACHE Ⅱ 评分<25 分的患者数之和。	**20 分≤APACHE Ⅱ 评分<25 分患者总数** **定义**：ICU 新入患者 24 小时内进行的 APACHE Ⅱ 评分，20 分≤APACHE Ⅱ 评分<25 分患者数之和。	ICU 科室
	108	APACHE Ⅱ 评分≥25 分患者总数	统计周期内，ICU 新入患者 24 小时内进行的 APACHE Ⅱ 评分≥25 分的患者数之和。	**APACHE Ⅱ 评分≥25 分患者总数** **定义**：ICU 新入患者 24 小时内进行的 APACHE Ⅱ 评分≥25 分的患者数之和。	ICU 科室

附录 3-2　跌倒（坠床）相关信息收集表

1. 发生病区名称（与护理部病区信息维护名称一致）:（　　　　　　　　　　　）

2. 住院患者病案号:

3. 入院时间: _____ 年 ____ 月 ____ 日

4. 性别: □男　□女

5. 年龄: □新生儿　□1~6月龄　□7~12月龄　□1~6岁　□7~12岁　□13~18岁
　　　　□19~64岁　□65岁及以上

6. 该患者本次住院跌倒（坠床）第次: □第1次　□第2次　□第3次　□>3次

7. 发生日期: _____ 年 ____ 月 ____ 日

8. 发生时间: ____ 时 ____ 分（24小时制）

9. 发生地点: □病区内　□病区外（院区内）

10. 跌倒（坠床）前患者活动能力:
　　□活动自如　□卧床不起　□需要手杖辅具　□需要轮椅辅具　□需要助行器辅具　□需要假肢辅具

11. 跌倒（坠床）发生于何项活动过程:
　　□躺卧病床　□上下病床　□坐床旁椅　□如厕　□沐浴时　□站立　□行走时　□上下平车
　　□坐轮椅　□上下诊床　□使用电梯时　□从事康复活动时　□其他

12. 跌倒（坠床）伤害级别:
　　□跌倒无伤害（0级）　□轻度伤害（1级）　□中度伤害（2级）　□重度伤害（3级）　□死亡

13. 跌倒（坠床）前有无跌倒（坠床）风险评估: □有　□无（若选无，跳过14, 15, 16项）

14. 跌倒（坠床）风险评估工具:
　　□Morse跌倒（坠床）风险评估量表
　　□约翰霍普金斯跌倒（坠床）风险评估量表
　　□改良版Humpty Dumpty儿童跌倒（坠床）风险量表
　　□托马斯跌倒（坠床）风险评估工具
　　□Hendrich跌倒（坠床）风险评估表
　　□其他

15. 跌倒（坠床）前跌倒风险评估级别: □高危　□非高危

16. 最近1次跌倒（坠床）风险评估距离跌倒（坠床）发生时间:
　　□小于24小时　□1天　□2天　□3天　□4天　□5天　□6天　□1周　□1周前　□不确定

17. 跌倒（坠床）时有无约束: □是　□否

18. 跌倒（坠床）发生时当班责任护士工作年限:
　　□<1年　□1≤y<2年　□2≤y<5年　□5≤y<10年　□10≤y<20年　□≥20年

19. 跌倒（坠床）发生时在岗责任护士人数: _____ 人（只能填整数）

20. 跌倒（坠床）发生时病区在院患者数: _____ 人（只能填整数）

附录 3-3　新发 2 期及以上院内压力性损伤相关信息收集表

1. 发生病区名称（与护理部病区信息维护名称一致）:（　　　　　　　　　　　　）
2. 住院患者病案号:
3. 入院时间: _____ 年 ___ 月 ___ 日
4. 性别: □男　□女
5. 年龄: □新生儿　　□1～6 月龄　□7～12 月龄　□1～6 岁　□7～12 岁　□13～18 岁
　　　　□19～64 岁　□65 岁及以上
6. 发生日期: _____ 年 ___ 月 ___ 日
7. 压力性损伤风险评估工具:
　　□ Braden 评分表　□ Norton 评分表　□ Waterlow 评分表　□ Braden-Q 评分表　□其他　□未评估
8. 入病区时是否进行压力性损伤风险评估: □是　□否（选择否，跳过 9）
9. 入病区时压力性损伤风险评估级别: □低危　□中危　□高危　□极高危
10. 最近 1 次压力性损伤风险评估距离发现时间:
　　□＜ 24 小时　□1 天　□2 天　□3 天　□4 天　□5 天　□6 天　□1 周　□ 1 周前
　　□不确定　□未评估（选择未评估，跳过 11）
11. 最近 1 次压力性损伤风险评估级别: □低危　□中危　□高危　□极高危
12. 入本病区 24 小时后新发 2 期及以上院内压力性损伤部位数:

分期、类型	入本病区 24 小时后新发 2 期及以上院内压力性损伤部位数	其中，医疗器械相关压力性损伤部位数
2 期		
3 期		
4 期		
深部组织损伤		
不可分期		
黏膜压力性损伤		
合计	（此数应与 12 题结果相等）	（此数应小于或等于 12 题结果）

附录 3-4 气管导管非计划拔管相关信息收集表

1. 发生病区名称（与护理部病区信息维护名称一致）：（　　　　　　　　　）

2. 住院患者病案号：

3. 入院时间：＿＿＿＿年＿＿月＿＿日

4. 性别：□男　□女

5. 年龄：□新生儿　　□1～6月龄　□7～12月龄　□1～6岁　□7～12岁　□13～18岁
　　　　□19～64岁　□65岁及以上

6. 该患者本次住院非计划拔管第次数：□第1次　□第2次　□第3次　□＞3次

7. 发生日期：＿＿＿＿年＿＿月＿＿日

8. 发生时间：＿＿＿时＿＿分（24小时制）

9. 发生地点：□病区内　□病区外（院区内）

10. 导管名称：（单选）
　　　□气管插管　□气管切开导管

11. 非计划拔管主要原因：
　　　□患者自拔　□管路滑脱　□阻塞　□感染　□管路损坏　□其他

12. 是否24小时内重置：□是　□否

13. 非计划拔管时有无约束：□是　□否

14. 非计划拔管时患者状态：
　　　□卧床时　□翻身时　□过床时　□转运时　□检查时　□其他

15. 非计划拔管时患者神志：□清醒　□不清醒

16. 非计划拔管时患者是否镇静：□是　□否　□不知道

17. 非计划拔管时患者镇静评分工具：
　　　□RASS（Richmond躁动–镇静评分）
　　　□SAS（镇静–躁动评分）
　　　□其他量表（跳过18）
　　　□未评估（跳过18）

18. 非计划拔管时患者镇静评分：＿＿＿＿＿分

19. 非计划拔管发生时当班责任护士工作年限：
　　　□＜1年　□1≤y＜2年　□2≤y＜5年　□5≤y＜10年　□10≤y＜20年　□≥20年

20. 非计划拔管发生时在岗责任护士人数：＿＿＿＿＿人（只能填整数）

21. 非计划拔管发生时病区在院患者数：＿＿＿＿＿人（只能填整数）

附录 3-5　胃肠管（经口、经鼻）非计划拔管相关信息收集表

1. 发生病区名称（与护理部病区信息维护名称一致）:（　　　　　　　　）
2. 住院患者病案号:
3. 入院时间:_____年____月___日
4. 性别:□男　□女
5. 年龄:□新生儿　　□1～6 月龄　□7～12 月龄　□1～6 岁　□7～12 岁　□13～18 岁
　　　　□19～64 岁　□65 岁及以上
6. 该患者本次住院非计划拔管第次数:□第 1 次　□第 2 次　□第 3 次　□＞3 次
7. 发生日期:_____年____月___日
8. 发生时间:____时___分（24 小时制）
9. 发生地点:□病区内　□病区外（院区内）
10. 非计划拔管主要原因:
　　　□患者自拔　□管路滑脱　□阻塞　□感染　□管路损坏　□其他
11. 是否重置:□是　□否
12. 非计划拔管时有无约束:□是　□否
13. 非计划拔管时患者状态:
　　　□卧床时　□翻身时　□过床时　□转运时　□检查时　□其他
14. 非计划拔管时患者神志:□清醒　□不清醒
15. 非计划拔管时患者是否镇静:　□是　□否　□不知道
16. 非计划拔管时患者镇静评分工具:
　　　□RASS（Richmond 躁动 - 镇静评分）
　　　□SAS（镇静—躁动评分）
　　　□其他量表（跳过 17）
　　　□未评估（跳过 17）
17. 非计划拔管时患者镇静评分:_____分
18. 非计划拔管发生时当班责任护士工作年限:
　　　□＜1 年　□1≤y＜2 年　□2≤y＜5 年　□5≤y＜10 年　□10≤y＜20 年　□≥20 年
19. 非计划拔管发生时在岗责任护士人数:_____人（只能填整数）
　　　非计划拔管发生时病区在院患者数:_____人（只能填整数）

附录 3-6 导尿管非计划拔管相关信息收集表

1. 发生病区名称（与护理部病区信息维护名称一致）:（   ）

2. 住院患者病案号:

3. 入院时间: _____ 年 ____ 月 ____ 日

4. 性别: □男 □女

5. 年龄: □新生儿   □1～6 月龄 □7～12 月龄 □1～6 岁 □7～12 岁 □13～18 岁
        □19～64 岁 □65 岁及以上

6. 该患者本次住院非计划拔管第次数: □第 1 次 □第 2 次 □第 3 次□＞3 次

7. 发生日期: _____ 年 ____ 月 ____ 日

8. 发生时间: ____ 时 ____ 分（24 小时制）

9. 发生地点: □病区内 □病区外（院区内）

10. 非计划拔管主要原因:
    □患者自拔 □管路滑脱 □阻塞 □感染 □管路损坏 □其他

11. 是否重置: □是 □否

12. 非计划拔管时有无约束: □是 □否

13. 非计划拔管时患者状态:
    □卧床时 □翻身时 □过床时 □转运时 □检查时 □其他

14. 非计划拔管时患者神志: □清醒 □不清醒

15. 非计划拔管时患者是否镇静: □是 □否 □不知道

16. 非计划拔管时患者镇静评分工具:
    □ RASS（Richmond 躁动 – 镇静评分）
    □ SAS（镇静 – 躁动评分）
    □其他量表（跳过 17）
    □未评估（跳过 17）

17. 非计划拔管时患者镇静评分: _____ 分

18. 非计划拔管发生时当班责任护士工作年限:
    □＜1 年 □1≤y＜2 年 □2≤y＜5 年 □5≤y＜10 年 □10≤y＜20 年 □≥20 年

19. 非计划拔管发生时在岗责任护士人数: _____ 人（只能填整数）

20. 非计划拔管发生时病区在院患者数: _____ 人（只能填整数）

附录 3-7   CVC 非计划拔管相关信息收集表

1. 发生病区名称（与护理部病区信息维护名称一致）:（   ）

2. 住院患者病案号:

3. 入院时间: _____年____月___日

4. 性别: □男   □女

5. 年龄: □新生儿   □1～6 月龄   □7～12 月龄   □1～6 岁   □7～12 岁   □13～18 岁
   □19～64 岁   □65 岁及以上

6. 该患者本次住院非计划拔管第次数: □第 1 次   □第 2 次   □第 3 次   □＞3 次

7. 发生日期: _____年____月___日

8. 发生时间: ____时___分（24 小时制）

9. 发生地点: □病区内   □病区外（院区内）

10. 非计划拔管主要原因:
    □患者自拔   □管路滑脱   □阻塞   □感染   □管路损坏   □其他

11. 是否重置: □是   □否

12. 非计划拔管时有无约束: □是   □否

13. 非计划拔管时患者状态:
    □卧床时   □翻身时   □过床时   □转运时   □检查时   □其他

14. 非计划拔管时患者神志: □清醒   □不清醒

15. 非计划拔管时患者是否镇静: □是   □否   □不知道

16. 非计划拔管时患者镇静评分工具:
    □ RASS（Richmond 躁动 - 镇静评分）
    □ SAS（镇静—躁动评分）
    □其他量表（跳过 17）
    □未评估（跳过 17）

17. 非计划拔管时患者镇静评分: _____分

18. 非计划拔管发生时当班责任护士工作年限:
    □＜1 年   □1 ≤ y ＜2 年   □2 ≤ y ＜5 年   □5 ≤ y ＜10 年   □10 ≤ y ＜20 年   □≥ 20 年

19. 非计划拔管发生时在岗责任护士人数: _____人（只能填整数）

20. 非计划拔管发生时病区在院患者数: _____人（只能填整数）

附录 3-8　PICC 非计划拔管相关信息收集表

1. 发生病区名称（与护理部病区信息维护名称一致）:（　　　　　　　　　）

2. 住院患者病案号:

3. 入院时间:　　　　　年　　　月　　　日

4. 性别:□男　□女

5. 年龄:□新生儿　　□1～6月龄　□7～12月龄　□1～6岁　□7～12岁　□13～18岁
　　　　□19～64岁　□65岁及以上

6. 该患者本次住院非计划拔管第次数:□第1次　□第2次　□第3次□＞3次

7. 发生日期:　　　　　年　　　月　　　日

8. 发生时间:　　　时　　　分（24小时制）

9. 发生地点:□病区内　□病区外（院区内）

10. 非计划拔管主要原因:
　　□患者自拔　□管路滑脱　□阻塞　□感染　□管路损坏　□其他

11. 是否重置:　□是　□否

12. 非计划拔管时有无约束:□是　□否

13. 非计划拔管时患者状态:
　　□卧床时　□翻身时　□过床时　□转运时　□检查时　□其他

14. 非计划拔管时患者神志:□清醒　□不清醒

15. 非计划拔管时患者是否镇静:□是　□否　□不知道

16. 非计划拔管时患者镇静评分工具:
　　□RASS（Richmond躁动 – 镇静评分）
　　□SAS（镇静—躁动评分）
　　□其他量表（跳过17）
　　□未评估（跳过17）

17. 非计划拔管时患者镇静评分:　　　　　分

18. 非计划拔管发生时当班责任护士工作年限:
　　□＜1年　□1≤y＜2年　□2≤y＜5年　□5≤y＜10年　□10≤y＜20年　□≥20年

19. 非计划拔管发生时在岗责任护士人数:　　　　　人（只能填整数）

20. 非计划拔管发生时病区在院患者数:　　　　　人（只能填整数）

附录 3-9　CAUTI 相关信息收集表

1. 发生病区名称（与护理部病区信息维护名称一致）：（　　　　　　　　　　　）

2. 住院患者病案号：

3. 入院时间：＿＿＿＿年＿＿月＿＿日

4. 性别：□男　□女

5. 年龄：□新生儿　　□1～6 月龄　□7～12 月龄　□1～6 岁　□7～12 岁　□13～18 岁
　　　　□19～64 岁　□65 岁及以上

6. 留置导尿管的主要原因：
　　□昏迷或精神异常无法自行排尿　□尿潴留　□尿失禁　□监测尿量　□近期有手术
　　□骶尾部或会阴部有开放性伤口　□其他

7. 导尿管型号：□6F　□8F　□10F　□12F　□14F　□16F　□18F　□20F　□22F　□24F

8. 导尿管类型：□普通导尿管　□双腔气囊导尿管　□三腔气囊导尿管

9. 导管材质：□乳胶　□硅胶　□其他

10. 是否使用抗反流集尿装置：□是　□否

11. 发生 CAUTI 前是否有膀胱冲洗：□是　□否

12. 发生 CAUTI 时导尿管留置时长：＿＿＿＿＿＿天

附录 3-10　CVC 相关血流感染相关信息收集

1. 发生病区名称（与护理部病区信息维护名称一致）：（　　　　　　　　　　　）

2. 住院患者病案号：

3. 入院时间：＿＿＿＿年＿＿月＿＿日

4. 性别：□男　□女

5. 年龄：□新生儿　　□1～6 月龄　□7～12 月龄　□1～6 岁　□7～12 岁　□13～18 岁
　　　　□19～64 岁　□65 岁及以上

6. 留置导管的主要原因：
　　□输入高渗液体　□输入化疗药物　□长期输液　□抢救和监测需要　□其他

7. CVC 置管位置：□锁骨下静脉　□颈内静脉　□股静脉　□其他

8. 导管类型：□单腔导管；□双腔导管；□三腔导管

9. 是否为抗菌导管：□是　□否

10. 发生 CLABSI 时 CVC 留置时长：＿＿＿＿＿＿天

附录 3-11　PICC 相关血流感染相关信息收集表

1. 发生病区名称（与护理部病区信息维护名称一致）: (　　　　　　　　　)

2. 住院患者病案号:

3. 入院时间: _____ 年 ___ 月 ___ 日

4. 性别: □男　□女

5. 年龄: □新生儿　　□1～6 月龄　□7～12 月龄　□1～6 岁　□7～12 岁　□13～18 岁
　　　　□19～64 岁　□65 岁及以上

6. 留置导管的主要原因:
　　□输入高渗液体　□输入化疗药物　□长期输液　□抢救和监测需要　□其他

7. PICC 置管位置:
　　□贵要静脉　□头静脉　□肱静脉　□肘正中静脉　□大隐静脉　□颞浅静脉
　　□耳后静脉　□股静脉　□其他

8. PICC 置管方式: □超声引导　□盲穿

9. 导管类型: □单腔导管　□双腔导管　□三腔导管

10. 是否为抗菌导管: □是　□否

11. 发生 CLABSI 时 PICC 留置时长: _____ 天

附录 3-12　VAP 相关信息收集表

1. 发生病区名称（与护理部病区信息维护名称一致）: (　　　　　　　　　)

2. 住院患者病案号:

3. 入院时间: 　　年　　月　　日

4. 性别: □男　□女

5. 年龄: □新生儿　　□1～6 月龄　□7～12 月龄　□1～6 岁　□7～12 岁　□13～18 岁
　　　　□19～64 岁　□65 岁及以上

6. 人工气道类型: □气管插管　□气管切开

7. 导管类型: □普通型　□声门下吸引型导管

8. 湿化装置: □呼吸机加温加湿　□人工鼻湿化　□生理盐水滴注　□其他

9. 吸痰方式: □密闭式吸痰　□开放式吸痰

10. 口腔护理方式: □擦拭　□擦拭＋冲洗　□刷牙

11. 每天口腔护理次数: _____ 次

12. 口腔护理液选择: □生理盐水　□含洗必泰口腔护理液　□牙膏　□其他

13. 经人工气道通气的同时, 是否有经鼻胃管肠内营养: □否　□是

14. 发生 VAP 时, 经人工气道机械通气时长: _____ 天

附录 3-13　护理人员锐器伤相关信息收集表

1. 发生病区名称（与数据平台病区信息维护名称一致）：(　　　　　　　　)
2. 人员类别（单选）：
　　□新入职护士　□本院执业护士（不包含新入职护士）　□进修护士　□实习护士
3. 工作年限（单选）（备注：本院执业护士、新入职护士、进修护士选择从事护理工作年限。应届实习护士选择＜1年，非应届实习护士选择实际从事护理工作年限）：
　　□y＜1年　□1≤y＜2年　□2≤y＜5年　□5≤y＜10年　□10≤y＜20年　□y≥20年
4. 发生日期：＿＿＿年＿＿月＿＿日
5. 发生时间：＿＿时＿＿分（24h制）
6. 锐器伤发生方式（单选）：□自伤　□他人误伤　□其他
7. 锐器伤所涉及的具体器具（备注：安全型器具指锐器通过安全性设计变为使用后屏蔽锐器或者没有锐器的装置即为安全型器具）（单选）：
　　□头皮钢针　　　　　　　　□安全型静脉留置针　　　　□非安全型静脉留置针
　　□安全型一次性注射器针头　□非安全型一次性注射器针头　□安全型静脉采血针
　　□非安全型静脉采血针　　　□安全型输液港针　　　　　□非安全型输液港针
　　□中心静脉导管穿刺针　　　□安全型动脉采血器　　　　□非安全型动脉采血器
　　□末梢采血针　　　　　　　□安全型胰岛素注射笔　　　□非安全型胰岛素注射笔
　　□手术缝针或手术刀　　　　□剪刀　　　　　　　　　　□安瓿瓶　　　　　　□其他
8. 发生锐器伤时的具体操作或环节（单选）：
　　□准备输液器/输血器　□静脉穿刺　□采集血标本　□注射给药　□药液配置
　　□更换输液瓶（袋）　□茂菲氏管给药　□置入导管　□冲管或封管
　　□回套针帽　□分离针头　□拔针　□传递锐器　□将针头放入锐器盒
　　□整理手术器械　□清洗器械　□清理废物　□其他（请备注）
9. 锐器是否被污染（单选）：□是　□否（直接跳转至13题）　□不确定（直接跳转至13题）
10. 污染源类型（单选）：□血液　□体液　□其他
11. 该污染源是否含有血源性传播疾病（单选）：
　　□是　□否（直接跳转至13题）　□不确定（直接跳转至13题）
12. 血源性传播疾病类型（单选）：
　　□HIV　□乙肝　□丙肝　□梅毒　□其他（请备注）□两种或两种以上类型（请备注）
13. 锐器伤后是否进行了定期追踪和检测（单选）：□是（直接跳转至15题）　□否
14. 未进行追踪检测的原因（单选）：
　　□自行判断后果不严重　□无相关制度和流程
　　□其他原因（请备注）＿＿＿＿＿＿＿（选择任何一个选项后填表结束）
15. 截止到表单上报时，该事件是否导致受伤护士确诊感染（单选）：
　　□是　□否（跳过16题）□尚在等待检测结果（检测结果确定后请返回系统修改选项）（选择该项后跳过16题，同时，系统预留一个口，等确定后再修改该题选项，每次登录提醒。）
16. 感染疾病类型（单选）：
　　□HIV　□乙肝　□丙肝　□梅毒　□其他（请备注）□两种或两种以上类型（请备注）

附录 3-14 2020 年 CNDNQ 时点调查表——住院病区调查内容

调查说明：2020 年通过 CNDNQ 对护理管理人员情况、护患比、约束、2 期及以上压力性损伤情况指标进行时点调查。调查范围包括 CNDNQ 注册医院的所有住院病区。

一、病区信息（系统生成）

医院名称	
病区序号	
病区一级分类	
病区二级分类	
病区名称	

二、调查内容

调查时间	调查内容	
2020 年 12 月 28 日 上午 10：00	1. 上午 10：00 病区实际开放床位数	
	2. 上午 10：00 病区住院患者数	
	3. 上午 10：00 病区内正在上班的责任护士数	
	4. 上午 10：00 病区住院患者中 2 期及以上压力性损伤患者数	
	4.1 第 4 项中院外带入 2 期及以上压力性损伤患者数（包含入院 24 小时内出现）	
	4.2 第 4 项中入院 24 小时后新发 2 期及以上压力性损伤的患者数	
	4.2.1 第 4.2 项中 2 期及以上器械性压力性损伤患者数	
	5. 上午 10：00 病区使用约束具约束的患者数	
2020 年 12 月 28 日 夜间 10：00	6. 夜间 10：00 病区住院患者数	
	7. 夜间 10：00 病区内正在上班的责任护士数	
2020 年 12 月 29 日 凌晨 3：00	8. 凌晨 3：00 病区住院患者数	
	9. 凌晨 3：00 病区内正在上班的责任护士数	

附录 3-15   护士执业环境测评量表

一、填写说明

护士执业环境是促进或制约护理专业实践的工作场所的组织因素，如护士参与医疗机构管理的程度、医疗机构对护理工作的支持程度、护理领导力、护士配置、护理专业提升、护士待遇、医护关系、护士社会地位等。健康的护士执业环境可以提高护士工作满意度，降低离职率，减少不良事件以及由于不良事件导致的医疗花费，进而节约医疗机构管理成本与患者医疗成本。

《护士执业环境测评量表》是由国家卫生健康委医院管理研究所护理管理与康复研究部主导开展的，目的是了解我国护士执业环境的现状、促进我国护士执业环境的改进。

此次调查为不记名调查，并承诺对调查结果保密，请您按照您自己的切身感受如实填写。

二、内容

《护士执业环境测评量表》包括一般情况调查表和护士执业环境调查测评量表内容，全文如下。

（一）一般情况调查表

1. 医疗机构名称：

2. 医疗机构等级：

　　一级甲等□　　　一级乙等□　　　二级甲等□　　　二级乙等□　　　三级甲等□　　　三级乙等□

3. 是否为教学医疗机构：

　　是□　　　否□

4. 医疗机构经营类别：

　　公立□　　　非公立□　　　其他□

5. 所在科室：

　　内科□　　外科□　　重症医学科□　　妇科□　　产科□　　儿科□　　眼科□　　口腔科□　　耳鼻喉科□

　　皮肤科□　　门诊□　　急诊□　　手术室□　　消毒供应中心□　　医技科室□　　护理部□　　其他□

6. 性别：

　　女□　　　男□

7. 年龄：

8. 工作年限：

9. 职称：

　　初级护士□　　初级护师□　　主管护师□　　副主任护师□　　主任护师□　　其他□

10. 职务：

　　护士□　　　副护士长□　　　护士长□　　　科护士长□

　　护理部副主任□　　　护理部主任□　　　副院长（院长助理）□　　　其他□

11. 最高学历：

　　中专□　　　大专□　　　本科□　　　硕士□　　　博士□　　　其他□

12. 是否事业编制：

　　是□　　　否□

（二）护士执业环境测评量表

您好！本问卷共有 37 个条目，目的是了解护士执业环境的现状，"0"表示非常不满意或非常不同意，"100"表示非常满意或非常同意，请您根据您的切身感受，选择合适的数值予以评价。

1. 护士有机会参与医疗机构内部管理

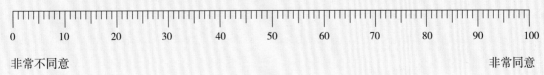

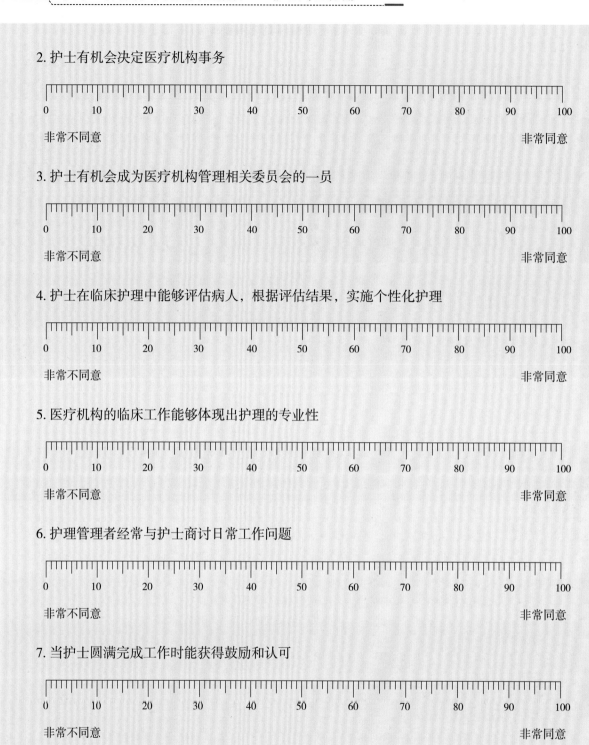

2. 护士有机会决定医疗机构事务

非常不同意　　　　　　　　　　　　　　　　　　非常同意

3. 护士有机会成为医疗机构管理相关委员会的一员

非常不同意　　　　　　　　　　　　　　　　　　非常同意

4. 护士在临床护理中能够评估病人，根据评估结果，实施个性化护理

非常不同意　　　　　　　　　　　　　　　　　　非常同意

5. 医疗机构的临床工作能够体现出护理的专业性

非常不同意　　　　　　　　　　　　　　　　　　非常同意

6. 护理管理者经常与护士商讨日常工作问题

非常不同意　　　　　　　　　　　　　　　　　　非常同意

7. 当护士圆满完成工作时能获得鼓励和认可

非常不同意　　　　　　　　　　　　　　　　　　非常同意

8. 护理管理者支持护士的正确决策

非常不同意　　　　　　　　　　　　　　　　　　非常同意

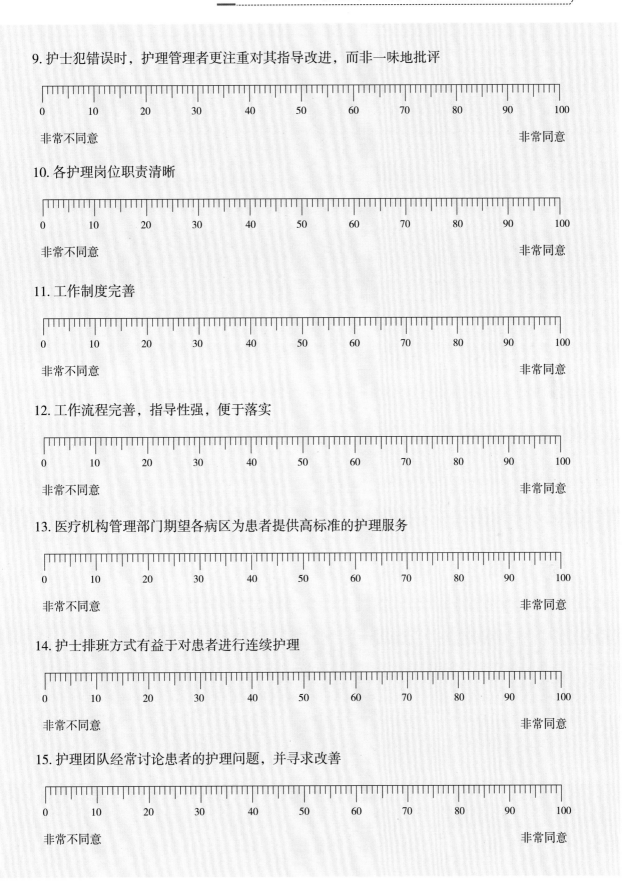

9. 护士犯错误时，护理管理者更注重对其指导改进，而非一味地批评

0 10 20 30 40 50 60 70 80 90 100

非常不同意   非常同意

10. 各护理岗位职责清晰

0 10 20 30 40 50 60 70 80 90 100

非常不同意   非常同意

11. 工作制度完善

0 10 20 30 40 50 60 70 80 90 100

非常不同意   非常同意

12. 工作流程完善，指导性强，便于落实

0 10 20 30 40 50 60 70 80 90 100

非常不同意   非常同意

13. 医疗机构管理部门期望各病区为患者提供高标准的护理服务

0 10 20 30 40 50 60 70 80 90 100

非常不同意   非常同意

14. 护士排班方式有益于对患者进行连续护理

0 10 20 30 40 50 60 70 80 90 100

非常不同意   非常同意

15. 护理团队经常讨论患者的护理问题，并寻求改善

0 10 20 30 40 50 60 70 80 90 100

非常不同意   非常同意

16. 临床辅助系统让护士有更多的时间护理患者

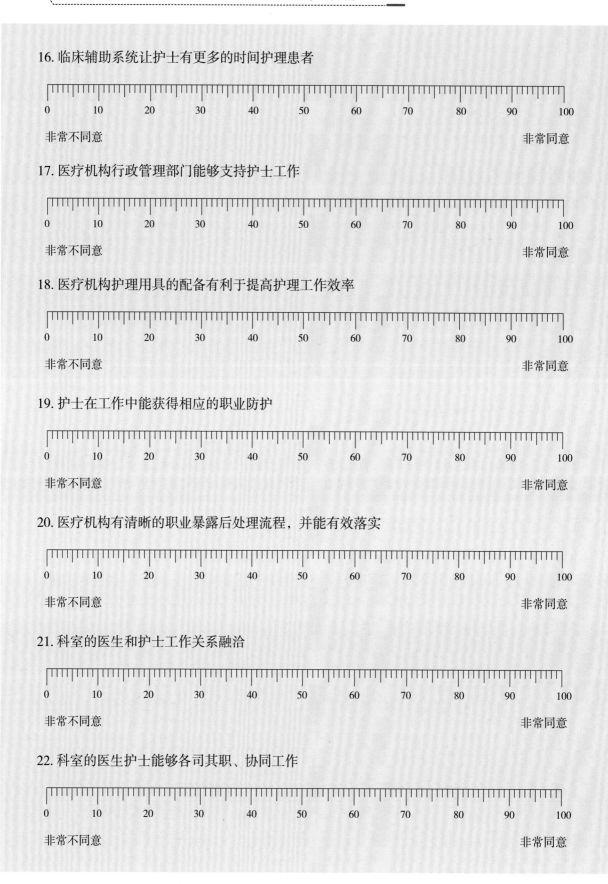

17. 医疗机构行政管理部门能够支持护士工作

18. 医疗机构护理用具的配备有利于提高护理工作效率

19. 护士在工作中能获得相应的职业防护

20. 医疗机构有清晰的职业暴露后处理流程，并能有效落实

21. 科室的医生和护士工作关系融洽

22. 科室的医生护士能够各司其职、协同工作

23. 医疗机构对新入职护士有系统培训

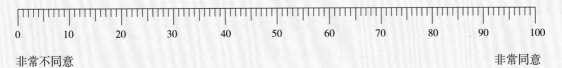

非常不同意   非常同意

24. 医疗机构能够结合岗位需求对护士进行继续教育

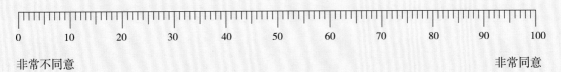

非常不同意   非常同意

25. 护士有参加国内外学术活动的机会

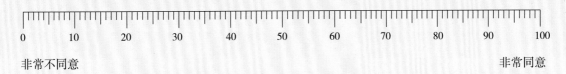

非常不同意   非常同意

26. 医疗机构有清晰的护士职业发展路径或职称晋升体系

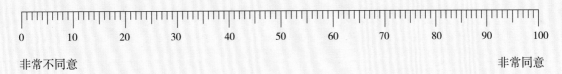

非常不同意   非常同意

27. 病区的护士配置能够满足临床护理工作需要

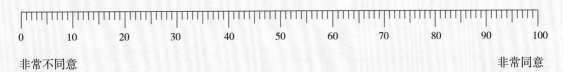

非常不同意   非常同意

28. 工作团队中的护士能够胜任护理工作

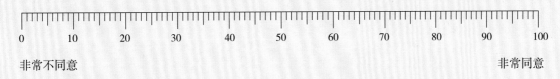

非常不同意   非常同意

29. 现有的工作时长与强度合适

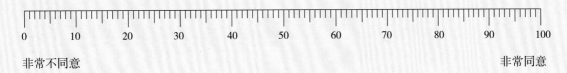

非常不同意   非常同意

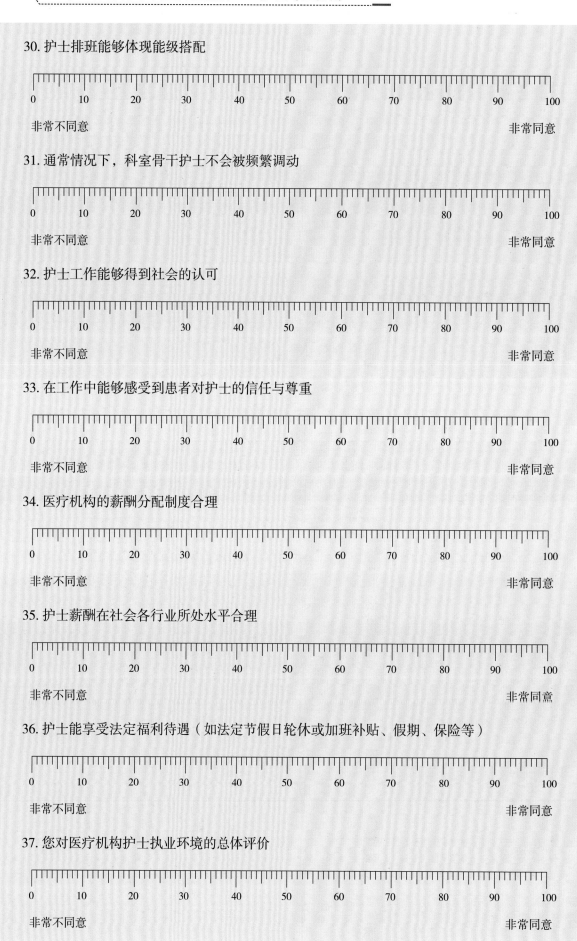

30. 护士排班能够体现能级搭配

0　10　20　30　40　50　60　70　80　90　100

非常不同意　　　　　　　　　　　　　　　　　非常同意

31. 通常情况下，科室骨干护士不会被频繁调动

0　10　20　30　40　50　60　70　80　90　100

非常不同意　　　　　　　　　　　　　　　　　非常同意

32. 护士工作能够得到社会的认可

0　10　20　30　40　50　60　70　80　90　100

非常不同意　　　　　　　　　　　　　　　　　非常同意

33. 在工作中能够感受到患者对护士的信任与尊重

0　10　20　30　40　50　60　70　80　90　100

非常不同意　　　　　　　　　　　　　　　　　非常同意

34. 医疗机构的薪酬分配制度合理

0　10　20　30　40　50　60　70　80　90　100

非常不同意　　　　　　　　　　　　　　　　　非常同意

35. 护士薪酬在社会各行业所处水平合理

0　10　20　30　40　50　60　70　80　90　100

非常不同意　　　　　　　　　　　　　　　　　非常同意

36. 护士能享受法定福利待遇（如法定节假日轮休或加班补贴、假期、保险等）

0　10　20　30　40　50　60　70　80　90　100

非常不同意　　　　　　　　　　　　　　　　　非常同意

37. 您对医疗机构护士执业环境的总体评价

0　10　20　30　40　50　60　70　80　90　100

非常不同意　　　　　　　　　　　　　　　　　非常同意

附录4
常用缩写中英文对照

缩略词	中文名称（英文全称）
APACHE Ⅱ	急性生理与慢性健康评分Ⅱ（Acute Physiology And Chronic Health Evaluation Ⅱ）
CAUTI	导尿管相关尿路感染（Catheter Associated Urinary Tract Infection）
CLABSI	中心血管导管相关血流感染（Central Line-associated Bloodstream Infection）
CNDNQ	国家护理质量数据平台（China National Database of Nursing Quality）
CVC	中心静脉导管（Central Venous Catheter）
ICU	重症加强护理病房（Intensive Care Unit）
PICC	经外周置入中心静脉导管（Peripherally Inserted Central Catheter）
UEX	非计划拔管（Unplanned Extubation）
VAP	呼吸机相关性肺炎（Ventilator Associated Pneumonia）

护理专业医疗质量控制指标数据统计表

附表 1　2020 年各省（自治区、直辖市）二级及以上综合医院床护比（1∶X）

区域	二级综合医院（N=410）						三级综合医院（N=1079）					
	P_5	P_{25}	P_{50}	P_{75}	P_{95}	$\bar{x}$	P_5	P_{25}	P_{50}	P_{75}	P_{95}	$\bar{x}$
全国	0.36	0.44	0.52	0.62	0.81	0.55	0.40	0.50	0.58	0.67	0.82	0.59
北京	0.71	0.77	0.78	0.88	3.87	1.40	0.66	0.80	0.89	1.01	1.16	0.90
天津	0.69	0.69	0.72	0.87	0.87	0.76	0.52	0.62	0.69	0.78	0.80	0.68
河北	0.36	0.49	0.50	0.57	0.74	0.52	0.46	0.55	0.62	0.73	0.79	0.63
山西	0.38	0.52	0.57	0.75	0.90	0.61	0.50	0.60	0.67	0.73	0.76	0.66
内蒙古	—	—	—	—	—	—	0.43	0.55	0.61	0.65	0.76	0.60
辽宁	0.34	0.42	0.53	0.64	0.83	0.55	0.37	0.46	0.53	0.59	0.72	0.54
吉林	0.49	0.50	0.51	0.58	0.63	0.54	0.49	0.56	0.63	0.67	0.78	0.62
黑龙江	—	—	—	—	—	—	0.39	0.45	0.53	0.57	0.66	0.54
上海	0.47	0.63	0.69	0.75	0.85	0.67	0.49	0.65	0.74	0.79	0.91	0.72
江苏	—	—	—	—	—	—	0.43	0.51	0.57	0.66	0.79	0.59
浙江	0.63	0.63	0.63	0.63	0.63	0.63	0.49	0.61	0.70	0.74	0.79	0.67
安徽	0.40	0.40	0.46	0.52	0.52	0.46	0.43	0.48	0.52	0.60	0.79	0.54
福建	0.49	0.59	0.62	0.69	0.85	0.64	0.51	0.58	0.63	0.76	0.84	0.66
江西	0.42	0.45	0.53	0.64	0.70	0.55	0.44	0.48	0.51	0.57	0.71	0.54
山东	0.38	0.50	0.55	0.63	0.81	0.57	0.42	0.52	0.57	0.65	0.76	0.58
河南	0.33	0.40	0.48	0.57	0.81	0.50	0.41	0.49	0.57	0.64	0.75	0.57
湖北	0.37	0.40	0.46	0.51	0.57	0.46	0.40	0.50	0.56	0.58	0.62	0.54
湖南	0.48	0.50	0.54	0.65	0.73	0.57	0.39	0.50	0.53	0.59	0.75	0.55
广东	0.60	0.60	0.61	0.62	0.62	0.61	0.49	0.58	0.68	0.73	0.86	0.67

区域	二级综合医院（N=410）						三级综合医院（N=1079）					
	P_5	P_{25}	P_{50}	P_{75}	P_{95}	$\bar{x}$	P_5	P_{25}	P_{50}	P_{75}	P_{95}	$\bar{x}$
广西	0.50	0.56	0.59	0.67	0.78	0.62	0.48	0.59	0.64	0.69	0.81	0.64
海南	0.71	0.71	0.74	0.76	0.76	0.74	0.45	0.52	0.63	0.73	0.85	0.63
重庆	0.53	0.56	0.62	0.65	0.72	0.61	0.36	0.44	0.55	0.62	0.70	0.54
四川	0.30	0.39	0.42	0.50	0.57	0.44	0.35	0.42	0.50	0.57	0.73	0.51
贵州	0.40	0.48	0.52	0.60	0.66	0.53	0.42	0.45	0.50	0.55	0.71	0.52
云南	0.35	0.47	0.54	0.60	0.71	0.54	0.44	0.55	0.61	0.67	0.77	0.61
陕西	0.37	0.47	0.52	0.61	0.81	0.55	0.48	0.53	0.59	0.65	0.70	0.60
甘肃	0.55	0.55	0.55	0.55	0.55	0.55	0.42	0.48	0.53	0.62	0.74	0.56
青海	—	—	—	—	—	—	0.40	0.47	0.55	0.62	0.71	0.55
宁夏	—	—	—	—	—	—	0.50	0.59	0.61	0.63	0.71	0.61
新疆	—	—	—	—	—	—	0.40	0.49	0.57	0.64	0.69	0.57

附表2　2020年各省（自治区、直辖市）二级及以上综合医院病区床护比（1：X）

区域	二级综合医院（N=410）						三级综合医院（N=1079）					
	P_5	P_{25}	P_{50}	P_{75}	P_{95}	$\bar{x}$	P_5	P_{25}	P_{50}	P_{75}	P_{95}	$\bar{x}$
全国	0.23	0.31	0.36	0.42	0.54	0.37	0.29	0.36	0.42	0.49	0.60	0.43
北京	0.38	0.39	0.42	0.43	1.51	0.62	0.40	0.47	0.56	0.65	0.81	0.57
天津	0.39	0.39	0.44	0.44	0.44	0.42	0.33	0.41	0.47	0.52	0.60	0.47
河北	0.23	0.28	0.31	0.38	0.59	0.35	0.30	0.40	0.46	0.56	0.61	0.47
山西	0.26	0.36	0.38	0.46	0.64	0.41	0.34	0.42	0.46	0.50	0.58	0.47
内蒙古	—	—	—	—	—	—	0.32	0.36	0.40	0.44	0.62	0.42
辽宁	0.19	0.26	0.34	0.42	0.60	0.36	0.24	0.30	0.35	0.40	0.56	0.36
吉林	0.30	0.32	0.33	0.37	0.38	0.34	0.34	0.38	0.42	0.51	0.62	0.45
黑龙江	—	—	—	—	—	—	0.29	0.30	0.36	0.41	0.48	0.37
上海	0.30	0.39	0.43	0.45	0.60	0.43	0.36	0.47	0.50	0.55	0.68	0.51
江苏	—	—	—	—	—	—	0.30	0.36	0.41	0.46	0.61	0.42
浙江	0.35	0.35	0.35	0.35	0.35	0.35	0.33	0.43	0.48	0.53	0.58	0.48
安徽	0.29	0.29	0.29	0.30	0.30	0.29	0.32	0.36	0.39	0.44	0.53	0.41
福建	0.35	0.35	0.44	0.48	0.52	0.43	0.38	0.43	0.48	0.55	0.65	0.49
江西	0.30	0.30	0.35	0.40	0.61	0.37	0.32	0.34	0.38	0.43	0.57	0.40
山东	0.25	0.34	0.37	0.41	0.53	0.38	0.30	0.35	0.39	0.46	0.53	0.41
河南	0.24	0.31	0.33	0.41	0.55	0.37	0.29	0.37	0.43	0.47	0.57	0.42
湖北	0.24	0.29	0.33	0.37	0.43	0.33	0.31	0.35	0.41	0.49	0.56	0.42
湖南	0.33	0.35	0.38	0.39	0.39	0.37	0.28	0.34	0.39	0.44	0.53	0.40
广东	0.42	0.42	0.42	0.42	0.42	0.42	0.35	0.42	0.48	0.53	0.61	0.48
广西	0.34	0.37	0.41	0.44	0.53	0.42	0.33	0.41	0.46	0.52	0.57	0.46
海南	0.41	0.41	0.47	0.49	0.49	0.46	0.33	0.39	0.47	0.49	0.61	0.45
重庆	0.34	0.38	0.39	0.46	0.48	0.40	0.28	0.35	0.39	0.46	0.53	0.41
四川	0.21	0.27	0.31	0.36	0.42	0.32	0.24	0.31	0.36	0.42	0.56	0.37
贵州	0.32	0.36	0.42	0.44	0.60	0.42	0.29	0.36	0.39	0.43	0.52	0.40
云南	0.35	0.36	0.44	0.49	0.50	0.43	0.32	0.44	0.49	0.53	0.70	0.50
陕西	0.31	0.34	0.36	0.47	0.54	0.40	0.36	0.39	0.47	0.50	0.59	0.46
甘肃	0.43	0.43	0.43	0.43	0.43	0.43	0.31	0.36	0.40	0.45	0.66	0.43
青海	—	—	—	—	—	—	0.30	0.35	0.39	0.47	0.55	0.41
宁夏	—	—	—	—	—	—	0.32	0.40	0.42	0.43	0.58	0.43
新疆	—	—	—	—	—	—	0.31	0.37	0.42	0.51	0.58	0.43

附表3　2020年各省（自治区、直辖市）二级及以上综合医院白班平均护患比（1：X）

| 区域 | 二级综合医院（N=410） | | | | | | 三级综合医院（N=1079） | | | | | |
	P_5	P_{25}	P_{50}	P_{75}	P_{95}	$\bar{x}$	P_5	P_{25}	P_{50}	P_{75}	P_{95}	$\bar{x}$
全国	4.72	7.23	8.85	10.87	14.34	9.14	4.91	6.96	8.42	10.09	12.48	8.54
北京	1.13	5.21	5.64	6.73	11.01	5.94	3.71	5.14	6.13	6.61	9.40	6.36
天津	4.77	4.77	5.99	6.04	6.04	5.60	4.80	6.40	7.26	10.01	11.14	7.78
河北	3.83	8.32	9.69	13.52	14.95	10.07	6.53	7.67	9.25	10.96	12.22	9.46
山西	5.26	7.21	7.99	10.22	13.09	8.72	5.97	6.88	8.60	10.41	13.12	8.90
内蒙古	—	—	—	—	—	—	5.10	6.41	7.97	10.34	11.81	8.37
辽宁	1.09	5.73	6.91	9.57	20.13	8.03	4.13	6.36	8.25	9.35	11.58	7.93
吉林	3.92	5.31	8.24	8.98	11.41	7.53	2.83	4.99	5.71	6.85	8.34	5.78
黑龙江	—	—	—	—	—	—	2.23	4.96	6.15	7.16	9.56	6.30
上海	2.29	6.84	7.38	8.17	12.48	7.60	4.36	5.49	6.46	7.00	8.17	6.35
江苏	—	—	—	—	—	—	4.73	7.34	8.81	9.98	12.64	8.70
浙江	8.60	8.60	8.60	8.60	8.60	8.60	3.18	5.37	6.81	8.17	9.49	6.63
安徽	8.69	8.69	9.71	10.73	10.73	9.71	6.60	8.34	10.20	11.25	12.62	9.77
福建	6.92	7.00	7.62	8.49	9.76	7.90	5.33	6.59	7.82	8.51	10.80	7.67
江西	7.40	8.32	9.65	11.28	12.69	9.78	7.17	7.81	9.60	10.48	12.62	9.41
山东	4.00	7.21	8.93	10.37	12.78	8.84	5.18	7.40	8.63	10.22	12.68	8.85
河南	4.60	6.97	8.50	11.29	15.64	9.21	6.05	8.09	9.37	10.74	12.58	9.46
湖北	6.70	7.69	9.30	11.65	13.13	9.58	5.84	6.00	7.68	9.58	12.37	8.06
湖南	8.57	8.99	11.00	12.97	13.35	10.98	5.40	8.25	8.79	10.45	12.94	9.25
广东	6.51	6.51	7.33	8.15	8.15	7.33	4.24	6.19	7.03	8.21	10.12	7.28
广西	7.78	8.44	8.93	9.54	11.99	9.32	6.95	8.25	8.89	10.04	11.61	9.09
海南	7.55	7.55	8.13	10.06	10.06	8.58	2.68	7.70	8.78	9.92	12.19	8.51
重庆	6.22	7.62	9.79	11.25	12.02	9.61	6.14	8.13	8.85	10.23	14.49	9.35
四川	6.12	8.76	10.82	12.50	15.80	10.74	6.03	7.66	9.71	11.49	14.69	9.78
贵州	5.33	7.92	8.99	10.04	10.52	8.85	6.67	8.08	9.18	10.28	12.78	9.28
云南	6.10	7.52	8.62	10.44	13.54	9.10	6.18	7.70	8.77	10.40	13.12	9.20
陕西	4.75	5.97	8.10	9.80	10.03	7.82	4.65	6.46	8.58	10.09	11.18	8.37
甘肃	9.07	9.07	9.07	9.07	9.07	9.07	6.72	7.74	8.99	10.02	11.12	9.06
青海	—	—	—	—	—	—	6.54	7.32	8.46	9.61	11.74	8.71
宁夏	—	—	—	—	—	—	5.58	7.71	8.62	9.25	12.06	8.61
新疆	19.58	19.58	19.58	19.58	19.58	19.58	7.11	7.81	8.28	9.50	12.41	8.92

附表4 2020年各省（自治区、直辖市）二级及以上综合医院夜班平均护患比（1：X）

区域	二级综合医院（N=410）						三级综合医院（N=1079）					
	P_5	P_{25}	P_{50}	P_{75}	P_{95}	$\bar{x}$	P_5	P_{25}	P_{50}	P_{75}	P_{95}	$\bar{x}$
全国	8.25	13.29	17.31	22.26	30.04	18.06	9.39	14.17	17.45	21.53	29.53	18.13
北京	1.43	7.56	12.03	13.40	19.57	10.80	7.06	8.83	9.86	11.63	18.59	11.25
天津	8.21	8.21	9.61	11.19	11.19	9.67	8.53	10.05	12.39	14.90	20.83	13.15
河北	10.60	14.51	23.79	24.41	27.88	21.06	11.95	14.64	17.94	21.06	32.17	19.09
山西	9.69	11.12	13.80	15.80	18.28	13.61	9.50	12.93	15.12	17.28	21.21	15.57
内蒙古	—	—	—	—	—	—	8.09	10.62	15.02	18.19	22.56	14.76
辽宁	3.40	10.07	16.72	20.68	33.59	16.05	7.68	14.65	17.76	21.65	28.14	18.05
吉林	4.73	9.28	14.28	17.01	27.46	14.60	5.91	11.72	14.85	17.76	24.92	15.17
黑龙江	—	—	—	—	—	—	4.87	7.54	13.30	16.27	24.33	13.17
上海	4.60	16.92	18.99	21.26	37.97	19.12	10.11	14.22	15.95	17.66	22.15	16.44
江苏	—	—	—	—	—	—	9.53	15.62	20.69	23.44	29.88	20.14
浙江	16.59	16.59	16.59	16.59	16.59	16.59	7.61	12.23	15.44	20.48	28.87	16.72
安徽	16.79	16.79	19.19	21.58	21.58	19.19	12.36	16.83	20.88	24.18	30.06	20.89
福建	11.10	11.38	13.34	20.68	24.28	15.69	9.85	12.54	17.62	21.23	26.14	17.30
江西	14.59	18.71	20.91	23.48	32.15	21.69	15.36	17.50	20.44	21.56	24.82	19.79
山东	7.65	10.81	15.65	17.86	26.76	15.42	10.53	13.71	16.18	19.78	26.88	16.91
河南	9.89	14.12	17.25	20.44	29.13	17.69	9.77	13.93	17.89	20.58	24.90	17.59
湖北	10.71	16.47	20.11	24.78	27.36	20.83	11.08	16.42	19.07	21.26	26.08	19.16
湖南	21.32	21.41	23.12	25.33	25.93	23.37	8.20	16.54	20.09	23.38	28.66	19.81
广东	14.34	14.34	14.59	14.84	14.84	14.59	10.68	14.35	16.40	18.89	25.39	16.71
广西	8.25	12.56	16.16	18.89	26.11	16.50	10.68	14.54	16.96	18.67	23.16	16.87
海南	11.26	11.26	12.60	15.90	15.90	13.25	8.01	13.45	16.30	16.93	19.50	15.20
重庆	8.67	15.19	18.04	20.70	24.30	17.17	13.50	16.17	18.93	21.64	29.72	19.92
四川	10.86	20.48	24.69	27.83	38.35	24.48	12.61	18.89	24.05	28.12	34.79	23.94
贵州	8.55	12.27	15.34	17.51	25.92	15.70	11.50	16.29	19.47	21.46	23.59	18.94
云南	13.12	14.41	16.44	17.99	23.82	16.82	6.95	15.20	17.96	22.12	26.13	18.10
陕西	11.03	13.44	16.32	20.92	22.09	16.81	12.07	16.21	17.85	20.77	23.54	18.22
甘肃	17.00	17.00	17.00	17.00	17.00	17.00	11.10	15.93	19.55	24.46	30.32	19.70
青海	—	—	—	—	—	—	11.94	12.70	15.88	18.07	23.27	16.34
宁夏	—	—	—	—	—	—	9.80	11.08	16.65	18.79	22.81	15.92
新疆	23.54	23.54	23.54	23.54	23.54	23.54	8.05	11.73	13.27	17.00	19.56	13.71

附表5　2020年各省（自治区、直辖市）二级及以上综合医院平均每天护患比（1：X）

区域	二级综合医院（N=410）						三级综合医院（N=1079）					
	P_5	P_{25}	P_{50}	P_{75}	P_{95}	$\bar{x}$	P_5	P_{25}	P_{50}	P_{75}	P_{95}	$\bar{x}$
全国	6.28	9.90	12.26	14.95	20.21	12.60	6.91	9.93	12.09	14.37	17.85	12.20
北京	1.26	6.17	8.01	9.42	15.11	7.99	5.12	7.00	7.93	9.14	10.12	8.32
天津	6.65	6.65	7.90	8.39	8.39	7.65	6.81	7.97	9.44	11.24	15.74	10.09
河北	6.00	11.88	14.68	18.49	19.17	14.17	9.37	10.80	12.68	14.82	18.02	13.03
山西	6.91	8.97	10.42	13.13	14.09	10.67	8.25	9.00	11.33	12.75	15.43	11.36
内蒙古	—	—	—	—	—	—	6.50	7.87	10.36	12.76	16.36	10.78
辽宁	2.15	7.13	10.23	14.98	22.44	11.32	6.33	9.49	12.35	14.45	17.58	11.98
吉林	5.66	6.26	10.51	11.89	19.72	10.56	4.45	7.41	9.63	10.47	13.85	9.30
黑龙江	—	—	—	—	—	—	3.97	6.79	9.33	10.63	14.25	9.17
上海	3.06	11.48	11.86	13.07	20.83	11.96	7.83	8.79	9.56	10.91	12.79	9.90
江苏	—	—	—	—	—	—	6.30	10.29	13.16	15.35	18.35	12.97
浙江	11.65	11.65	11.65	11.65	11.65	11.65	4.28	7.63	10.03	12.68	15.83	9.99
安徽	13.27	13.27	13.79	14.32	14.32	13.79	9.44	12.03	14.82	16.16	18.24	14.31
福建	8.83	9.40	10.22	13.24	15.21	11.19	6.68	9.80	11.25	13.19	15.23	11.23
江西	10.95	12.95	13.81	16.71	18.21	14.54	11.26	12.84	13.86	14.45	17.81	13.72
山东	5.62	9.65	11.93	13.79	17.15	11.65	8.14	10.44	11.70	14.03	17.34	12.16
河南	6.28	9.93	12.00	14.73	19.69	12.30	8.16	11.25	12.50	14.42	17.20	12.66
湖北	8.10	11.28	14.68	16.13	18.69	13.91	7.90	10.71	11.16	14.62	17.82	12.13
湖南	13.90	14.43	16.49	18.42	18.83	16.43	6.32	11.91	13.61	15.47	18.78	13.52
广东	10.19	10.19	10.73	11.27	11.27	10.73	6.90	9.18	10.78	12.42	15.84	10.98
广西	8.40	10.18	12.09	13.76	14.83	12.05	8.89	10.76	12.26	13.59	14.99	12.10
海南	9.56	9.56	10.57	12.94	12.94	11.02	4.81	10.15	12.22	13.06	14.62	11.60
重庆	7.22	11.17	12.85	14.81	15.70	12.52	10.08	10.92	12.82	15.37	17.92	13.35
四川	7.97	12.91	15.97	18.13	22.92	15.68	8.31	12.18	14.49	16.71	21.64	14.69
贵州	6.63	9.76	12.45	13.31	16.71	11.77	10.59	11.49	13.30	14.36	17.06	13.18
云南	9.77	10.52	11.95	13.35	15.79	12.15	5.92	10.48	11.87	14.67	18.48	12.39
陕西	7.18	9.58	11.61	13.46	14.96	11.43	8.27	9.44	12.16	13.76	16.25	12.15
甘肃	12.00	12.00	12.00	12.00	12.00	12.00	7.88	11.24	12.83	14.50	17.97	13.04
青海	—	—	—	—	—	—	9.00	10.72	11.11	13.24	16.57	12.01
宁夏	—	—	—	—	—	—	7.33	8.91	12.39	13.39	16.98	11.67
新疆	21.12	21.12	21.12	21.12	21.12	21.12	7.87	9.89	10.92	12.39	14.57	11.12

附表6　2020年各省（自治区、直辖市）二级及以上综合医院每住院患者24小时平均护理时数（小时）

区域	二级综合医院（N=410）						三级综合医院（N=1079）					
	P_5	P_{25}	P_{50}	P_{75}	P_{95}	$\bar{x}$	P_5	P_{25}	P_{50}	P_{75}	P_{95}	$\bar{x}$
全国	1.49	2.01	2.34	2.83	4.25	2.54	1.63	2.06	2.42	2.85	3.84	2.52
北京	2.50	2.74	3.09	3.20	7.21	3.75	2.23	3.06	3.48	4.12	5.39	3.70
天津	3.31	3.31	3.77	4.25	4.25	3.78	2.07	2.68	3.20	3.83	4.63	3.28
河北	1.64	1.80	1.98	2.69	3.75	2.38	1.79	2.26	2.49	2.82	3.48	2.53
山西	2.25	2.85	3.17	3.51	4.47	3.20	2.09	2.49	2.68	3.06	3.43	2.76
内蒙古	—	—	—	—	—	—	1.73	2.32	2.60	3.06	3.93	2.69
辽宁	1.56	2.30	2.92	3.83	4.98	3.16	1.47	2.16	2.47	2.93	3.91	2.60
吉林	2.17	2.38	2.75	3.15	4.76	2.96	1.48	2.46	2.83	3.20	4.67	2.92
黑龙江	—	—	—	—	—	—	2.01	2.79	3.15	4.02	5.47	3.44
上海	1.77	2.29	2.47	2.64	5.63	2.62	2.16	2.56	2.80	3.12	4.39	2.91
江苏	—	—	—	—	—	—	1.70	1.96	2.25	2.66	3.39	2.36
浙江	2.34	2.34	2.34	2.34	2.34	2.34	1.88	2.47	2.68	3.08	4.45	2.82
安徽	2.11	2.11	2.43	2.75	2.75	2.43	1.60	1.87	2.14	2.51	2.90	2.19
福建	2.25	2.64	2.97	3.32	3.39	2.92	1.85	2.22	2.47	2.90	3.53	2.58
江西	1.68	1.73	1.89	2.44	2.70	2.05	1.83	2.13	2.26	2.31	3.00	2.30
山东	1.71	2.28	2.65	3.17	4.61	2.85	1.83	2.16	2.47	2.86	3.53	2.56
河南	1.49	2.04	2.29	2.65	4.05	2.48	1.65	1.95	2.25	2.45	2.82	2.24
湖北	1.40	1.72	2.00	2.25	2.49	1.99	1.63	2.10	2.34	2.76	3.25	2.42
湖南	2.01	2.01	2.05	2.19	2.30	2.10	1.57	1.92	2.10	2.47	2.96	2.17
广东	2.81	2.81	3.11	3.41	3.41	3.11	1.96	2.54	2.85	3.07	3.85	2.84
广西	1.69	2.04	2.29	2.61	2.86	2.40	1.69	1.96	2.28	2.47	2.84	2.26
海南	2.53	2.53	2.88	3.26	3.26	2.89	2.02	2.32	2.55	2.82	3.37	2.58
重庆	1.33	1.67	2.16	2.19	3.09	2.09	1.57	1.78	2.11	2.46	3.13	2.18
四川	1.37	1.54	1.86	2.08	2.78	1.91	1.40	1.72	1.95	2.29	2.89	2.04
贵州	1.77	2.24	2.37	2.49	5.57	2.55	1.90	2.17	2.26	2.43	2.92	2.29
云南	1.94	2.14	2.52	2.69	3.06	2.46	1.74	1.91	2.30	2.53	3.16	2.38
陕西	2.28	2.34	2.48	2.98	3.93	2.73	1.91	2.20	2.56	3.22	3.75	2.73
甘肃	2.56	2.56	2.56	2.56	2.56	2.56	1.61	1.93	2.32	3.11	3.90	2.51
青海	—	—	—	—	—	—	1.85	2.52	2.77	2.92	3.08	2.68
宁夏	—	—	—	—	—	—	1.74	2.31	2.33	2.59	2.94	2.37
新疆	1.60	1.60	1.60	1.60	1.60	1.60	1.86	2.18	2.51	2.75	3.71	2.54

附表 7　2020 年各省（自治区、直辖市）二级及以上综合医院主管护师及以上护士占比（％）

区域	二级综合医院（N=410）						三级综合医院（N=1079）					
	P_5	P_{25}	P_{50}	P_{75}	P_{95}	$\bar{x}$	P_5	P_{25}	P_{50}	P_{75}	P_{95}	$\bar{x}$
全国	10.28	17.81	24.35	30.84	40.54	24.60	13.54	21.94	28.83	36.46	47.61	29.68
北京	19.47	22.05	32.42	33.23	40.95	29.63	12.76	20.43	24.36	32.84	42.93	26.47
天津	17.04	17.04	28.22	29.63	29.63	24.96	13.89	20.29	33.97	39.65	47.58	31.80
河北	23.89	25.51	30.46	32.47	36.35	29.55	15.56	31.61	35.02	41.49	50.51	36.08
山西	15.34	22.63	25.06	29.57	41.91	26.88	24.56	29.57	34.53	39.18	49.76	35.13
内蒙古	—	—	—	—	—	—	17.36	20.90	28.61	33.09	39.17	29.20
辽宁	8.70	15.55	20.93	28.48	38.39	22.04	12.77	26.25	34.65	43.16	54.54	34.35
吉林	21.56	25.26	30.79	33.00	49.18	31.44	22.10	27.74	33.87	40.51	46.63	33.74
黑龙江	—	—	—	—	—	—	22.87	25.22	30.88	37.95	45.57	32.44
上海	12.67	20.30	25.35	29.26	35.18	25.06	10.11	12.95	18.52	24.09	32.36	19.49
江苏	—	—	—	—	—	—	19.42	28.27	34.20	40.56	51.15	34.49
浙江	44.51	44.51	44.51	44.51	44.51	44.51	17.86	29.89	38.77	44.99	60.18	38.96
安徽	13.88	13.88	19.47	25.06	25.06	19.47	18.94	25.20	32.30	40.00	50.20	32.87
福建	15.67	17.65	24.31	29.57	31.18	23.78	11.09	18.63	24.66	33.72	52.68	27.11
江西	11.86	14.70	18.19	21.41	30.65	18.89	11.38	23.77	29.82	33.12	44.65	28.63
山东	18.59	26.95	31.87	36.91	45.42	31.95	16.81	28.80	33.20	40.02	47.91	33.51
河南	12.85	17.93	23.77	29.11	40.54	24.27	19.78	26.68	33.81	39.74	51.40	33.92
湖北	19.23	22.58	27.68	36.72	37.70	28.34	18.41	23.64	30.42	37.06	42.82	30.61
湖南	13.94	20.32	28.82	37.15	43.37	28.74	12.79	29.69	37.32	43.65	51.99	36.15
广东	25.60	25.60	31.89	38.18	38.18	31.89	12.78	21.63	26.89	34.28	43.52	28.05
广西	12.45	20.79	26.83	31.54	37.47	26.23	18.67	26.20	30.48	34.16	43.44	30.17
海南	13.64	13.64	19.42	30.04	30.04	21.03	6.90	18.45	22.61	24.89	35.78	22.23
重庆	14.46	14.70	16.96	17.85	28.97	17.89	12.21	17.24	21.45	24.36	31.11	21.86
四川	9.79	14.48	18.57	24.03	32.08	19.18	13.86	18.66	23.56	29.25	40.34	24.50
贵州	4.82	8.97	10.71	14.72	23.19	12.08	10.48	14.08	21.36	24.49	29.19	20.20
云南	14.48	16.11	23.80	28.43	37.53	23.59	14.84	19.32	24.30	25.75	31.94	23.58
陕西	9.17	13.94	15.30	20.08	28.67	17.06	14.14	17.15	25.15	27.88	43.10	24.88
甘肃	20.85	20.85	20.85	20.85	20.85	20.85	10.86	16.96	22.13	27.70	37.97	22.39
青海	—	—	—	—	—	—	11.11	18.68	22.56	25.50	33.62	22.56
宁夏	—	—	—	—	—	—	8.87	17.82	23.08	24.38	28.18	21.00
新疆	5.23	5.23	5.23	5.23	5.23	5.23	13.25	16.82	20.80	23.99	28.59	21.01

附表8　2020年各省（自治区、直辖市）二级及以上综合医院本科及以上护士占比（%）

区域	二级综合医院（N=410）						三级综合医院（N=1079）					
	P_5	P_{25}	P_{50}	P_{75}	P_{95}	$\bar{x}$	P_5	P_{25}	P_{50}	P_{75}	P_{95}	$\bar{x}$
全国	15.97	31.25	44.38	55.15	72.56	43.66	27.05	47.75	61.04	73.31	87.05	59.72
北京	36.66	44.88	59.62	64.45	71.91	55.50	36.77	46.15	53.01	61.81	79.14	54.30
天津	41.20	41.20	54.18	63.54	63.54	52.97	40.20	52.60	62.08	82.43	90.08	64.63
河北	8.16	45.82	52.12	58.28	69.35	47.10	47.44	68.25	77.30	83.49	87.73	73.63
山西	43.63	47.02	52.56	65.10	81.32	57.17	56.63	67.97	76.60	88.79	94.80	76.13
内蒙古	—	—	—	—	—	—	51.67	59.93	68.90	77.58	81.08	68.25
辽宁	6.01	12.21	35.70	42.38	52.70	31.25	29.89	51.79	64.90	73.85	85.29	61.78
吉林	23.50	48.61	55.11	56.01	58.46	49.80	50.84	57.90	67.43	74.48	88.96	67.71
黑龙江	—	—	—	—	—	—	57.50	63.70	67.21	76.06	82.59	68.72
上海	25.81	36.02	42.38	50.56	70.28	43.40	14.75	41.87	52.07	57.25	64.94	47.02
江苏	—	—	—	—	—	—	45.52	63.23	71.41	79.65	83.83	69.68
浙江	53.24	53.24	53.24	53.24	53.24	53.24	60.03	69.18	80.02	86.78	95.38	78.28
安徽	26.21	26.21	26.70	27.19	27.19	26.70	43.81	55.65	64.05	73.57	80.66	64.21
福建	19.44	25.30	30.98	38.43	50.09	32.54	13.56	30.80	36.15	49.15	72.24	39.01
江西	20.99	26.05	29.95	36.25	59.78	32.93	32.28	51.30	59.23	64.07	85.63	58.24
山东	34.41	49.43	58.51	70.80	83.66	59.47	50.80	62.57	71.61	82.71	92.42	72.21
河南	19.98	34.29	44.48	55.29	65.60	44.03	38.84	54.74	64.06	78.50	85.36	63.71
湖北	21.43	37.84	47.75	55.32	65.26	45.98	34.85	58.82	67.68	84.20	90.21	67.76
湖南	39.93	43.08	46.96	48.75	49.82	45.91	41.90	51.79	65.84	74.86	91.90	64.62
广东	35.42	35.42	42.77	50.12	50.12	42.77	19.33	42.21	53.45	67.50	78.38	52.90
广西	17.33	27.65	37.35	48.64	53.88	37.79	31.34	47.53	53.09	64.25	76.45	54.02
海南	17.74	17.74	24.79	31.49	31.49	24.67	20.87	24.66	38.44	55.65	77.35	42.81
重庆	25.30	50.05	55.37	56.66	77.01	53.06	40.53	53.37	60.74	70.74	77.10	59.68
四川	13.88	22.37	28.51	39.84	47.87	29.89	21.61	36.18	45.03	53.20	71.34	45.32
贵州	21.50	40.73	47.20	54.46	59.75	45.54	31.09	48.23	56.25	69.59	89.75	57.90
云南	23.24	32.94	39.47	43.67	47.17	37.82	44.56	53.94	60.78	68.68	90.09	62.50
陕西	22.90	35.72	42.62	51.98	57.66	42.65	33.85	47.23	57.82	72.93	81.82	59.21
甘肃	36.86	36.86	36.86	36.86	36.86	36.86	26.86	36.31	46.59	61.83	72.08	47.72
青海	—	—	—	—	—	—	16.81	39.88	48.93	57.74	80.16	49.42
宁夏	—	—	—	—	—	—	26.86	43.56	46.39	51.72	77.93	50.44
新疆	3.78	3.78	3.78	3.78	3.78	3.78	14.69	18.84	23.92	34.59	42.87	26.31

附表9　2020年各省（自治区、直辖市）二级及以上综合医院5年及以上护士占比（%）

区域	二级综合医院（N=410）						三级综合医院（N=1079）					
	P_5	P_{25}	P_{50}	P_{75}	P_{95}	$\bar{x}$	P_5	P_{25}	P_{50}	P_{75}	P_{95}	$\bar{x}$
全国	43.14	59.38	67.90	75.43	85.12	66.50	50.62	65.29	71.90	78.39	87.71	71.06
北京	64.33	74.77	83.62	84.33	84.82	78.37	46.98	63.40	71.88	75.15	88.07	70.18
天津	75.96	75.96	83.33	83.52	83.52	80.94	59.93	69.28	75.71	78.93	90.49	74.29
河北	51.76	70.42	75.09	81.01	85.70	74.27	47.15	68.95	76.07	83.56	88.39	74.31
山西	50.53	61.66	70.91	75.88	89.10	69.62	63.30	68.71	76.58	82.16	90.82	75.56
内蒙古	—	—	—	—	—	—	56.54	68.90	76.67	79.94	91.81	75.30
辽宁	26.42	52.73	63.43	72.29	87.20	62.16	50.61	72.53	79.58	82.87	92.12	76.61
吉林	54.33	66.15	73.50	74.42	90.97	72.23	65.44	68.26	73.52	80.33	89.50	74.95
黑龙江	—	—	—	—	—	—	51.60	61.46	74.27	80.23	92.24	72.45
上海	47.80	64.42	72.32	78.17	89.45	71.83	34.26	59.63	68.88	74.45	78.82	64.48
江苏	—	—	—	—	—	—	52.84	66.59	71.58	76.18	82.46	70.56
浙江	78.03	78.03	78.03	78.03	78.03	78.03	47.16	61.82	70.51	77.61	85.01	68.96
安徽	43.92	43.92	58.22	72.52	72.52	58.22	59.49	68.03	73.44	80.53	92.66	74.11
福建	55.34	60.10	65.85	72.55	75.44	65.86	47.36	57.35	71.72	74.44	81.22	67.57
江西	31.02	56.54	69.62	73.03	86.31	65.05	56.82	66.17	73.72	77.27	87.02	72.81
山东	50.50	61.70	69.99	79.83	87.27	70.00	60.65	69.66	74.36	80.66	88.76	75.04
河南	36.37	55.06	65.50	71.73	80.66	62.59	52.38	61.94	70.08	73.86	84.49	68.73
湖北	53.21	62.08	71.92	78.61	82.03	69.55	55.79	64.79	68.53	75.00	78.65	68.63
湖南	51.52	53.35	56.23	74.17	91.05	63.76	43.13	66.39	73.47	78.08	89.16	71.91
广东	75.03	75.03	80.36	85.70	85.70	80.36	50.82	62.92	68.19	74.28	83.47	68.34
广西	57.26	66.71	75.50	77.96	82.46	71.88	57.27	64.42	69.36	75.05	81.33	69.60
海南	65.50	65.50	71.41	86.03	86.03	74.31	46.49	71.17	71.70	83.85	92.69	72.89
重庆	51.57	51.88	62.97	75.38	79.98	64.32	53.39	57.23	68.01	73.28	80.38	66.64
四川	44.84	57.56	66.01	70.79	80.47	64.49	46.30	60.12	67.92	75.83	85.37	67.22
贵州	35.88	42.72	56.95	64.93	67.16	53.81	50.86	63.48	66.04	74.54	82.40	67.35
云南	56.33	60.20	67.37	71.29	80.29	66.79	59.73	70.41	78.98	85.47	89.01	76.18
陕西	47.51	54.68	69.28	73.01	82.10	65.44	45.44	62.26	70.05	77.95	89.79	69.23
甘肃	54.38	54.38	54.38	54.38	54.38	54.38	48.68	64.64	72.18	75.87	83.91	70.35
青海	—	—	—	—	—	—	29.91	58.30	70.09	73.44	81.18	64.60
宁夏	—	—	—	—	—	—	60.54	68.55	72.71	78.12	84.67	72.88
新疆	56.98	56.98	56.98	56.98	56.98	56.98	45.03	66.33	72.76	76.97	86.20	70.26

附表10　2020年各省（自治区、直辖市）二级及以上综合医院护士离职率（%）

区域	二级综合医院（N=410）						三级综合医院（N=1079）					
	P_5	P_{25}	P_{50}	P_{75}	P_{95}	$\bar{x}$	P_5	P_{25}	P_{50}	P_{75}	P_{95}	$\bar{x}$
全国	0.00	0.67	1.63	3.74	8.90	2.79	0.13	0.62	1.31	2.43	6.10	1.98
北京	1.33	1.96	3.20	3.96	5.62	3.21	0.36	1.18	1.57	4.00	6.98	2.51
天津	0.46	0.46	3.16	3.82	3.82	2.48	0.00	0.70	1.11	1.64	2.62	1.23
河北	0.00	0.15	0.52	1.39	8.16	1.74	0.00	0.38	0.72	1.60	12.35	1.83
山西	0.40	0.70	1.82	3.06	8.12	2.27	0.00	0.19	0.46	1.13	1.96	0.79
内蒙古	—	—	—	—	—	—	0.00	0.38	0.57	1.24	1.70	0.77
辽宁	0.00	0.00	0.68	3.24	44.44	4.88	0.00	0.42	0.88	2.01	8.21	2.02
吉林	0.00	0.00	0.67	1.94	2.35	0.91	0.09	0.27	0.51	1.08	2.00	0.71
黑龙江	—	—	—	—	—	—	0.00	0.14	0.87	2.07	6.61	1.72
上海	1.41	2.78	4.77	8.54	9.24	5.23	1.39	1.93	3.01	5.03	8.45	3.63
江苏	—	—	—	—	—	—	0.19	0.72	1.42	2.99	10.03	2.52
浙江	1.13	1.13	1.13	1.13	1.13	1.13	0.88	1.29	1.86	3.14	5.29	2.45
安徽	0.69	0.69	5.29	9.89	9.89	5.29	0.16	0.66	1.23	1.67	2.88	1.45
福建	0.74	1.18	3.06	4.57	6.65	3.21	0.53	1.30	2.06	3.52	9.52	3.09
江西	0.32	2.23	2.76	3.99	7.17	3.11	0.27	0.47	1.45	1.74	11.38	2.07
山东	0.00	0.51	1.26	2.91	6.75	2.08	0.00	0.35	0.94	2.08	4.29	1.42
河南	0.00	0.54	1.34	3.38	12.85	2.61	0.09	0.38	0.72	1.88	6.80	1.68
湖北	0.00	0.68	1.28	4.12	7.73	2.40	0.32	0.66	1.19	2.18	8.76	2.22
湖南	0.69	0.71	1.17	4.81	8.00	2.76	0.00	0.47	0.88	1.96	4.00	1.79
广东	3.98	3.98	4.08	4.18	4.18	4.08	0.70	1.64	2.31	4.05	6.95	3.24
广西	0.00	1.20	2.17	3.79	6.41	2.84	0.38	0.95	1.61	2.38	5.01	2.01
海南	0.79	0.79	1.47	2.48	2.48	1.58	0.32	0.72	1.10	1.75	5.43	1.56
重庆	0.00	0.99	2.57	4.69	6.40	2.81	0.22	0.97	1.84	3.44	5.40	2.37
四川	0.00	1.38	2.36	4.23	7.48	2.96	0.27	0.95	1.60	2.79	6.00	2.10
贵州	0.32	0.66	1.44	2.45	3.96	1.61	0.31	0.88	1.63	3.33	4.33	2.06
云南	0.42	0.73	1.72	3.68	8.79	2.68	0.22	0.51	0.95	1.91	4.16	1.51
陕西	0.60	1.23	1.86	3.01	15.71	3.56	0.00	0.52	1.27	2.26	6.10	1.86
甘肃	0.60	0.60	0.60	0.60	0.60	0.60	0.00	0.31	0.58	1.43	5.80	1.29
青海	—	—	—	—	—	—	0.14	0.31	0.73	2.01	2.35	1.04
宁夏	—	—	—	—	—	—	0.00	0.53	0.78	1.13	3.03	0.99
新疆	0.00	0.00	0.00	0.00	0.00	0.00	0.67	1.21	1.58	3.39	4.62	2.19

附表 11　2020 年各省（自治区、直辖市）二级及以上综合医院护士执业环境得分

省份	二级综合医院（N=498）						三级综合医院（N=1184）					
	P_5	P_{25}	M	P_{75}	P_{95}	$\bar{x} \pm s$	P_5	P_{25}	M	P_{75}	P_{95}	$\bar{x} \pm s$
全国	67.05	73.79	79.09	83.82	91.22	78.91 ± 7.09	69.03	75.37	80.13	84.96	91.70	80.24 ± 6.82
北京	69.18	71.01	78.14	80.05	82.31	76.14 ± 5.75	71.46	74.65	81.19	87.29	90.70	81.03 ± 6.59
天津	66.65	74.90	76.80	78.42	87.38	76.32 ± 6.18	65.43	73.00	76.92	84.36	93.93	78.00 ± 9.57
河北	68.49	74.31	75.80	82.11	84.20	77.08 ± 4.92	68.78	75.92	78.74	81.37	89.51	78.84 ± 5.55
山西	66.53	71.04	74.24	76.40	82.85	74.02 ± 4.61	68.21	71.22	74.86	78.56	90.72	75.81 ± 6.48
内蒙古	—	—	—	—	—	—	67.68	72.56	75.69	79.59	85.30	76.28 ± 5.98
辽宁	65.76	79.58	80.50	86.17	92.06	81.68 ± 6.94	70.71	75.76	81.14	85.38	88.18	80.46 ± 5.94
吉林	68.90	71.05	79.77	82.05	85.56	77.53 ± 6.31	71.77	78.20	81.61	86.47	92.73	81.86 ± 6.89
黑龙江	—	—	—	—	—	—	68.91	72.80	75.43	79.31	81.48	75.76 ± 4.23
上海	67.26	79.55	87.96	92.33	97.31	85.35 ± 9.79	76.39	78.20	81.21	88.39	95.52	82.92 ± 6.61
江苏	—	—	—	—	—	—	73.19	78.04	82.67	86.91	93.11	82.70 ± 6.14
浙江	76.80	76.80	77.63	78.47	78.47	77.63 ± 1.19	77.36	80.70	85.44	90.37	94.57	85.58 ± 5.78
安徽	68.67	68.67	72.00	81.39	81.39	74.02 ± 6.59	67.42	72.72	75.79	80.35	96.40	76.71 ± 6.92
福建	72.04	79.82	87.45	94.02	94.88	85.90 ± 8.03	73.03	82.18	88.11	91.08	94.89	86.46 ± 6.33
江西	70.64	76.14	80.06	85.76	92.43	80.86 ± 6.38	67.51	79.03	81.78	85.13	96.96	81.55 ± 7.13
山东	72.12	76.13	80.07	85.01	90.21	80.24 ± 6.28	73.14	78.76	82.39	85.36	90.13	82.26 ± 5.29
河南	65.08	72.08	75.80	80.28	85.05	75.88 ± 6.24	72.26	74.61	78.17	82.64	87.83	78.77 ± 5.20
湖北	66.07	70.79	76.15	80.95	85.07	75.71 ± 6.98	67.27	73.16	77.85	83.28	91.51	78.91 ± 7.82
湖南	70.69	71.71	77.88	82.44	84.92	77.59 ± 5.72	73.33	77.11	80.37	83.85	88.90	80.66 ± 5.04
广东	70.48	70.48	72.81	75.22	75.22	72.83 ± 2.37	69.53	73.54	76.42	80.59	95.22	77.84 ± 6.55
广西	70.03	73.54	82.43	85.34	91.22	80.67 ± 6.82	73.92	77.67	80.75	86.21	93.36	82.19 ± 5.98
海南	63.65	69.16	73.63	78.49	83.27	73.95 ± 6.36	67.25	69.23	74.37	77.11	93.21	74.59 ± 6.74
重庆	71.22	73.19	75.74	86.10	88.70	78.75 ± 7.09	72.10	75.02	82.24	85.07	92.36	81.32 ± 6.68
四川	72.60	78.61	82.13	85.80	92.19	82.23 ± 5.90	75.66	80.97	84.09	87.05	91.35	83.72 ± 5.19
贵州	70.18	76.12	79.99	84.16	90.66	80.08 ± 5.83	72.86	76.23	81.80	88.86	90.87	81.98 ± 6.28
云南	67.42	71.95	76.34	85.12	89.40	78.17 ± 7.45	65.49	71.60	75.44	81.49	88.84	76.19 ± 7.12
陕西	69.89	71.62	72.98	74.38	84.54	74.55 ± 4.92	66.66	72.69	75.66	80.61	87.84	76.75 ± 5.77
甘肃	61.45	61.45	61.45	61.45	61.45	61.45 ± 0	59.69	68.70	73.52	77.09	82.99	73.02 ± 7.49
青海	—	—	—	—	—	—	66.73	72.00	76.56	79.06	82.70	75.60 ± 5.14
宁夏	—	—	—	—	—	—	70.18	80.26	82.46	82.80	89.89	81.06 ± 5.61
新疆	68.54	68.54	76.24	83.95	83.95	76.24 ± 10.90	72.15	75.06	77.23	79.64	83.14	77.39 ± 3.53

附表12　2020年各省（自治区、直辖市）二级及以上综合医院住院患者身体约束率（%）

区域	二级综合医院（N=410）						三级综合医院（N=1079）					
	P_5	P_{25}	P_{50}	P_{75}	P_{95}	$\bar{x}$	P_5	P_{25}	P_{50}	P_{75}	P_{95}	$\bar{x}$
全国	0.00	0.65	1.24	2.08	5.16	1.74	0.33	1.17	1.91	2.98	5.74	2.36
北京	0.01	8.50	8.96	9.00	20.21	9.34	0.99	2.34	3.62	8.26	12.28	5.29
天津	0.19	0.19	4.10	7.38	7.38	3.89	0.43	0.81	2.19	2.90	5.26	2.36
河北	1.24	1.69	2.08	2.41	2.91	2.04	0.76	1.50	2.26	3.90	5.20	2.70
山西	0.35	0.88	1.08	1.98	9.14	1.95	0.54	1.30	1.67	2.33	3.85	1.89
内蒙古	—	—	—	—	—	—	0.43	0.88	1.64	2.69	6.03	2.12
辽宁	0.00	0.00	0.04	0.70	2.18	0.44	0.00	0.68	1.29	1.93	5.43	2.03
吉林	0.00	0.00	0.22	0.67	2.18	0.53	0.12	0.42	0.76	2.36	4.47	1.41
黑龙江	—	—	—	—	—	—	0.11	0.30	0.78	1.59	3.36	1.11
上海	0.81	4.13	6.32	8.56	11.03	6.01	0.36	1.35	2.82	4.47	7.05	3.13
江苏	—	—	—	—	—	—	1.27	2.03	3.13	3.97	6.51	3.32
浙江	1.92	1.92	1.92	1.92	1.92	1.92	0.63	1.70	2.50	4.26	6.81	3.03
安徽	1.16	1.16	2.14	3.12	3.12	2.14	0.81	1.46	2.02	3.25	4.98	2.58
福建	0.28	0.77	1.20	1.89	3.71	1.51	0.18	1.49	2.12	2.73	5.49	2.36
江西	0.21	0.74	0.92	1.43	4.47	1.52	1.59	2.23	2.61	3.55	6.60	3.18
山东	0.24	1.09	1.80	2.73	4.82	2.07	0.31	1.17	1.92	2.52	4.73	2.15
河南	0.17	0.68	1.20	1.65	3.01	1.36	0.33	1.15	1.75	2.57	4.37	2.00
湖北	0.00	0.48	0.95	1.41	1.70	0.96	0.34	0.99	1.39	1.82	2.77	1.49
湖南	0.05	0.59	1.42	1.74	1.75	1.16	0.47	1.38	1.98	2.70	5.90	2.18
广东	2.44	2.44	2.70	2.96	2.96	2.70	0.87	1.97	2.74	3.96	10.88	3.51
广西	0.58	1.31	2.40	3.10	3.68	2.13	1.70	2.18	3.24	3.98	5.74	3.30
海南	1.07	1.07	2.22	4.12	4.12	2.47	1.18	2.22	2.53	3.34	4.99	2.69
重庆	0.64	1.27	1.92	3.05	5.13	2.37	0.42	1.13	1.99	2.68	4.66	2.23
四川	0.00	0.36	0.83	1.42	2.13	0.95	0.33	0.97	1.61	2.11	3.61	1.71
贵州	0.07	1.02	1.39	1.83	7.74	1.66	0.70	1.13	1.61	2.09	4.30	1.82
云南	0.01	0.30	0.69	0.96	1.01	0.62	0.98	1.47	1.91	3.51	4.55	2.41
陕西	0.00	0.33	1.47	1.94	2.36	1.23	0.55	1.19	1.56	2.09	5.78	2.12
甘肃	0.57	0.57	0.57	0.57	0.57	0.57	0.02	0.39	0.54	1.02	1.72	0.80
青海	—	—	—	—	—	—	0.31	0.48	0.74	1.34	2.21	0.90
宁夏	—	—	—	—	—	—	0.17	0.66	0.99	1.90	2.70	1.31
新疆	0.76	0.76	0.76	0.76	0.76	0.76	0.37	1.15	1.59	2.22	3.72	1.79

附表 13 2020 年各省（自治区、直辖市）二级及以上综合医院特级护理占比（%）

区域	二级综合医院（N=410）						三级综合医院（N=1079）					
	P_5	P_{25}	P_{50}	P_{75}	P_{95}	$\bar{x}$	P_5	P_{25}	P_{50}	P_{75}	P_{95}	$\bar{x}$
全国	0.00	0.88	2.13	3.85	8.87	3.10	0.36	1.75	3.13	5.40	11.28	4.27
北京	0.47	1.72	2.30	2.67	3.01	2.03	0.91	2.53	3.81	7.87	13.97	5.38
天津	2.23	2.23	4.06	5.89	5.89	4.06	0.00	0.99	2.36	5.61	10.82	3.76
河北	0.00	2.14	5.06	7.08	21.57	6.24	0.95	2.10	2.95	5.17	9.31	3.84
山西	0.00	1.14	3.24	5.54	19.47	4.52	1.31	2.12	3.36	5.38	7.69	4.07
内蒙古	—	—	—	—	—	—	0.56	1.78	2.26	4.56	8.45	3.34
辽宁	0.00	0.00	0.49	1.83	6.13	1.30	0.00	0.42	1.15	2.15	4.41	1.49
吉林	0.00	0.00	0.00	0.98	1.75	0.47	0.00	0.50	1.42	3.57	7.02	2.31
黑龙江	—	—	—	—	—	—	0.29	0.87	1.48	3.15	5.76	2.19
上海	0.00	0.04	2.21	2.72	3.86	1.72	0.00	0.16	1.74	3.73	8.76	2.67
江苏	—	—	—	—	—	—	1.11	1.89	3.30	5.23	8.73	4.12
浙江	2.35	2.35	2.35	2.35	2.35	2.35	2.07	4.77	6.60	14.75	28.94	10.16
安徽	0.61	0.61	0.84	1.07	1.07	0.84	0.79	1.45	2.88	4.13	5.50	2.84
福建	0.00	0.13	1.39	2.06	3.05	1.34	0.11	1.97	3.01	4.56	13.76	5.60
江西	0.01	1.15	1.65	3.38	8.86	2.51	0.00	1.36	3.41	3.97	8.68	3.33
山东	0.00	0.92	2.18	3.87	9.52	3.03	0.52	1.87	3.16	4.49	8.07	3.68
河南	0.04	1.25	2.82	4.16	8.82	3.99	0.77	2.34	4.02	6.17	10.08	5.71
湖北	0.00	0.80	1.66	2.66	9.58	3.89	0.66	1.82	2.42	3.32	9.20	3.05
湖南	2.17	2.99	3.85	6.45	8.99	4.72	0.35	1.25	3.00	4.50	7.73	3.51
广东	3.77	3.77	4.93	6.10	6.10	4.93	1.79	3.18	5.53	6.61	11.96	5.37
广西	0.00	1.29	1.97	4.51	8.08	2.89	1.38	2.47	3.86	6.01	12.36	4.98
海南	3.85	3.85	4.35	4.78	4.78	4.33	0.45	2.43	5.31	6.58	10.01	4.68
重庆	1.16	2.49	2.99	3.48	5.03	3.01	0.32	1.26	2.46	3.55	6.87	2.73
四川	0.00	0.76	1.35	2.26	5.12	1.72	0.76	1.60	2.66	3.95	9.45	3.72
贵州	0.00	3.93	6.57	7.54	16.64	6.38	1.63	2.49	5.06	7.79	13.69	5.72
云南	0.10	1.92	3.45	5.33	6.83	3.54	1.22	3.05	5.06	6.37	17.13	5.95
陕西	0.01	0.85	1.70	4.00	16.53	3.70	0.71	1.75	3.53	5.49	14.97	5.32
甘肃	7.71	7.71	7.71	7.71	7.71	7.71	0.60	1.25	3.75	6.44	13.54	4.91
青海	—	—	—	—	—	—	0.65	1.63	2.05	4.82	11.10	3.74
宁夏	—	—	—	—	—	—	0.61	3.50	5.65	11.93	53.91	12.35
新疆	2.40	2.40	2.40	2.40	2.40	2.40	1.76	3.79	5.42	7.61	11.17	6.38

附表14 2020年各省（自治区、直辖市）二级及以上综合医院一级护理占比（%）

区域	二级综合医院（N=410）						三级综合医院（N=1079）					
	P_5	P_{25}	P_{50}	P_{75}	P_{95}	$\bar{x}$	P_5	P_{25}	P_{50}	P_{75}	P_{95}	$\bar{x}$
全国	6.44	19.87	32.96	49.99	70.96	35.43	5.37	18.05	34.82	51.84	72.13	36.15
北京	3.83	16.49	22.54	35.54	83.33	32.35	10.31	33.55	54.28	61.69	78.73	47.93
天津	49.70	49.70	50.76	51.83	51.83	50.76	21.46	34.67	45.31	61.05	72.46	45.98
河北	16.11	24.33	29.53	38.02	54.01	30.89	4.76	13.08	23.54	32.59	43.97	23.26
山西	4.17	16.40	30.34	33.06	46.95	26.70	9.27	15.26	18.90	37.13	41.32	23.41
内蒙古	—	—	—	—	—	—	5.17	7.86	22.82	31.83	46.41	23.21
辽宁	0.36	2.22	8.36	18.63	31.41	11.23	0.53	3.89	8.16	13.62	33.89	11.36
吉林	10.15	15.66	18.66	24.57	45.21	22.00	11.48	16.65	22.98	33.88	67.59	28.48
黑龙江	—	—	—	—	—	—	1.72	4.31	9.22	14.06	30.63	10.78
上海	6.95	28.39	39.13	57.14	82.24	42.13	7.83	14.05	27.26	42.23	54.67	29.29
江苏	—	—	—	—	—	—	17.37	28.94	45.31	64.79	80.77	47.89
浙江	8.53	8.53	8.53	8.53	8.53	8.53	3.81	10.89	17.11	34.99	48.08	21.90
安徽	22.82	22.82	22.83	22.85	22.85	22.83	16.58	29.61	43.34	54.21	73.00	42.79
福建	6.88	8.32	15.80	23.19	25.04	15.84	6.49	15.60	18.35	25.93	49.57	22.98
江西	6.32	9.02	16.63	22.54	56.32	21.38	3.71	18.49	25.08	53.01	76.79	35.17
山东	6.95	27.27	39.53	52.77	72.15	38.90	7.39	23.07	41.62	51.34	68.75	38.53
河南	9.64	20.13	30.38	43.28	65.44	33.62	15.20	24.03	33.93	46.51	56.10	35.57
湖北	10.07	19.80	37.53	47.00	67.92	36.82	12.16	22.67	30.54	39.29	57.02	32.06
湖南	44.38	48.70	54.20	62.05	68.71	55.37	34.88	45.57	56.38	63.87	72.13	55.53
广东	27.08	27.08	47.66	68.24	68.24	47.66	24.96	35.48	47.10	59.60	76.55	48.52
广西	25.51	46.43	52.16	57.70	72.31	50.18	24.43	31.54	42.73	56.41	69.26	44.16
海南	53.33	53.33	54.30	58.87	58.87	55.50	21.61	37.87	43.14	49.05	62.46	42.82
重庆	8.14	9.33	29.23	44.10	76.57	31.06	3.61	7.56	17.16	27.35	47.40	20.04
四川	12.78	28.12	46.45	60.35	78.36	44.14	13.70	32.65	51.52	66.79	80.30	49.60
贵州	2.01	28.47	42.74	55.02	76.87	41.67	14.16	26.09	46.40	55.23	71.40	42.49
云南	9.56	12.58	19.12	31.56	37.08	21.64	9.67	18.96	30.53	49.03	68.92	34.07
陕西	11.47	26.14	35.33	58.06	66.39	39.62	18.81	30.93	36.65	48.19	52.22	39.11
甘肃	39.36	39.36	39.36	39.36	39.36	39.36	8.96	18.63	27.19	49.91	60.99	32.63
青海	—	—	—	—	—	—	5.51	12.27	13.60	21.68	43.46	17.71
宁夏	—	—	—	—	—	—	9.94	36.12	42.26	53.68	68.56	43.14
新疆	73.09	73.09	73.09	73.09	73.09	73.09	16.73	34.65	49.43	61.46	82.69	48.57

附表15 2020年各省（自治区、直辖市）二级及以上综合医院二级护理占比（%）

区域	二级综合医院（N=410）						三级综合医院（N=1079）					
	P_5	P_{25}	P_{50}	P_{75}	P_{95}	$\bar{x}$	P_5	P_{25}	P_{50}	P_{75}	P_{95}	$\bar{x}$
全国	25.17	42.20	59.99	73.95	90.33	58.13	22.89	40.91	58.07	74.73	90.54	57.29
北京	16.19	24.84	59.29	80.49	93.15	54.79	12.54	30.78	39.40	58.68	82.21	44.06
天津	41.72	41.72	44.89	48.05	48.05	44.89	23.01	33.24	47.53	61.44	73.45	47.58
河北	32.12	56.04	61.04	69.07	83.89	60.65	54.39	61.11	69.08	82.17	89.76	70.62
山西	32.99	61.19	67.60	74.29	92.89	67.57	49.07	58.06	75.29	79.73	85.03	70.75
内蒙古	—	—	—	—	—	—	50.79	63.46	73.32	85.55	93.74	72.37
辽宁	35.65	76.65	82.57	94.46	99.07	81.81	60.14	81.57	88.61	93.35	97.80	85.46
吉林	47.64	72.83	79.33	80.42	86.61	74.92	25.45	51.03	65.94	80.28	83.11	62.19
黑龙江	—	—	—	—	—	—	60.34	77.70	84.39	91.40	95.82	83.16
上海	15.49	36.58	54.53	71.56	89.36	53.33	34.71	48.08	67.74	77.78	87.77	63.53
江苏	—	—	—	—	—	—	13.23	29.42	46.22	65.83	78.75	46.90
浙江	89.03	89.03	89.03	89.03	89.03	89.03	31.00	54.89	74.50	82.30	90.24	67.09
安徽	69.81	69.81	72.53	75.26	75.26	72.53	24.38	39.78	53.18	66.28	79.65	52.53
福建	54.81	74.75	79.44	87.44	93.12	78.16	40.19	65.40	72.74	80.62	84.38	69.28
江西	33.28	64.12	74.43	80.70	89.61	69.46	13.38	42.92	63.31	69.57	87.16	56.08
山东	25.79	39.70	56.25	65.21	87.66	54.74	26.00	42.74	51.95	69.81	86.10	54.44
河南	23.24	43.21	62.17	72.94	85.20	58.66	37.40	46.79	59.44	67.93	81.86	57.08
湖北	28.10	43.88	54.94	64.52	88.98	56.06	40.45	54.57	62.28	73.56	86.39	62.11
湖南	27.39	34.48	42.29	44.80	46.60	39.64	23.23	29.70	40.91	48.56	64.62	40.18
广东	27.64	27.64	47.07	66.50	66.50	47.07	16.86	34.61	45.93	58.11	68.15	45.41
广西	23.50	38.72	42.67	51.00	70.67	45.11	27.03	37.72	50.95	61.32	70.52	49.47
海南	36.65	36.65	41.18	41.69	41.69	39.84	27.24	44.25	51.47	55.80	73.79	50.28
重庆	20.70	50.53	61.34	77.50	87.67	60.70	44.85	61.74	81.34	86.95	95.05	75.32
四川	19.70	35.33	50.29	69.73	86.28	51.85	16.06	27.44	42.31	59.80	83.63	44.89
贵州	21.84	33.48	47.18	60.87	97.99	49.34	14.30	40.42	48.52	65.27	77.16	50.05
云南	47.71	59.40	70.11	75.52	84.34	67.77	14.67	44.49	63.55	75.06	83.28	57.98
陕西	29.30	37.12	54.21	71.90	88.48	55.53	26.27	46.97	50.46	66.41	79.44	52.94
甘肃	45.36	45.36	45.36	45.36	45.36	45.36	28.36	37.06	59.60	77.62	83.23	57.05
青海	—	—	—	—	—	—	41.91	64.92	70.52	74.85	80.54	68.45
宁夏	—	—	—	—	—	—	23.40	31.40	38.27	53.45	80.53	43.06
新疆	24.46	24.46	24.46	24.46	24.46	24.46	11.10	32.19	41.09	53.31	69.01	41.67

附表16　2020年各省（自治区、直辖市）二级及以上综合医院三级护理占比（%）

| 区域 | 二级综合医院（N=410） | | | | | | 三级综合医院（N=1079） | | | | | |
	P_5	P_{25}	P_{50}	P_{75}	P_{95}	$\bar{x}$	P_5	P_{25}	P_{50}	P_{75}	P_{95}	$\bar{x}$
全国	0.00	0.06	0.63	3.39	16.02	3.34	0.00	0.04	0.51	2.30	11.46	2.29
北京	0.00	0.00	0.35	2.88	50.90	10.82	0.00	0.06	1.04	4.64	7.14	2.62
天津	0.03	0.03	0.29	0.55	0.55	0.29	0.00	0.14	0.69	2.49	9.01	2.68
河北	0.00	0.03	0.54	2.13	13.12	2.23	0.00	0.17	0.58	2.25	9.85	2.28
山西	0.00	0.00	0.14	0.63	9.64	1.22	0.00	0.11	0.56	1.70	10.43	1.77
内蒙古	—	—	—	—	—	—	0.00	0.00	0.17	1.56	4.65	1.08
辽宁	0.00	0.09	0.44	3.18	41.19	5.66	0.00	0.01	0.33	1.56	8.76	1.68
吉林	0.26	0.90	2.59	3.92	6.17	2.61	0.00	0.82	6.02	11.25	20.35	7.01
黑龙江	—	—	—	—	—	—	0.00	0.05	1.28	7.22	14.94	3.88
上海	0.00	0.13	0.58	2.40	27.23	2.82	0.00	0.11	0.99	6.09	19.18	4.51
江苏	—	—	—	—	—	—	0.00	0.02	0.15	0.94	3.86	1.09
浙江	0.09	0.09	0.09	0.09	0.09	0.09	0.00	0.00	0.24	1.00	4.89	0.85
安徽	1.31	1.31	3.79	6.27	6.27	3.79	0.00	0.31	0.73	2.27	7.43	1.84
福建	0.00	0.00	0.01	9.84	18.10	4.66	0.00	0.04	0.29	3.01	8.50	2.13
江西	0.00	0.84	7.53	11.19	14.57	6.65	0.00	1.15	4.91	6.02	23.61	5.42
山东	0.03	0.40	1.61	3.77	15.52	3.33	0.05	0.37	1.26	3.68	14.37	3.36
河南	0.00	0.09	1.43	4.58	16.52	3.73	0.00	0.13	0.79	1.47	8.10	1.64
湖北	0.00	0.01	1.29	3.15	12.52	3.23	0.00	0.49	1.57	2.97	12.13	2.78
湖南	0.01	0.01	0.10	0.52	0.87	0.27	0.01	0.05	0.33	0.74	2.30	0.78
广东	0.32	0.32	0.33	0.34	0.34	0.33	0.00	0.02	0.17	0.55	2.95	0.70
广西	0.00	0.01	0.14	0.95	15.10	1.82	0.00	0.07	0.40	1.06	4.30	1.39
海南	0.17	0.17	0.20	0.62	0.62	0.33	0.00	0.03	0.30	1.95	17.13	2.22
重庆	0.23	0.71	3.40	8.27	13.15	5.23	0.00	0.00	0.03	2.25	16.51	1.92
四川	0.00	0.00	0.16	1.95	16.83	2.29	0.00	0.01	0.31	1.34	12.33	1.79
贵州	0.00	0.00	1.76	5.18	7.19	2.61	0.00	0.00	0.08	2.75	7.77	1.74
云南	0.00	1.28	6.98	11.59	16.68	7.05	0.00	0.06	0.69	3.36	7.56	2.00
陕西	0.00	0.02	0.07	1.34	6.34	1.15	0.00	0.00	0.38	0.80	16.32	2.63
甘肃	7.56	7.56	7.56	7.56	7.56	7.56	0.00	0.28	2.56	8.08	16.90	5.41
青海	—	—	—	—	—	—	1.78	4.48	9.56	14.47	22.34	10.10
宁夏	—	—	—	—	—	—	0.00	0.11	0.78	2.99	4.21	1.45
新疆	0.05	0.05	0.05	0.05	0.05	0.05	0.00	0.15	1.24	5.95	11.18	3.39

附表 17　2020 年各省（自治区、直辖市）二级及以上综合医院住院患者跌倒发生率（‰）

区域	二级综合医院（N=410）						三级综合医院（N=1079）					
	P_5	P_{25}	P_{50}	P_{75}	P_{95}	$\bar{x}$	P_5	P_{25}	P_{50}	P_{75}	P_{95}	$\bar{x}$
全国	0.00	0.03	0.06	0.11	0.20	0.08	0.00	0.03	0.06	0.09	0.17	0.07
北京	0.04	0.08	0.11	0.14	0.15	0.10	0.01	0.04	0.06	0.09	0.20	0.08
天津	0.00	0.00	0.01	0.02	0.02	0.01	0.01	0.01	0.03	0.07	0.13	0.05
河北	0.00	0.03	0.07	0.09	0.13	0.06	0.02	0.05	0.08	0.09	0.12	0.07
山西	0.00	0.00	0.03	0.04	0.13	0.04	0.02	0.03	0.04	0.07	0.09	0.05
内蒙古	—	—	—	—	—	—	0.01	0.03	0.07	0.10	0.12	0.07
辽宁	0.00	0.00	0.00	0.00	0.05	0.01	0.00	0.01	0.03	0.05	0.14	0.04
吉林	0.00	0.00	0.02	0.08	0.12	0.04	0.00	0.00	0.02	0.05	0.15	0.04
黑龙江	—	—	—	—	—	—	0.00	0.00	0.01	0.03	0.06	0.02
上海	0.00	0.04	0.04	0.07	0.25	0.06	0.00	0.01	0.03	0.06	0.08	0.04
江苏	—	—	—	—	—	—	0.01	0.04	0.06	0.10	0.15	0.07
浙江	0.30	0.30	0.30	0.30	0.30	0.30	0.04	0.07	0.10	0.14	0.20	0.11
安徽	0.14	0.14	0.17	0.20	0.20	0.17	0.05	0.08	0.10	0.13	0.18	0.10
福建	0.02	0.04	0.07	0.20	0.24	0.11	0.00	0.04	0.06	0.11	0.18	0.07
江西	0.03	0.07	0.13	0.17	0.23	0.12	0.03	0.10	0.11	0.13	0.17	0.11
山东	0.01	0.05	0.07	0.11	0.18	0.08	0.02	0.05	0.06	0.09	0.15	0.07
河南	0.00	0.03	0.06	0.10	0.18	0.07	0.01	0.03	0.06	0.09	0.15	0.07
湖北	0.00	0.03	0.05	0.08	0.12	0.06	0.02	0.04	0.05	0.09	0.13	0.07
湖南	0.01	0.04	0.08	0.13	0.16	0.08	0.01	0.03	0.06	0.12	0.21	0.08
广东	0.14	0.14	0.16	0.18	0.18	0.16	0.03	0.05	0.07	0.12	0.25	0.10
广西	0.03	0.07	0.09	0.12	0.20	0.11	0.01	0.04	0.06	0.10	0.16	0.07
海南	0.02	0.02	0.12	0.14	0.14	0.09	0.02	0.04	0.06	0.13	0.17	0.08
重庆	0.06	0.06	0.14	0.23	0.32	0.15	0.00	0.03	0.06	0.14	0.22	0.08
四川	0.02	0.05	0.09	0.13	0.23	0.10	0.01	0.04	0.05	0.09	0.16	0.07
贵州	0.00	0.02	0.05	0.10	0.19	0.07	0.00	0.03	0.05	0.07	0.13	0.05
云南	0.00	0.05	0.09	0.12	0.13	0.08	0.02	0.04	0.05	0.07	0.18	0.06
陕西	0.00	0.03	0.07	0.10	0.13	0.07	0.02	0.05	0.06	0.09	0.10	0.07
甘肃	0.00	0.00	0.00	0.00	0.00	0.00	0.01	0.03	0.05	0.07	0.12	0.06
青海	—	—	—	—	—	—	0.00	0.04	0.07	0.09	0.11	0.06
宁夏	—	—	—	—	—	—	0.00	0.03	0.04	0.06	0.11	0.05
新疆	0.00	0.00	0.00	0.00	0.00	0.00	0.00	0.03	0.06	0.08	0.11	0.06

附表18　2020年各省（自治区、直辖市）二级及以上综合医院住院患者跌倒伤害占比（%）

区域	二级综合医院（N=410）						三级综合医院（N=1079）					
	P_5	P_{25}	P_{50}	P_{75}	P_{95}	$\bar{x}$	P_5	P_{25}	P_{50}	P_{75}	P_{95}	$\bar{x}$
全国	25.00	50.00	66.67	83.33	100.00	64.53	31.03	50.00	61.90	76.19	100.00	62.84
北京	0.00	26.32	53.33	68.97	100.00	49.72	26.47	38.59	56.07	68.12	80.00	54.10
天津	100.00	100.00	100.00	100.00	100.00	100.00	33.33	45.45	66.67	93.33	100.00	67.20
河北	32.00	41.67	61.54	78.13	100.00	63.33	33.33	43.75	52.70	61.90	83.33	54.69
山西	0.00	41.67	50.00	64.58	85.71	47.77	27.27	41.18	60.24	72.00	80.00	56.53
内蒙古	—	—	—	—	—	—	23.40	40.00	50.00	62.96	100.00	52.49
辽宁	36.84	50.00	50.00	100.00	100.00	69.55	0.00	42.86	60.00	78.26	100.00	58.30
吉林	0.00	2.78	32.78	63.33	66.67	33.06	0.00	37.50	50.00	57.14	85.71	48.90
黑龙江	—	—	—	—	—	—	0.00	53.33	66.67	100.00	100.00	65.15
上海	42.00	61.67	74.17	82.93	100.00	72.28	27.33	54.05	69.05	90.91	100.00	69.24
江苏	—	—	—	—	—	—	37.66	50.00	59.46	78.26	96.49	62.92
浙江	36.36	36.36	36.36	36.36	36.36	36.36	35.42	45.82	53.13	60.53	86.67	56.31
安徽	57.89	57.89	58.95	60.00	60.00	58.95	35.62	52.38	63.46	72.73	81.82	62.38
福建	35.71	42.86	55.00	100.00	100.00	64.76	30.00	50.00	61.25	76.19	100.00	63.37
江西	36.84	50.00	64.91	82.86	100.00	66.34	0.00	56.00	70.83	73.68	86.49	63.07
山东	32.26	45.45	58.82	78.57	100.00	62.19	36.11	52.21	60.59	72.78	90.91	61.97
河南	0.00	46.94	66.67	85.71	100.00	63.34	43.75	55.41	65.17	81.92	100.00	66.96
湖北	38.78	61.25	71.71	100.00	100.00	76.03	0.00	55.36	66.67	79.41	100.00	63.25
湖南	0.00	20.54	50.54	72.11	84.21	46.32	31.25	48.28	58.14	70.67	85.71	59.59
广东	41.38	41.38	64.44	87.50	87.50	64.44	39.19	57.86	69.79	80.84	90.91	68.74
广西	25.00	44.44	60.00	80.00	100.00	61.28	38.10	50.00	63.64	73.58	86.67	62.30
海南	63.64	63.64	94.12	100.00	100.00	85.92	54.55	61.40	75.00	84.44	100.00	75.22
重庆	36.36	47.25	57.14	66.67	86.36	58.64	34.78	48.08	54.55	64.71	76.47	55.03
四川	23.08	50.00	70.50	84.62	100.00	67.48	41.18	62.50	74.47	87.50	100.00	73.60
贵州	30.77	42.86	68.63	88.89	100.00	66.80	33.33	50.00	68.00	82.35	100.00	66.82
云南	60.00	70.59	80.00	83.33	100.00	78.24	41.67	53.85	66.67	76.32	100.00	65.19
陕西	29.41	57.69	66.67	90.91	100.00	68.59	28.57	41.18	54.55	65.15	78.26	56.00
甘肃	—	—	—	—	—	—	38.64	48.48	57.85	75.00	100.00	62.02
青海	—	—	—	—	—	—	0.00	29.41	59.09	69.23	100.00	53.56
宁夏	—	—	—	—	—	—	37.50	54.55	57.14	89.47	100.00	67.31
新疆	—	—	—	—	—	—	0.00	43.48	51.35	57.14	100.00	52.49

附表 19　2020 年各省（自治区、直辖市）二级及以上综合医院跌倒相关信息填报情况

区域	二级综合医院		三级综合医院		合计	
	机构数	例次数	机构数	例次数	机构数	例次数
北京	5	68	24	502	29	570
天津	2	2	21	215	23	217
河北	7	159	42	1322	49	1481
山西	12	45	26	521	38	566
内蒙古	—	—	23	443	23	443
辽宁	7	30	66	803	73	833
吉林	4	28	15	230	19	258
黑龙江	—	—	13	119	13	119
上海	16	228	22	468	38	696
江苏	—	—	63	2178	63	2178
浙江	1	22	35	2038	36	2060
安徽	2	58	39	2093	41	2151
福建	6	60	30	907	36	967
江西	10	159	13	579	23	738
山东	71	991	92	2969	163	3960
河南	71	1250	49	2100	120	3350
湖北	20	285	23	665	43	950
湖南	4	91	31	1298	35	1389
广东	2	53	68	2859	70	2912
广西	21	319	45	1388	66	1707
海南	3	30	15	347	18	377
重庆	7	245	25	908	32	1153
四川	62	842	119	2860	181	3702
贵州	14	165	29	612	43	777
云南	7	99	21	684	28	783
陕西	7	107	21	629	28	736
甘肃	0	0	26	437	26	437
青海	—	—	11	282	11	282
宁夏	—	—	9	138	9	138
新疆	0	0	19	498	19	498
全国	361	5336	1035	31 092	1396	36 428

附表20　2020年各省（自治区、直辖市）二级及以上综合医院住院患者2期及以上院内压力性损伤发生率（%）

区域	二级综合医院（N=410）						三级综合医院（N=1079）					
	P_5	P_{25}	P_{50}	P_{75}	P_{95}	$\bar{x}$	P_5	P_{25}	P_{50}	P_{75}	P_{95}	$\bar{x}$
全国	0.00	0.00	0.01	0.04	0.12	0.03	0.00	0.00	0.02	0.04	0.11	0.03
北京	0.00	0.01	0.07	0.08	0.95	0.22	0.00	0.01	0.03	0.05	0.16	0.04
天津	0.00	0.00	0.00	0.00	0.00	0.00	0.00	0.00	0.01	0.04	0.08	0.02
河北	0.00	0.01	0.02	0.03	0.20	0.04	0.00	0.02	0.04	0.07	0.12	0.05
山西	0.00	0.00	0.00	0.01	0.02	0.00	0.00	0.00	0.01	0.02	0.05	0.02
内蒙古	—	—	—	—	—	—	0.00	0.00	0.00	0.02	0.06	0.02
辽宁	0.00	0.00	0.00	0.00	0.02	0.00	0.00	0.00	0.00	0.02	0.07	0.02
吉林	0.00	0.00	0.00	0.01	0.21	0.03	0.00	0.00	0.00	0.03	0.12	0.02
黑龙江	—	—	—	—	—	—	0.00	0.00	0.00	0.00	0.02	0.01
上海	0.00	0.00	0.00	0.02	0.24	0.02	0.00	0.00	0.01	0.01	0.03	0.01
江苏	—	—	—	—	—	—	0.00	0.01	0.01	0.03	0.06	0.02
浙江	0.12	0.12	0.12	0.12	0.12	0.12	0.00	0.02	0.04	0.06	0.14	0.05
安徽	0.06	0.06	0.07	0.08	0.08	0.07	0.00	0.01	0.03	0.05	0.14	0.04
福建	0.02	0.03	0.04	0.06	0.08	0.05	0.00	0.01	0.02	0.05	0.08	0.03
江西	0.00	0.02	0.02	0.03	0.05	0.02	0.00	0.01	0.03	0.08	0.33	0.06
山东	0.00	0.00	0.01	0.02	0.07	0.02	0.00	0.00	0.01	0.02	0.04	0.01
河南	0.00	0.00	0.01	0.04	0.09	0.02	0.00	0.00	0.02	0.05	0.13	0.03
湖北	0.00	0.02	0.03	0.05	0.09	0.04	0.00	0.01	0.02	0.03	0.07	0.02
湖南	0.00	0.00	0.00	0.01	0.01	0.00	0.00	0.00	0.01	0.03	0.07	0.02
广东	0.00	0.00	0.01	0.01	0.01	0.01	0.00	0.01	0.01	0.02	0.09	0.02
广西	0.00	0.00	0.01	0.02	0.09	0.03	0.00	0.01	0.02	0.05	0.09	0.03
海南	0.00	0.00	0.00	0.03	0.03	0.01	0.00	0.00	0.03	0.07	0.13	0.04
重庆	0.00	0.00	0.01	0.14	0.22	0.06	0.00	0.01	0.02	0.04	0.16	0.04
四川	0.00	0.02	0.04	0.08	0.25	0.07	0.00	0.01	0.03	0.07	0.16	0.05
贵州	0.00	0.00	0.01	0.02	0.09	0.02	0.00	0.01	0.03	0.07	0.18	0.05
云南	0.00	0.00	0.01	0.06	0.10	0.03	0.00	0.00	0.01	0.02	0.04	0.02
陕西	0.00	0.00	0.00	0.02	0.04	0.01	0.00	0.00	0.01	0.02	0.06	0.02
甘肃	0.00	0.00	0.00	0.00	0.00	0.00	0.00	0.00	0.02	0.05	0.13	0.03
青海	—	—	—	—	—	—	0.00	0.00	0.01	0.03	0.11	0.02
宁夏	—	—	—	—	—	—	0.00	0.00	0.02	0.03	0.05	0.02
新疆	0.00	0.00	0.00	0.00	0.00	0.00	0.00	0.00	0.00	0.01	0.02	0.01

附表21　2020年各省（自治区、直辖市）二级及以上综合医院住院患者2期及以上院内压力性损伤相关信息填报情况

区域	二级综合医院		三级综合医院		合计	
	机构数	例数	机构数	例数	机构数	例数
北京	4	46	22	304	26	350
天津	0	0	17	125	17	125
河北	8	128	40	940	48	1068
山西	5	8	22	181	27	189
内蒙古	—	—	13	111	13	111
辽宁	4	15	44	285	48	300
吉林	2	16	14	175	16	191
黑龙江	—	—	11	73	11	73
上海	9	79	18	165	27	244
江苏	—	—	60	842	60	842
浙江	1	12	34	1307	35	1319
安徽	2	32	38	898	40	930
福建	6	42	26	489	32	531
江西	8	49	12	313	20	362
山东	53	287	79	713	132	1000
河南	54	465	41	1044	95	1509
湖北	21	160	22	266	43	426
湖南	1	5	25	400	26	405
广东	2	3	62	1013	64	1016
广西	16	122	42	747	58	869
海南	2	5	14	181	16	186
重庆	6	126	25	458	31	584
四川	56	661	113	2306	169	2967
贵州	11	88	28	666	39	754
云南	6	39	18	243	24	282
陕西	4	23	17	145	21	168
甘肃	0	0	24	452	24	452
青海	—	—	8	89	8	89
宁夏	—	—	8	114	8	114
新疆	0	0	13	116	13	116
全国	281	2411	910	15 161	1191	17 572

附表22　2020年各省（自治区、直辖市）二级及以上综合医院住院患者气管导管非计划拔管率（‰）

区域	二级综合医院（N=410）						三级综合医院（N=1079）					
	P_5	P_{25}	P_{50}	P_{75}	P_{95}	$\bar{x}$	P_5	P_{25}	P_{50}	P_{75}	P_{95}	$\bar{x}$
全国	0.00	0.00	0.00	0.51	1.99	0.42	0.00	0.00	0.12	0.36	1.00	0.27
北京	0.00	0.00	0.32	0.40	0.49	0.24	0.00	0.00	0.04	0.16	1.20	0.18
天津	0.00	0.00	0.20	0.40	0.40	0.20	0.00	0.00	0.00	0.18	0.37	0.09
河北	0.00	0.00	0.16	0.58	0.95	0.30	0.00	0.06	0.21	0.39	0.92	0.29
山西	0.00	0.00	0.00	0.00	2.63	0.32	0.00	0.00	0.20	0.38	0.86	0.27
内蒙古	—	—	—	—	—	—	0.00	0.00	0.00	0.35	0.86	0.22
辽宁	0.00	0.00	0.00	0.00	0.00	0.02	0.00	0.00	0.00	0.00	0.47	0.09
吉林	0.00	0.00	0.00	0.00	0.00	0.00	0.00	0.00	0.00	0.00	0.41	0.04
黑龙江	—	—	—	—	—	—	0.00	0.00	0.00	0.00	0.71	0.14
上海	0.00	0.00	0.00	0.00	0.00	0.00	0.00	0.00	0.00	0.10	0.48	0.09
江苏	—	—	—	—	—	—	0.00	0.00	0.18	0.33	0.98	0.25
浙江	0.64	0.64	0.64	0.64	0.64	0.64	0.00	0.10	0.17	0.53	0.82	0.31
安徽	0.00	0.00	0.18	0.36	0.36	0.18	0.00	0.10	0.26	0.70	1.98	0.44
福建	0.00	0.00	0.30	0.90	0.98	0.41	0.00	0.03	0.20	0.50	1.12	0.30
江西	0.00	0.00	0.23	1.10	4.67	0.95	0.00	0.14	0.17	0.35	0.83	0.26
山东	0.00	0.00	0.00	0.50	1.15	0.31	0.00	0.00	0.12	0.34	0.79	0.22
河南	0.00	0.00	0.00	0.66	2.25	0.46	0.00	0.00	0.16	0.51	1.48	0.35
湖北	0.00	0.00	0.00	0.48	2.22	0.45	0.00	0.00	0.22	0.40	0.74	0.25
湖南	0.00	0.00	0.38	1.20	1.64	0.60	0.00	0.00	0.18	0.53	1.60	0.38
广东	0.30	0.30	0.57	0.83	0.83	0.57	0.00	0.09	0.20	0.45	0.86	0.32
广西	0.00	0.00	0.21	0.52	1.94	0.44	0.00	0.00	0.13	0.26	0.53	0.20
海南	0.00	0.00	0.72	1.40	1.40	0.71	0.00	0.00	0.11	0.27	0.99	0.21
重庆	0.00	0.11	0.43	0.85	2.77	0.75	0.00	0.00	0.21	0.56	1.03	0.32
四川	0.00	0.00	0.00	0.52	2.53	0.70	0.00	0.07	0.41	1.37	0.36	
贵州	0.00	0.00	0.00	0.69	2.05	0.36	0.00	0.00	0.12	0.41	0.99	0.29
云南	0.00	0.00	0.58	1.58	2.35	0.83	0.00	0.00	0.12	0.41	0.78	0.25
陕西	0.00	0.00	0.00	0.00	0.59	0.08	0.00	0.00	0.24	0.78	1.89	0.48
甘肃	0.00	0.00	0.00	0.00	0.00	0.00	0.00	0.00	0.21	0.71	1.82	0.46
青海	—	—	—	—	—	—	0.00	0.00	0.00	0.82	1.74	0.43
宁夏	—	—	—	—	—	—	0.00	0.00	0.16	0.49	1.60	0.37
新疆	0.00	0.00	0.00	0.00	0.00	0.00	0.00	0.00	0.19	0.48	0.75	0.26

附表23　2020年各省（自治区、直辖市）二级及以上综合医院住院患者胃肠导管非计划拔管率（‰）

区域	二级综合医院（N=410）						三级综合医院（N=1079）					
	P_5	P_{25}	P_{50}	P_{75}	P_{95}	$\bar{x}$	P_5	P_{25}	P_{50}	P_{75}	P_{95}	$\bar{x}$
全国	0.00	0.07	0.70	1.93	5.80	1.58	0.00	0.13	0.43	0.95	2.94	0.81
北京	0.00	0.00	0.66	0.90	1.14	0.54	0.06	0.21	0.42	0.83	4.72	1.59
天津	0.00	0.00	0.00	0.00	0.00	0.00	0.00	0.00	0.13	0.32	0.93	0.24
河北	0.00	0.20	0.38	0.78	2.89	0.67	0.03	0.19	0.53	1.24	2.26	0.77
山西	0.00	0.00	0.41	1.81	2.32	0.81	0.00	0.20	0.48	0.66	1.36	0.58
内蒙古	—	—	—	—	—	—	0.00	0.41	0.54	1.18	1.99	0.82
辽宁	0.00	0.00	0.00	0.90	4.49	0.87	0.00	0.12	0.46	1.66	5.46	1.29
吉林	0.00	0.00	3.94	10.00	12.63	4.51	0.00	0.00	0.32	0.88	3.47	0.69
黑龙江	—	—	—	—	—	—	0.00	0.00	0.08	0.31	2.90	0.64
上海	0.00	0.00	0.00	0.24	0.96	0.18	0.00	0.00	0.03	0.11	1.00	0.14
江苏	—	—	—	—	—	—	0.07	0.21	0.43	0.81	1.36	0.58
浙江	2.59	2.59	2.59	2.59	2.59	2.59	0.05	0.17	0.61	1.72	3.91	1.07
安徽	1.30	1.30	2.94	4.59	4.59	2.94	0.11	0.57	0.81	1.68	3.41	1.18
福建	0.76	1.28	1.84	2.20	8.27	2.70	0.00	0.19	0.52	0.90	4.53	0.97
江西	0.00	0.36	1.03	2.87	9.94	2.24	0.07	0.28	0.40	0.48	1.98	0.50
山东	0.00	0.24	0.63	1.92	3.73	1.35	0.00	0.23	0.52	1.05	2.82	0.76
河南	0.00	0.29	0.81	1.42	3.60	1.27	0.03	0.16	0.55	1.23	2.59	0.85
湖北	0.00	0.00	0.51	1.62	3.71	1.29	0.00	0.12	0.52	1.26	1.80	0.96
湖南	0.24	0.38	0.79	2.46	3.85	1.42	0.00	0.10	0.40	1.40	5.51	1.45
广东	0.37	0.37	0.43	0.49	0.49	0.43	0.03	0.08	0.24	0.60	1.41	0.44
广西	0.00	0.22	1.02	1.97	6.65	2.28	0.00	0.10	0.17	0.55	1.75	0.48
海南	0.18	0.18	0.70	1.33	1.33	0.74	0.00	0.12	0.25	0.58	2.53	0.47
重庆	0.25	0.29	1.08	2.04	2.15	1.06	0.00	0.06	0.39	1.04	4.48	0.90
四川	0.00	0.26	1.53	4.41	11.79	3.01	0.00	0.13	0.41	0.95	3.73	0.80
贵州	0.00	0.05	0.56	1.05	2.21	0.69	0.00	0.00	0.23	0.63	2.05	0.53
云南	0.00	0.63	1.99	3.00	7.35	2.32	0.05	0.11	0.24	0.66	1.07	0.50
陕西	0.00	0.17	0.75	1.75	4.45	1.22	0.00	0.32	0.67	0.94	1.40	0.73
甘肃	3.23	3.23	3.23	3.23	3.23	3.23	0.00	0.29	0.80	1.80	3.67	1.21
青海	—	—	—	—	—	—	0.00	0.00	0.82	2.16	2.91	1.19
宁夏	—	—	—	—	—	—	0.00	0.00	0.15	0.23	1.69	0.41
新疆	0.00	0.00	0.00	0.00	0.00	0.00	0.00	0.24	0.62	0.79	1.94	0.79

附表24   2020年各省（自治区、直辖市）二级及以上综合医院住院患者导尿管非计划拔管率（‰）

区域	二级综合医院（N=410）						三级综合医院（N=1079）					
	P_5	P_{25}	P_{50}	P_{75}	P_{95}	$\bar{x}$	P_5	P_{25}	P_{50}	P_{75}	P_{95}	$\bar{x}$
全国	0.00	0.00	0.19	0.46	1.43	0.36	0.00	0.04	0.11	0.25	0.71	0.20
北京	0.00	0.00	0.10	0.11	0.28	0.10	0.00	0.00	0.06	0.09	0.54	0.12
天津	0.00	0.00	0.00	0.00	0.00	0.00	0.00	0.00	0.05	0.10	0.39	0.10
河北	0.00	0.00	0.20	0.51	1.07	0.34	0.00	0.07	0.14	0.35	0.55	0.21
山西	0.00	0.00	0.00	0.16	0.69	0.13	0.01	0.07	0.12	0.25	0.61	0.18
内蒙古	—	—	—	—	—	—	0.00	0.03	0.12	0.39	0.72	0.22
辽宁	0.00	0.00	0.00	0.00	0.40	0.07	0.00	0.00	0.08	0.39	1.17	0.26
吉林	0.00	0.00	0.19	1.05	2.73	0.60	0.00	0.00	0.05	0.25	0.75	0.19
黑龙江	—	—	—	—	—	—	0.00	0.00	0.00	0.08	0.35	0.08
上海	0.00	0.00	0.00	0.03	0.15	0.02	0.00	0.00	0.00	0.00	0.14	0.02
江苏	—	—	—	—	—	—	0.00	0.02	0.09	0.19	0.33	0.13
浙江	1.24	1.24	1.24	1.24	1.24	1.24	0.02	0.06	0.11	0.21	0.77	0.19
安徽	0.32	0.32	0.41	0.50	0.50	0.41	0.00	0.12	0.22	0.33	0.90	0.29
福建	0.28	0.43	0.81	1.27	1.84	0.91	0.00	0.04	0.10	0.26	0.72	0.19
江西	0.00	0.08	0.24	0.97	1.89	0.54	0.00	0.05	0.11	0.26	1.15	0.26
山东	0.00	0.02	0.24	0.47	1.14	0.33	0.00	0.08	0.17	0.25	0.59	0.19
河南	0.00	0.00	0.20	0.39	1.61	0.33	0.00	0.06	0.13	0.33	0.71	0.22
湖北	0.00	0.00	0.18	0.41	0.56	0.23	0.04	0.12	0.22	0.42	0.80	0.28
湖南	0.00	0.13	0.33	0.57	0.74	0.35	0.02	0.06	0.13	0.33	1.36	0.46
广东	0.21	0.21	0.49	0.78	0.78	0.49	0.00	0.04	0.09	0.16	0.30	0.11
广西	0.00	0.08	0.24	0.54	0.85	0.31	0.00	0.04	0.09	0.19	0.37	0.14
海南	0.00	0.00	0.13	0.14	0.14	0.09	0.00	0.04	0.13	0.42	0.54	0.20
重庆	0.00	0.09	0.40	0.53	1.04	0.40	0.00	0.03	0.12	0.33	1.24	0.28
四川	0.00	0.00	0.39	0.93	1.91	0.63	0.00	0.06	0.14	0.30	0.75	0.24
贵州	0.00	0.15	0.33	0.62	1.76	0.48	0.00	0.02	0.15	0.26	0.83	0.19
云南	0.00	0.02	0.61	0.99	3.64	0.86	0.00	0.04	0.10	0.24	0.61	0.17
陕西	0.00	0.08	0.35	0.56	1.01	0.37	0.00	0.04	0.17	0.29	0.51	0.20
甘肃	0.00	0.00	0.00	0.00	0.00	0.00	0.00	0.02	0.16	0.53	1.03	0.29
青海	—	—	—	—	—		0.00	0.04	0.21	0.53	1.74	0.38
宁夏	—	—	—	—	—		0.00	0.00	0.08	0.11	0.23	0.07
新疆	0.00	0.00	0.00	0.00	0.00	0.00	0.00	0.05	0.13	0.18	0.33	0.14

附表 25　2020 年各省（自治区、直辖市）二级及以上综合医院住院患者 CVC 非计划拔管率（‰）

区域	二级综合医院（N=410）						三级综合医院（N=1079）					
	P_5	P_{25}	P_{50}	P_{75}	P_{95}	$\bar{x}$	P_5	P_{25}	P_{50}	P_{75}	P_{95}	$\bar{x}$
全国	0.00	0.00	0.00	0.56	2.17	0.50	0.00	0.00	0.12	0.34	0.96	0.31
北京	0.00	0.00	0.00	0.61	2.17	0.56	0.00	0.00	0.12	0.30	0.87	0.25
天津	0.00	0.00	0.10	0.21	0.21	0.10	0.00	0.00	0.05	0.24	0.63	0.16
河北	0.00	0.00	0.14	0.27	2.02	0.45	0.00	0.07	0.23	0.42	0.63	0.27
山西	0.00	0.00	0.00	0.00	1.46	0.10	0.00	0.00	0.14	0.29	0.52	0.17
内蒙古	—	—	—	—	—	—	0.00	0.00	0.00	0.20	0.51	0.12
辽宁	0.00	0.00	0.00	0.00	0.00	0.00	0.00	0.00	0.00	0.21	1.30	0.25
吉林	0.00	0.00	0.00	0.00	2.96	0.49	0.00	0.00	0.00	0.18	1.44	0.15
黑龙江	—	—	—	—	—	—	0.00	0.00	0.00	0.00	0.21	0.04
上海	0.00	0.00	0.00	0.09	0.56	0.07	0.00	0.00	0.00	0.08	0.15	0.04
江苏	—	—	—	—	—	—	0.00	0.03	0.13	0.31	0.75	0.22
浙江	0.00	0.00	0.00	0.00	0.00	0.00	0.00	0.15	0.36	0.72	1.77	0.53
安徽	0.68	0.68	1.09	1.51	1.51	1.09	0.00	0.11	0.32	0.58	1.10	0.40
福建	0.00	0.00	0.21	0.48	0.90	0.30	0.00	0.00	0.15	0.24	0.74	0.20
江西	0.00	0.00	0.16	0.46	4.83	0.67	0.00	0.10	0.22	0.43	1.79	0.41
山东	0.00	0.00	0.00	0.43	2.08	0.43	0.00	0.00	0.06	0.29	0.90	0.46
河南	0.00	0.00	0.21	0.55	1.65	0.41	0.00	0.05	0.13	0.28	0.57	0.20
湖北	0.00	0.00	0.42	1.14	3.94	0.79	0.00	0.11	0.21	0.42	0.84	0.33
湖南	0.00	0.00	0.78	0.81	0.81	0.53	0.00	0.03	0.25	0.49	13.89	1.71
广东	0.19	0.19	0.48	0.78	0.78	0.48	0.00	0.05	0.13	0.30	0.59	0.20
广西	0.00	0.00	0.11	0.36	0.72	0.27	0.00	0.05	0.12	0.22	0.53	0.16
海南	0.00	0.00	0.00	0.54	0.54	0.18	0.00	0.04	0.13	0.41	1.18	0.29
重庆	0.00	0.00	0.22	0.66	0.72	0.26	0.00	0.00	0.11	0.36	1.30	0.26
四川	0.00	0.00	0.20	1.16	4.67	0.91	0.00	0.00	0.17	0.40	1.05	0.28
贵州	0.00	0.00	0.23	1.00	5.49	0.77	0.00	0.05	0.41	1.04		0.25
云南	0.00	0.00	0.00	0.00	1.07	0.13	0.00	0.05	0.11	0.20	0.66	0.19
陕西	0.00	0.00	1.65	2.82	4.80	1.82	0.00	0.00	0.11	0.24	0.95	0.24
甘肃	0.00	0.00	0.00	0.00	0.00	0.00	0.00	0.00	0.14	0.57	1.27	0.41
青海	—	—	—	—	—	—	0.00	0.05	0.33	0.52	1.28	0.37
宁夏	—	—	—	—	—	—	0.00	0.00	0.00	0.06	1.92	0.27
新疆	—	—	—	—	—	—	0.00	0.00	0.13	0.21	0.81	0.23

附表26 2020年各省（自治区、直辖市）二级及以上综合医院住院患者PICC非计划拔管率（‰）

区域	二级综合医院（N=410）						三级综合医院（N=1079）					
	P_5	P_{25}	P_{50}	P_{75}	P_{95}	$\bar{x}$	P_5	P_{25}	P_{50}	P_{75}	P_{95}	$\bar{x}$
全国	0.00	0.00	0.00	0.00	0.58	0.30	0.00	0.00	0.00	0.13	0.47	0.13
北京	0.00	0.00	0.29	0.36	0.50	0.23	0.00	0.00	0.11	0.23	0.52	0.21
天津	0.00	0.00	0.00	0.00	0.00	0.00	0.00	0.00	0.00	0.00	0.43	0.05
河北	0.00	0.00	0.00	0.00	0.58	0.09	0.00	0.00	0.05	0.19	0.47	0.13
山西	0.00	0.00	0.00	0.00	0.53	0.04	0.00	0.00	0.04	0.13	0.77	0.13
内蒙古	—	—	—	—	—	—	0.00	0.00	0.00	0.21	0.33	0.09
辽宁	0.00	0.00	0.00	0.00	0.25	0.01	0.00	0.00	0.00	0.01	0.36	0.06
吉林	0.00	0.00	0.00	0.00	0.00	0.00	0.00	0.00	0.00	0.01	0.26	0.04
黑龙江	—	—	—	—	—	—	0.00	0.00	0.00	0.00	0.60	0.06
上海	0.00	0.00	0.00	0.04	0.77	0.09	0.00	0.00	0.00	0.00	0.12	0.02
江苏	—	—	—	—	—	—	0.00	0.00	0.03	0.15	0.27	0.08
浙江	0.00	0.00	0.00	0.00	0.00	0.00	0.00	0.06	0.16	0.21	0.57	0.18
安徽	0.00	0.00	0.00	0.00	0.00	0.00	0.00	0.00	0.07	0.19	0.99	0.15
福建	0.00	0.00	0.00	0.00	0.00	0.00	0.00	0.00	0.07	0.18	0.47	0.13
江西	0.00	0.00	0.00	0.00	23.81	2.55	0.00	0.00	0.07	0.26	0.47	0.13
山东	0.00	0.00	0.00	0.00	0.59	0.07	0.00	0.00	0.00	0.11	0.44	0.13
河南	0.00	0.00	0.00	0.00	0.33	0.08	0.00	0.00	0.01	0.13	0.79	0.21
湖北	0.00	0.00	0.00	0.00	0.79	0.11	0.00	0.00	0.00	0.12	0.29	0.08
湖南	0.00	0.00	0.00	0.15	0.30	0.08	0.00	0.00	0.13	0.23	0.44	0.67
广东	0.00	0.00	0.00	0.00	0.00	0.00	0.00	0.00	0.09	0.19	0.59	0.15
广西	0.00	0.00	0.00	0.00	5.65	0.31	0.00	0.00	0.00	0.13	0.50	0.11
海南	0.00	0.00	0.00	0.00	0.00	0.00	0.00	0.00	0.00	0.05	0.97	0.13
重庆	0.00	0.00	0.36	2.28	3.19	0.89	0.00	0.00	0.00	0.18	1.85	0.26
四川	0.00	0.00	0.00	0.00	0.00	0.90	0.00	0.00	0.00	0.00	0.38	0.07
贵州	0.00	0.00	0.00	0.00	3.75	0.51	0.00	0.00	0.00	0.05	0.31	0.05
云南	0.00	0.00	0.00	0.00	0.00	0.00	0.00	0.00	0.00	0.16	0.46	0.13
陕西	0.00	0.00	0.00	0.26	0.68	0.13	0.00	0.00	0.00	0.00	0.36	0.08
甘肃	—	—	—	—	—	—	0.00	0.00	0.00	0.00	0.60	0.16
青海	—	—	—	—	—	—	0.00	0.00	0.00	0.34	4.55	0.65
宁夏	—	—	—	—	—	—	0.00	0.00	0.00	0.00	0.09	0.02
新疆	—	—	—	—	—	—	0.00	0.00	0.00	0.10	0.37	0.09

附表27 2020年各省（自治区、直辖市）二级及以上综合医院气管导管非计划拔管相关信息填报情况

区域	二级综合医院		三级综合医院		合计	
	机构数	例次数	机构数	例次数	机构数	例次数
北京	3	4	13	30	16	34
天津	1	1	7	10	8	11
河北	5	18	33	107	38	125
山西	3	5	18	57	21	62
内蒙古	—	—	10	35	10	35
辽宁	1	1	16	32	17	33
吉林	0	0	2	9	2	9
黑龙江	—	—	2	2	2	2
上海	0	0	8	16	8	16
江苏	—	—	48	155	48	155
浙江	1	1	32	184	33	185
安徽	1	1	33	167	34	168
福建	3	5	24	85	27	90
江西	5	11	11	41	16	52
山东	35	65	61	169	96	234
河南	33	65	36	155	69	220
湖北	7	15	14	41	21	56
湖南	2	5	23	121	25	126
广东	2	4	57	274	59	278
广西	11	25	31	118	42	143
海南	2	5	8	22	10	27
重庆	6	16	19	50	25	66
四川	21	39	64	157	85	196
贵州	6	10	19	44	25	54
云南	4	7	13	52	17	59
陕西	1	1	15	54	16	55
甘肃	0	0	15	34	15	34
青海	—	—	5	15	5	15
宁夏	—	—	5	11	5	11
新疆	0	0	14	44	14	44
全国	153	304	656	2291	809	2595

附表 28　2020 年各省（自治区、直辖市）二级及以上综合医院胃肠导管非计划拔管相关信息填报情况

区域	二级综合医院		三级综合医院		合计	
	机构数	例次数	机构数	例次数	机构数	例次数
北京	3	57	25	272	28	329
天津	0	0	15	73	15	73
河北	7	66	41	610	48	676
山西	9	32	25	286	34	318
内蒙古	—	—	21	201	21	201
辽宁	9	95	65	1060	74	1155
吉林	4	56	14	142	18	198
黑龙江	—	—	12	129	12	129
上海	8	44	15	110	23	154
江苏	—	—	64	1106	64	1106
浙江	1	9	35	1620	36	1629
安徽	2	36	38	1122	40	1158
福建	6	57	29	484	35	541
江西	9	54	13	156	22	210
山东	64	422	88	1254	152	1676
河南	66	520	48	1136	114	1656
湖北	17	113	21	243	38	356
湖南	4	42	29	526	33	568
广东	2	7	68	1026	70	1033
广西	17	100	40	521	57	621
海南	3	13	14	83	17	96
重庆	7	63	23	255	30	318
四川	47	325	105	742	152	1067
贵州	12	44	22	184	34	228
云南	6	44	21	273	27	317
陕西	6	49	20	223	26	272
甘肃	1	9	24	188	25	197
青海	—	—	8	86	8	86
宁夏	—	—	6	35	6	35
新疆	0	0	19	192	19	192
全国	310	2257	968	14 338	1278	16 595

附表 29　2020 年各省（自治区、直辖市）二级及以上综合医院导尿管非计划拔管相关信息填报情况

区域	二级综合医院		三级综合医院		合计	
	机构数	例次数	机构数	例次数	机构数	例次数
北京	3	13	19	60	22	73
天津	0	0	14	35	14	35
河北	5	50	39	251	44	301
山西	7	11	26	122	33	133
内蒙古	—	—	20	85	20	85
辽宁	7	19	53	299	60	318
吉林	5	19	14	63	19	82
黑龙江	—	—	10	23	10	23
上海	5	7	5	34	10	41
江苏	—	—	52	316	52	316
浙江	1	5	34	372	35	377
安徽	2	8	36	349	38	357
福建	6	42	26	181	32	223
江西	8	30	12	99	20	129
山东	57	266	85	579	142	845
河南	58	252	44	386	102	638
湖北	17	77	22	160	39	237
湖南	3	22	31	241	34	263
广东	2	16	61	377	63	393
广西	17	73	38	227	55	300
海南	2	2	13	49	15	51
重庆	6	55	23	145	29	200
四川	50	266	110	585	160	851
贵州	14	55	24	100	38	155
云南	6	44	19	143	25	187
陕西	6	28	18	108	24	136
甘肃	0	0	21	80	21	80
青海	—	—	9	62	9	62
宁夏	—	—	6	19	6	19
新疆	0	0	16	77	16	77
全国	287	1360	900	5627	1187	6987

附表30 2020年各省（自治区、直辖市）二级及以上综合医院CVC非计划拔管相关信息填报情况

区域	二级综合医院		三级综合医院		合计	
	机构数	例次数	机构数	例次数	机构数	例次数
北京	2	6	16	45	18	51
天津	1	1	12	27	13	28
河北	5	34	36	159	41	193
山西	3	3	19	74	22	77
内蒙古	—	—	8	20	8	20
辽宁	0	0	29	55	29	55
吉林	1	1	7	18	8	19
黑龙江	—	—	4	5	4	5
上海	6	22	11	41	17	63
江苏	—	—	51	275	51	275
浙江	0	0	32	595	32	595
安徽	2	10	36	157	38	167
福建	3	4	21	105	24	109
江西	6	7	12	73	18	80
山东	23	32	52	136	75	168
河南	40	82	41	217	81	299
湖北	13	23	20	74	33	97
湖南	2	9	25	134	27	143
广东	2	4	58	410	60	414
广西	11	28	37	157	48	185
海南	1	2	12	24	13	26
重庆	4	9	18	57	22	66
四川	31	66	83	272	114	338
贵州	8	26	19	82	27	108
云南	1	1	17	92	18	93
陕西	4	11	12	41	16	52
甘肃	0	0	17	32	17	32
青海	—	—	9	26	9	26
宁夏	—	—	3	8	3	8
新疆	0	0	13	37	13	37
全国	169	381	730	3448	899	3829

附表 31　2020 年各省（自治区、直辖市）二级及以上综合医院 PICC 非计划拔管相关信息填报情况

区域	二级综合医院		三级综合医院		合计	
	机构数	例次数	机构数	例次数	机构数	例次数
北京	3	14	18	65	21	79
天津	0	0	5	10	5	10
河北	2	2	29	107	31	109
山西	1	1	15	49	16	50
内蒙古	—	—	9	16	9	16
辽宁	1	1	18	31	19	32
吉林	0	0	5	13	5	13
黑龙江	—	—	2	11	2	11
上海	5	9	3	10	8	19
江苏	—	—	34	137	34	137
浙江	0	0	33	297	33	297
安徽	0	0	27	84	27	84
福建	0	0	19	91	19	91
江西	2	2	8	26	10	28
山东	15	20	44	133	59	153
河南	9	17	25	112	34	129
湖北	3	5	9	24	12	29
湖南	1	1	24	107	25	108
广东	0	0	49	231	49	231
广西	2	3	18	44	20	47
海南	0	0	5	13	5	13
重庆	4	8	13	34	17	42
四川	3	3	29	56	32	59
贵州	2	2	10	33	12	35
云南	0	0	9	43	9	43
陕西	2	2	5	14	7	16
甘肃	0	0	6	12	6	12
青海	—	—	2	9	2	9
宁夏	—	—	2	7	2	7
新疆	0	0	7	38	7	38
全国	55	90	482	1857	537	1947

附表32 2020年各省（自治区、直辖市）二级及以上综合医院住院患者CAUTI发生率（‰）

区域	二级综合医院（N=410）						三级综合医院（N=1079）					
	P_5	P_{25}	P_{50}	P_{75}	P_{95}	$\bar{x}$	P_5	P_{25}	P_{50}	P_{75}	P_{95}	$\bar{x}$
全国	0.00	0.00	0.08	0.62	2.13	0.46	0.00	0.05	0.29	0.90	2.18	0.61
北京	0.00	0.00	0.03	0.06	1.09	0.24	0.00	0.04	0.22	0.56	1.55	0.42
天津	0.00	0.00	0.00	1.03	1.03	0.34	0.00	0.09	0.30	0.79	1.51	0.49
河北	0.00	0.00	0.35	0.80	1.77	0.54	0.00	0.19	0.60	1.18	2.31	0.75
山西	0.00	0.00	0.17	0.50	1.32	0.35	0.00	0.10	0.41	0.92	1.75	0.64
内蒙古	—	—	—	—	—	—	0.00	0.00	0.20	0.93	2.43	0.59
辽宁	0.00	0.00	0.00	0.00	0.00	0.10	0.00	0.00	0.00	0.20	1.07	0.22
吉林	0.00	0.00	0.00	0.25	2.05	0.33	0.00	0.00	0.06	0.28	1.97	0.34
黑龙江	—	—	—	—	—	—	0.00	0.00	0.00	0.01	0.17	0.03
上海	0.00	0.00	0.79	1.22	2.83	0.76	0.00	0.01	0.16	0.56	1.36	0.33
江苏	—	—	—	—	—	—	0.00	0.14	0.37	0.96	1.77	0.60
浙江	0.99	0.99	0.99	0.99	0.99	0.99	0.07	0.29	0.78	1.52	2.47	1.00
安徽	0.25	0.25	0.28	0.32	0.32	0.28	0.00	0.04	0.20	0.43	1.20	0.32
福建	0.00	0.14	0.27	0.67	1.22	0.43	0.00	0.89	1.23	2.21	3.90	1.51
江西	0.00	0.00	0.16	2.16	3.52	0.98	0.00	0.04	0.13	0.35	0.75	0.21
山东	0.00	0.00	0.11	0.67	2.32	0.46	0.00	0.06	0.50	1.18	2.78	0.79
河南	0.00	0.00	0.00	0.32	1.61	0.28	0.00	0.04	0.20	0.76	2.05	0.59
湖北	0.00	0.00	0.33	0.89	1.51	0.72	0.00	0.06	0.29	1.15	1.91	0.66
湖南	0.00	0.00	0.50	1.02	1.04	0.51	0.00	0.07	0.30	0.93	2.76	0.68
广东	0.26	0.26	0.71	1.17	1.17	0.71	0.04	0.25	0.58	1.48	2.78	0.97
广西	0.00	0.00	0.35	1.30	3.51	0.87	0.00	0.23	0.53	1.13	1.92	0.71
海南	0.13	0.13	0.27	0.50	0.50	0.30	0.00	0.16	0.84	0.95	3.64	0.87
重庆	0.24	0.26	0.50	2.13	2.46	0.99	0.00	0.14	0.54	1.45	2.51	0.88
四川	0.00	0.00	0.13	0.38	2.10	0.44	0.00	0.05	0.23	0.60	1.49	0.43
贵州	0.00	0.00	0.09	0.48	2.65	0.50	0.00	0.12	0.28	0.83	2.08	0.54
云南	0.00	0.00	0.42	1.06	5.06	1.00	0.03	0.18	0.29	1.15	1.59	0.65
陕西	0.00	0.00	0.00	0.36	2.03	0.34	0.00	0.00	0.19	0.61	1.29	0.49
甘肃	0.00	0.00	0.00	0.00	0.00	0.00	0.00	0.00	0.03	0.45	1.47	0.29
青海	—	—	—	—	—	—	0.00	0.00	0.00	0.61	1.16	0.30
宁夏	—	—	—	—	—	—	0.00	0.08	0.19	0.41	0.99	0.34
新疆	0.00	0.00	0.00	0.00	0.00	0.00	0.00	0.20	0.39	1.17	4.00	0.97

附表 33　2020 年各省（自治区、直辖市）二级及以上综合医院 CAUTI 相关信息填报情况

区域	二级综合医院		三级综合医院		合计	
	机构数	例次数	机构数	例次数	机构数	例次数
北京	3	4	19	386	22	390
天津	1	8	20	324	21	332
河北	6	86	39	1148	45	1234
山西	10	36	22	449	32	485
内蒙古	—	—	17	400	17	400
辽宁	2	39	28	483	30	522
吉林	2	8	11	133	13	141
黑龙江	—	—	6	12	6	12
上海	12	307	18	403	30	710
江苏	—	—	59	1935	59	1935
浙江	1	4	34	2213	35	2217
安徽	2	6	34	422	36	428
福建	5	24	29	2119	34	2143
江西	6	51	12	129	18	180
山东	42	483	77	2704	119	3187
河南	31	270	40	1191	71	1461
湖北	16	204	18	410	34	614
湖南	2	22	26	775	28	797
广东	2	26	67	3379	69	3405
广西	15	188	40	1361	55	1549
海南	3	6	13	319	16	325
重庆	7	176	25	689	32	865
四川	34	228	97	1281	131	1509
贵州	9	67	26	345	35	412
云南	4	71	20	567	24	638
陕西	3	31	15	259	18	290
甘肃	0	0	14	116	14	116
青海	—	—	5	66	5	66
宁夏	—	—	7	42	7	42
新疆	0	0	19	428	19	428
全国	218	2345	857	24 488	1075	26 833

附表34 2020年各省（自治区、直辖市）二级及以上综合医院住院患者CVC相关血流感染发生率（‰）

区域	二级综合医院（N=410）						三级综合医院（N=1079）					
	P_5	P_{25}	P_{50}	P_{75}	P_{95}	$\bar{x}$	P_5	P_{25}	P_{50}	P_{75}	P_{95}	$\bar{x}$
全国	0.00	0.00	0.00	0.19	1.70	0.31	0.00	0.00	0.16	0.44	1.13	0.31
北京	0.00	0.00	0.00	1.70	3.31	1.00	0.00	0.00	0.21	0.57	1.43	0.38
天津	0.00	0.00	0.21	0.42	0.42	0.21	0.00	0.00	0.08	0.34	0.76	0.22
河北	0.00	0.00	0.00	0.19	0.34	0.10	0.00	0.07	0.21	0.44	1.03	0.31
山西	0.00	0.00	0.00	0.34	3.03	0.36	0.00	0.00	0.16	0.35	0.54	0.21
内蒙古	—	—	—	—	—	—	0.00	0.00	0.00	0.61	0.99	0.26
辽宁	0.00	0.00	0.00	0.00	0.85	0.11	0.00	0.00	0.00	0.17	0.90	0.21
吉林	0.00	0.00	0.00	0.00	0.00	0.00	0.00	0.00	0.00	0.09	0.52	0.08
黑龙江	—	—	—	—	—	—	0.00	0.00	0.00	0.00	0.16	0.08
上海	0.00	0.00	0.10	0.52	0.99	0.25	0.00	0.00	0.08	0.17	0.60	0.15
江苏	—	—	—	—	—	—	0.00	0.10	0.30	0.54	1.03	0.44
浙江	1.02	1.02	1.02	1.02	1.02	1.02	0.03	0.19	0.34	0.53	1.69	0.46
安徽	0.34	0.34	0.36	0.38	0.38	0.36	0.00	0.10	0.29	0.68	2.12	0.53
福建	0.00	0.00	0.00	0.43	0.54	0.16	0.00	0.19	0.41	0.72	1.44	0.50
江西	0.00	0.00	0.00	0.12	0.63	0.09	0.00	0.05	0.14	0.33	0.83	0.23
山东	0.00	0.00	0.00	0.05	1.75	0.33	0.00	0.00	0.22	0.47	1.34	0.35
河南	0.00	0.00	0.00	0.17	0.83	0.16	0.00	0.00	0.13	0.41	0.90	0.26
湖北	0.00	0.00	0.11	1.41	6.88	1.14	0.00	0.00	0.16	0.37	0.64	0.24
湖南	0.00	0.00	0.20	0.97	0.97	0.39	0.02	0.27	0.53	1.30		0.42
广东	0.00	0.00	0.26	0.52	0.52	0.26	0.00	0.10	0.23	0.39	0.78	0.32
广西	0.00	0.00	0.00	0.36	1.96	0.37	0.00	0.06	0.20	0.31	0.94	0.27
海南	0.00	0.00	0.00	0.00	0.00	0.00	0.00	0.00	0.29	0.41	1.44	0.32
重庆	0.00	0.00	0.36	1.31	1.98	0.69	0.00	0.12	0.29	0.82	2.00	0.64
四川	0.00	0.00	0.00	0.00	1.00	0.24	0.00	0.00	0.05	0.33	0.94	0.23
贵州	0.00	0.00	0.00	0.15	3.29	0.51	0.00	0.00	0.11	0.24	0.58	0.20
云南	0.00	0.00	0.00	0.00	0.16	0.02	0.00	0.05	0.14	0.47	0.84	0.27
陕西	0.00	0.00	0.00	0.00	0.55	0.09	0.00	0.00	0.14	0.66	1.62	0.42
甘肃	0.00	0.00	0.00	0.00	0.00	0.00	0.00	0.00	0.00	0.32	0.60	0.16
青海	—	—	—	—	—	—	0.00	0.00	0.00	0.14	0.64	0.13
宁夏	—	—	—	—	—	—	0.00	0.00	0.00	0.27	2.03	0.30
新疆	—	—	—	—	—	—	0.00	0.09	0.35	0.68	2.46	0.65

附表35　2020年各省（自治区、直辖市）二级及以上综合医院住院患者PICC相关血流感染发生率（‰）

区域	二级综合医院（N=410）						三级综合医院（N=1079）					
	P_5	P_{25}	P_{50}	P_{75}	P_{95}	$\bar{x}$	P_5	P_{25}	P_{50}	P_{75}	P_{95}	$\bar{x}$
全国	0.00	0.00	0.00	0.00	0.10	0.02	0.00	0.00	0.00	0.03	0.26	0.05
北京	0.00	0.00	0.00	0.00	0.05	0.01	0.00	0.00	0.00	0.14	0.47	0.12
天津	0.00	0.00	0.00	0.00	0.00	0.00	0.00	0.00	0.00	0.07	0.14	0.05
河北	0.00	0.00	0.00	0.00	0.20	0.02	0.00	0.00	0.00	0.03	0.11	0.02
山西	0.00	0.00	0.00	0.00	0.00	0.00	0.00	0.00	0.00	0.08	0.59	0.07
内蒙古	—	—	—	—	—	—	0.00	0.00	0.00	0.00	0.00	0.00
辽宁	0.00	0.00	0.00	0.00	0.00	0.00	0.00	0.00	0.00	0.00	0.17	0.02
吉林	0.00	0.00	0.00	0.00	0.00	0.00	0.00	0.00	0.00	0.00	0.11	0.01
黑龙江	—	—	—	—	—	—	0.00	0.00	0.00	0.00	0.20	0.02
上海	0.00	0.00	0.00	0.04	1.03	0.09	0.00	0.00	0.00	0.05	0.14	0.03
江苏	—	—	—	—	—	—	0.00	0.00	0.00	0.10	0.21	0.06
浙江	0.00	0.00	0.00	0.00	0.00	0.00	0.00	0.02	0.07	0.15	0.29	0.09
安徽	0.00	0.00	0.00	0.00	0.00	0.00	0.00	0.00	0.00	0.13	0.27	0.07
福建	0.00	0.00	0.00	0.00	0.00	0.00	0.00	0.00	0.04	0.15	0.46	0.10
江西	0.00	0.00	0.00	0.00	0.00	0.00	0.00	0.00	0.00	0.00	0.09	0.01
山东	0.00	0.00	0.00	0.00	0.21	0.02	0.00	0.00	0.00	0.03	0.42	0.06
河南	0.00	0.00	0.00	0.00	0.00	0.01	0.00	0.00	0.00	0.07	0.20	0.04
湖北	0.00	0.00	0.00	0.00	0.10	0.01	0.00	0.00	0.00	0.00	0.12	0.02
湖南	0.00	0.00	0.00	0.00	0.00	0.00	0.00	0.00	0.00	0.03	0.24	0.04
广东	0.00	0.00	0.00	0.00	0.00	0.00	0.00	0.00	0.00	0.12	0.42	0.10
广西	0.00	0.00	0.00	0.00	2.00	0.11	0.00	0.00	0.00	0.05	0.41	0.06
海南	0.00	0.00	0.00	0.00	0.00	0.00	0.00	0.00	0.00	0.11	0.30	0.05
重庆	0.00	0.00	0.00	0.24	0.88	0.18	0.00	0.00	0.00	0.15	0.51	0.09
四川	0.00	0.00	0.00	0.00	0.00	0.00	0.00	0.00	0.00	0.00	0.05	0.01
贵州	0.00	0.00	0.00	0.00	0.00	0.00	0.00	0.00	0.00	0.00	0.32	0.03
云南	0.00	0.00	0.00	0.00	0.00	0.00	0.00	0.00	0.00	0.00	0.06	0.03
陕西	0.00	0.00	0.00	0.00	0.26	0.04	0.00	0.00	0.00	0.00	0.36	0.06
甘肃	0.00	0.00	0.00	0.00	0.00	0.00	0.00	0.00	0.00	0.00	0.06	0.02
青海	—	—	—	—	—	—	0.00	0.00	0.00	0.00	0.00	0.00
宁夏	—	—	—	—	—	—	0.00	0.00	0.00	0.00	0.01	0.00
新疆	0.00	0.00	0.00	0.00	0.00	0.00	0.00	0.00	0.00	0.00	0.31	0.11

附表36 2020 年各省（自治区、直辖市）二级及以上综合医院 CVC 相关血流感染相关信息填报情况

区域	二级综合医院		三级综合医院		合计	
	机构数	例次数	机构数	例次数	机构数	例次数
北京	2	4	15	116	17	120
天津	1	2	13	90	14	92
河北	4	7	34	179	38	186
山西	5	13	19	109	24	122
内蒙古	—	—	9	60	9	60
辽宁	2	2	25	124	27	126
吉林	0	0	8	22	8	22
黑龙江	—	—	4	13	4	13
上海	9	52	17	144	26	196
江苏	—	—	54	580	54	580
浙江	1	2	34	410	35	412
安徽	2	3	34	210	36	213
福建	2	2	27	267	29	269
江西	3	3	10	106	13	109
山东	17	44	64	377	81	421
河南	21	36	37	298	58	334
湖北	10	35	16	64	26	99
湖南	2	7	24	212	26	219
广东	1	2	62	631	63	633
广西	9	24	36	290	45	314
海南	0	0	11	52	11	52
重庆	5	22	23	122	28	144
四川	10	23	62	314	72	337
贵州	4	11	21	88	25	99
云南	1	1	19	118	20	119
陕西	1	1	11	89	12	90
甘肃	0	0	10	75	10	75
青海	—	—	4	16	4	16
宁夏	—	—	3	23	3	23
新疆	0	0	17	97	17	97
全国	112	296	723	5296	835	5592

附表37 2020年各省（自治区、直辖市）二级及以上综合医院PICC相关血流感染相关信息填报情况

区域	二级综合医院		三级综合医院		合计	
	机构数	例次数	机构数	例次数	机构数	例次数
北京	1	1	10	58	11	59
天津	0	0	6	16	6	16
河北	1	1	15	24	16	25
山西	0	0	9	23	9	23
内蒙古	—	—	1	1	1	1
辽宁	0	0	7	23	7	23
吉林	0	0	2	3	2	3
黑龙江	—	—	1	4	1	4
上海	5	9	10	23	15	32
江苏	—	—	32	152	32	152
浙江	0	0	29	115	29	115
安徽	0	0	13	23	13	23
福建	0	0	16	95	16	95
江西	0	0	3	8	3	8
山东	6	6	28	149	34	155
河南	1	1	15	47	16	48
湖北	1	1	5	9	6	10
湖南	0	0	9	62	9	62
广东	0	0	32	151	32	151
广西	2	2	13	35	15	37
海南	0	0	4	15	4	15
重庆	3	5	10	32	13	37
四川	0	0	9	24	9	24
贵州	0	0	6	8	6	8
云南	0	0	3	13	3	13
陕西	1	1	4	5	5	6
甘肃	0	0	2	15	2	15
青海	—	—	0	0	0	0
宁夏	—	—	1	1	1	1
新疆	0	0	5	6	5	6
全国	21	27	300	1140	321	1167

附表38 2020年各省（自治区、直辖市）二级及以上综合医院住院患者VAP发生率（‰）

区域	二级综合医院（N=410）						三级综合医院（N=1079）					
	P_5	P_{25}	P_{50}	P_{75}	P_{95}	$\bar{x}$	P_5	P_{25}	P_{50}	P_{75}	P_{95}	$\bar{x}$
全国	0.00	0.00	0.46	4.18	15.05	3.15	0.00	0.57	2.57	5.40	13.42	3.93
北京	0.00	0.00	0.00	0.00	8.19	1.64	0.00	0.24	1.30	2.69	7.00	2.06
天津	0.00	0.00	6.98	13.95	13.95	6.98	0.00	0.00	1.18	1.69	8.02	1.68
河北	0.00	1.09	3.24	4.90	9.53	3.50	0.00	0.88	2.70	4.55	11.34	3.86
山西	0.00	0.00	0.00	1.50	12.88	1.71	0.00	0.70	3.37	6.16	11.81	4.12
内蒙古	—	—	—	—	—	—	0.00	0.00	1.11	5.62	14.85	4.13
辽宁	0.00	0.00	0.00	0.00	16.42	1.64	0.00	0.00	0.00	2.02	13.96	2.53
吉林	0.00	0.00	0.00	0.00	0.00	0.00	0.00	0.00	0.00	3.60	25.03	3.71
黑龙江	—	—	—	—	—	—	0.00	0.00	0.00	0.26	5.68	1.14
上海	0.00	0.00	2.44	8.29	17.62	5.07	0.00	0.52	1.59	3.69	7.51	2.49
江苏	—	—	—	—	—	—	0.00	1.77	3.17	6.31	9.74	4.28
浙江	2.49	2.49	2.49	2.49	2.49	2.49	0.52	1.19	2.14	4.49	11.22	3.46
安徽	2.71	2.71	19.68	36.66	36.66	19.68	0.36	1.91	3.54	5.39	12.87	4.43
福建	0.00	0.00	1.27	4.46	7.31	2.39	0.00	1.72	4.46	9.57	20.21	6.52
江西	0.00	0.00	0.00	1.63	6.99	1.38	1.28	2.21	3.25	5.86	7.43	4.07
山东	0.00	0.00	2.18	5.47	18.25	4.03	0.00	0.74	3.51	6.12	15.02	4.40
河南	0.00	0.00	0.57	4.18	17.10	3.24	0.00	0.55	2.08	5.02	14.35	3.71
湖北	0.00	0.00	4.84	11.34	21.47	6.69	0.00	0.66	2.72	8.51	13.07	4.65
湖南	0.00	1.18	2.86	4.49	5.62	2.84	0.00	1.29	3.21	8.30	12.74	4.67
广东	0.00	0.00	0.92	1.84	1.84	0.92	0.27	1.49	2.99	5.81	10.91	4.07
广西	0.00	0.00	0.70	4.21	8.68	2.39	0.00	0.58	2.21	3.71	5.79	2.29
海南	2.22	2.22	3.08	4.18	4.18	3.16	0.00	0.00	3.48	8.33	14.21	4.74
重庆	0.98	1.02	2.00	6.18	13.86	3.98	0.00	1.34	3.60	6.13	9.92	4.49
四川	0.00	0.00	0.00	0.93	9.43	1.42	0.00	1.48	3.36	5.97	13.75	4.36
贵州	0.00	0.00	0.00	2.70	10.21	1.83	0.00	1.77	2.90	4.52	9.70	3.38
云南	0.00	0.00	0.98	8.85	19.69	4.92	0.06	1.59	4.08	6.43	10.43	4.42
陕西	0.00	0.00	1.70	3.37	13.25	3.66	0.00	0.00	1.42	3.55	8.93	2.42
甘肃	0.00	0.00	0.00	0.00	0.00	0.00	0.00	0.00	0.37	9.37	25.78	6.26
青海	—	—	—	—	—	—	0.00	0.00	1.94	6.16	9.43	3.22
宁夏	—	—	—	—	—	—	0.00	1.07	4.86	6.28	22.87	5.80
新疆	0.00	0.00	0.00	0.00	0.00	0.00	0.00	2.07	4.68	10.25	18.18	6.57

附表 39　2020 年各省（自治区、直辖市）二级及以上综合医院 VAP 相关信息填报情况

区域	二级综合医院		三级综合医院		合计	
	机构数	例次数	机构数	例次数	机构数	例次数
北京	1	9	19	236	20	245
天津	1	6	16	84	17	90
河北	7	43	38	909	45	952
山西	6	15	22	395	28	410
内蒙古	—	—	13	282	13	282
辽宁	2	25	27	409	29	434
吉林	0	0	9	159	9	159
黑龙江	—	—	6	45	6	45
上海	11	160	21	437	32	597
江苏	—	—	57	1663	57	1663
浙江	1	1	34	1236	35	1237
安徽	2	38	39	916	41	954
福建	3	9	28	834	31	843
江西	4	21	13	402	17	423
山东	41	449	76	2098	117	2547
河南	38	213	42	803	80	1016
湖北	14	115	19	249	33	364
湖南	3	14	25	844	28	858
广东	1	3	65	1829	66	1832
广西	11	104	40	693	51	797
海南	3	7	11	271	14	278
重庆	7	85	25	376	32	461
四川	17	85	104	1443	121	1528
贵州	7	35	28	402	35	437
云南	4	43	20	612	24	655
陕西	3	21	15	162	18	183
甘肃	0	0	14	520	14	520
青海	—	—	6	137	6	137
宁夏	—	—	8	136	8	136
新疆	0	0	17	562	17	562
全国	187	1501	857	19 144	1044	20 645

2021年 国家医疗服务与质量安全报告——护理专业分册

附表 40　2020 年各省（自治区、直辖市）二级及以上综合医院锐器伤发生率（%）

区域	二级综合医院（N=410）						三级综合医院（N=1079）					
	P_5	P_{25}	P_{50}	P_{75}	P_{95}	$\bar{x}$	P_5	P_{25}	P_{50}	P_{75}	P_{95}	$\bar{x}$
全国	0.00	0.00	0.00	0.67	1.88	0.42	0.00	0.00	0.23	0.64	1.56	0.41
北京	0.00	0.00	0.15	0.38	0.66	0.24	0.00	0.00	0.13	0.32	0.69	0.21
天津	0.00	0.00	0.00	0.45	0.45	0.15	0.00	0.00	0.04	0.36	0.80	0.22
河北	0.00	0.00	0.79	1.21	2.04	0.75	0.00	0.00	0.38	0.76	1.89	0.52
山西	0.00	0.00	0.00	0.00	0.75	0.07	0.00	0.00	0.11	0.29	0.49	0.18
内蒙古	—	—	—	—	—	—	0.00	0.00	0.00	0.20	0.83	0.16
辽宁	0.00	0.00	0.00	0.00	0.00	0.00	0.00	0.00	0.00	0.24	0.69	0.15
吉林	0.00	0.00	0.00	0.00	2.93	0.42	0.00	0.00	0.00	0.22	0.54	0.12
黑龙江	—	—	—	—	—	—	0.00	0.00	0.00	0.22	0.35	0.11
上海	0.00	0.00	0.22	0.73	1.86	0.44	0.00	0.00	0.00	0.14	0.70	0.13
江苏	—	—	—	—	—	—	0.00	0.00	0.19	0.65	1.31	0.40
浙江	2.25	2.25	2.25	2.25	2.25	2.25	0.00	0.25	0.55	1.20	1.87	0.73
安徽	0.00	0.00	0.76	1.52	1.52	0.76	0.00	0.05	0.24	0.61	2.43	0.48
福建	0.00	0.37	0.65	1.02	1.62	0.72	0.00	0.09	0.29	0.68	1.66	0.52
江西	0.00	0.00	0.60	1.30	2.08	0.74	0.00	0.23	0.54	0.81	2.62	0.64
山东	0.00	0.00	0.00	0.27	1.07	0.23	0.00	0.00	0.25	0.59	1.00	0.34
河南	0.00	0.00	0.00	0.50	1.21	0.30	0.00	0.00	0.08	0.39	0.86	0.24
湖北	0.00	0.00	0.22	0.98	2.06	0.61	0.00	0.07	0.43	0.73	1.38	0.53
湖南	0.00	0.09	0.21	0.29	0.34	0.19	0.00	0.00	0.13	0.77	1.91	0.47
广东	0.50	0.50	1.29	2.09	2.09	1.29	0.00	0.31	0.55	1.02	1.65	0.68
广西	0.00	0.00	0.78	1.27	2.20	0.84	0.00	0.15	0.62	1.33	2.04	0.83
海南	0.00	0.00	0.00	0.00	0.00	0.00	0.00	0.00	0.44	0.88	1.93	0.56
重庆	0.00	0.00	0.39	1.76	1.88	0.76	0.00	0.00	0.25	0.99	1.77	0.53
四川	0.00	0.00	0.67	1.00	2.34	0.77	0.00	0.00	0.42	0.82	2.09	0.55
贵州	0.00	0.00	0.00	0.41	3.23	0.45	0.00	0.10	0.44	0.72	1.42	0.48
云南	0.00	0.00	0.00	0.78	1.26	0.35	0.00	0.07	0.24	0.69	1.29	0.51
陕西	0.00	0.00	0.00	0.24	1.04	0.19	0.00	0.00	0.00	0.46	1.07	0.26
甘肃	0.00	0.00	0.00	0.00	0.00	0.00	0.00	0.00	0.17	0.42	0.84	0.25
青海	—	—	—	—	—	—	0.00	0.10	0.47	0.60	0.65	0.38
宁夏	—	—	—	—	—	—	0.00	0.00	0.00	0.12	1.35	0.20
新疆	0.00	0.00	0.00	0.00	0.00	0.00	0.00	0.00	0.00	0.09	0.71	0.13

附表 41 2020 年各省（自治区、直辖市）二级及以上综合医院锐器伤相关信息填报情况

区域	二级综合医院		三级综合医院		合计	
	机构数	例次数	机构数	例次数	机构数	例次数
北京	3	4	16	53	19	57
天津	1	1	11	26	12	27
河北	6	24	30	182	36	206
山西	2	2	17	43	19	45
内蒙古	—	—	8	41	8	41
辽宁	0	0	30	83	30	83
吉林	1	5	6	33	7	38
黑龙江	—	—	7	13	7	13
上海	10	38	10	38	20	76
江苏	—	—	41	273	41	273
浙江	1	4	33	279	34	283
安徽	1	4	30	193	31	197
福建	5	13	25	132	30	145
江西	7	20	11	51	18	71
山东	26	53	64	377	90	430
河南	33	94	26	153	59	247
湖北	12	39	18	96	30	135
湖南	3	3	18	154	21	157
广东	2	12	61	480	63	492
广西	15	49	37	301	52	350
海南	0	0	9	64	9	64
重庆	5	21	16	98	21	119
四川	44	90	81	402	125	492
贵州	5	27	23	82	28	109
云南	3	8	16	116	19	124
陕西	3	6	9	47	12	53
甘肃	0	0	16	50	16	50
青海	—	—	9	28	9	28
宁夏	—	—	3	13	3	13
新疆	0	0	6	15	6	15
全国	188	517	687	3916	875	4433

附表42 2018—2020年三级综合医院床护比（1:X）

区域	2018年（N=560）		2019年（N=560）		2020年（N=560）	
	$M（P_{25}，P_{75}）$	$\bar{x}$	$M（P_{25}，P_{75}）$	$\bar{x}$	$M（P_{25}，P_{75}）$	$\bar{x}$
全国	0.61（0.54，0.69）	0.62	0.60（0.53，0.68）	0.61	0.62（0.53，0.70）	0.62
北京	0.94（0.85，1.01）	0.93	0.91（0.82，0.98）	0.89	0.99（0.86，1.04）	0.95
天津	0.76（0.65，0.82）	0.74	0.69（0.64，0.77）	0.70	0.71（0.66，0.77）	0.72
河北	0.68（0.59，0.74）	0.68	0.66（0.59，0.72）	0.65	0.65（0.60，0.74）	0.65
山西	0.68（0.62，0.75）	0.69	0.68（0.60，0.71）	0.67	0.68（0.62，0.72）	0.66
内蒙古	0.62（0.60，0.67）	0.62	0.62（0.60，0.64）	0.61	0.63（0.59，0.65）	0.61
辽宁	0.54（0.51，0.63）	0.56	0.54（0.51，0.63）	0.56	0.55（0.52，0.64）	0.59
吉林	0.62（0.57，0.68）	0.62	0.60（0.56，0.68）	0.62	0.63（0.57，0.68）	0.63
黑龙江	0.52（0.46，0.63）	0.57	0.53（0.41，0.54）	0.53	0.51（0.39，0.56）	0.53
上海	0.73（0.65，0.84）	0.74	0.76（0.63，0.87）	0.74	0.79（0.65，0.83）	0.76
江苏	0.60（0.53，0.68）	0.60	0.59（0.54，0.67）	0.60	0.61（0.53，0.68）	0.62
浙江	0.64（0.58，0.72）	0.65	0.66（0.61，0.75）	0.67	0.70（0.61，0.75）	0.68
安徽	0.56（0.49，0.60）	0.57	0.54（0.49，0.59）	0.56	0.52（0.49，0.59）	0.55
福建	0.68（0.62，0.70）	0.68	0.68（0.62，0.73）	0.69	0.69（0.63，0.76）	0.70
江西	0.57（0.51，0.68）	0.58	0.53（0.50，0.55）	0.56	0.51（0.48，0.57）	0.54
山东	0.59（0.53，0.68）	0.60	0.58（0.52，0.65）	0.59	0.60（0.52，0.66）	0.60
河南	0.57（0.48，0.60）	0.56	0.56（0.48，0.62）	0.56	0.59（0.50，0.64）	0.58
湖北	0.51（0.49，0.58）	0.55	0.55（0.45，0.57）	0.53	0.56（0.50，0.61）	0.55
湖南	0.64（0.55，0.72）	0.64	0.55（0.51，0.75）	0.63	0.62（0.53，0.75）	0.64
广东	0.64（0.57，0.72）	0.66	0.66（0.58，0.71）	0.66	0.67（0.58，0.73）	0.66
广西	0.67（0.58，0.74）	0.66	0.64（0.59，0.73）	0.66	0.65（0.60，0.72）	0.66
海南	0.74（0.62，0.81）	0.72	0.73（0.63，0.77）	0.71	0.73（0.65，0.76）	0.71
重庆	0.58（0.51，0.59）	0.57	0.57（0.50，0.60）	0.56	0.57（0.53，0.62）	0.56
四川	0.55（0.50，0.63）	0.57	0.55（0.50，0.64）	0.57	0.57（0.49，0.70）	0.59
贵州	0.53（0.49，0.64）	0.55	0.52（0.48，0.57）	0.53	0.52（0.46，0.64）	0.55
云南	0.62（0.60，0.66）	0.61	0.64（0.55，0.65）	0.60	0.60（0.55，0.65）	0.59
陕西	0.60（0.52，0.65）	0.60	0.54（0.50，0.64）	0.57	0.54（0.51，0.65）	0.57
甘肃	0.66（0.56，0.68）	0.64	0.56（0.51，0.68）	0.64	0.62（0.52，0.69）	0.64
青海	0.63（0.51，0.65）	0.59	0.56（0.48，0.63）	0.56	0.58（0.52，0.64）	0.59
宁夏	0.61（0.58，0.69）	0.63	0.59（0.58，0.66）	0.61	0.63（0.58，0.66）	0.62
新疆	0.61（0.52，0.65）	0.59	0.60（0.52，0.63）	0.57	0.59（0.52，0.65）	0.58

附表 43　2018—2020 年三级综合医院病区床护比（1∶X）

区域	2018 年（N=560）		2019 年（N=560）		2020 年（N=560）	
	M（P_{25}，P_{75}）	$\bar{x}$	M（P_{25}，P_{75}）	$\bar{x}$	M（P_{25}，P_{75}）	$\bar{x}$
全国	0.46（0.40，0.53）	0.47	0.44（0.38，0.51）	0.45	0.44（0.39，0.51）	0.45
北京	0.66（0.54，0.78）	0.66	0.59（0.54，0.72）	0.61	0.63（0.53，0.73）	0.62
天津	0.52（0.46，0.56）	0.51	0.48（0.46，0.54）	0.49	0.49（0.47，0.56）	0.51
河北	0.50（0.46，0.58）	0.52	0.48（0.44，0.54）	0.49	0.49（0.44，0.56）	0.49
山西	0.50（0.44，0.54）	0.50	0.48（0.42，0.53）	0.47	0.48（0.42，0.51）	0.47
内蒙古	0.42（0.38，0.47）	0.43	0.41（0.38，0.46）	0.42	0.40（0.37，0.44）	0.41
辽宁	0.40（0.36，0.46）	0.40	0.39（0.35，0.42）	0.39	0.38（0.34，0.44）	0.40
吉林	0.41（0.36，0.46）	0.42	0.40（0.37，0.51）	0.43	0.43（0.39，0.52）	0.46
黑龙江	0.44（0.33，0.48）	0.43	0.35（0.31，0.42）	0.38	0.34（0.30，0.41）	0.36
上海	0.52（0.48，0.60）	0.54	0.52（0.47，0.63）	0.54	0.53（0.48，0.64）	0.56
江苏	0.44（0.39，0.48）	0.44	0.42（0.39，0.49）	0.44	0.43（0.39，0.49）	0.44
浙江	0.46（0.41，0.53）	0.48	0.48（0.42，0.53）	0.48	0.48（0.43，0.54）	0.48
安徽	0.44（0.39，0.51）	0.44	0.40（0.38，0.46）	0.43	0.41（0.38，0.44）	0.42
福建	0.53（0.49，0.56）	0.52	0.53（0.48，0.61）	0.54	0.55（0.50，0.58）	0.55
江西	0.40（0.38，0.50）	0.43	0.38（0.35，0.44）	0.41	0.37（0.33，0.43）	0.39
山东	0.44（0.36，0.52）	0.45	0.42（0.37，0.48）	0.42	0.40（0.37，0.48）	0.42
河南	0.43（0.37，0.48）	0.43	0.42（0.38，0.46）	0.42	0.43（0.39，0.47）	0.43
湖北	0.46（0.38，0.53）	0.46	0.43（0.35，0.49）	0.42	0.44（0.35，0.49）	0.43
湖南	0.49（0.37，0.59）	0.47	0.44（0.36，0.50）	0.44	0.45（0.39，0.49）	0.44
广东	0.48（0.42，0.53）	0.49	0.47（0.40，0.52）	0.47	0.47（0.41，0.53）	0.47
广西	0.49（0.42，0.54）	0.49	0.48（0.43，0.54）	0.48	0.47（0.43，0.55）	0.48
海南	0.53（0.43，0.60）	0.52	0.55（0.44，0.56）	0.51	0.55（0.44，0.56）	0.51
重庆	0.44（0.42，0.51）	0.44	0.37（0.34，0.44）	0.39	0.40（0.36，0.46）	0.40
四川	0.44（0.39，0.51）	0.46	0.41（0.36，0.47）	0.43	0.42（0.36，0.49）	0.44
贵州	0.44（0.37，0.51）	0.45	0.39（0.37，0.45）	0.42	0.39（0.35，0.46）	0.42
云南	0.52（0.49，0.54）	0.52	0.50（0.44，0.52）	0.48	0.48（0.44，0.51）	0.47
陕西	0.48（0.40，0.52）	0.47	0.41（0.38，0.53）	0.45	0.42（0.38，0.50）	0.44
甘肃	0.54（0.38，0.67）	0.55	0.43（0.39，0.56）	0.53	0.42（0.40，0.61）	0.52
青海	0.45（0.40，0.52）	0.46	0.41（0.38，0.47）	0.42	0.43（0.39，0.48）	0.44
宁夏	0.45（0.40，0.46）	0.44	0.41（0.41，0.56）	0.46	0.43（0.40，0.58）	0.47
新疆	0.49（0.41，0.57）	0.48	0.43（0.35，0.51）	0.43	0.43（0.37，0.51）	0.43

附表44 2018—2020年三级综合医院白班平均护患比（1∶X）

区域	2018年（N=560）		2019年（N=560）		2020年（N=560）	
	$M（P_{25}，P_{75}）$	$\bar{x}$	$M（P_{25}，P_{75}）$	$\bar{x}$	$M（P_{25}，P_{75}）$	$\bar{x}$
全国	8.00（6.19，9.57）	8.09	9.03（7.69，10.56）	9.18	8.24（6.73，9.84）	8.29
北京	7.08（5.90，7.80）	6.59	7.54（6.48，8.48）	7.94	6.34（5.06，6.77）	6.78
天津	8.20（7.53，9.88）	8.88	8.52（8.03，10.11）	9.06	7.35（6.66，9.06）	7.77
河北	8.60（7.44，9.68）	8.68	9.84（8.54，10.95）	10.23	8.81（7.54，10.90）	9.31
山西	7.61（6.89，8.89）	8.24	9.74（8.34，11.34）	9.79	8.60（6.88，10.41）	8.88
内蒙古	8.71（6.09，11.03）	9.19	8.48（6.20，10.26）	8.42	7.20（5.90，9.97）	7.97
辽宁	6.52（5.13，8.14）	7.06	8.78（6.63，10.42）	8.76	7.86（6.36，9.16）	7.74
吉林	6.83（5.32，7.79）	8.81	7.35（7.01，8.24）	7.37	5.81（5.19，6.97）	5.98
黑龙江	5.42（3.99，8.10）	6.02	8.96（7.23，10.81）	8.97	6.62（5.05，7.22）	6.98
上海	6.67（5.72，7.12）	6.60	6.55（5.77，7.11）	6.75	6.09（5.49，6.60）	6.23
江苏	8.38（6.44，10.02）	10.34	9.52（7.90，10.66）	9.25	8.55（6.63，9.61）	8.28
浙江	6.84（3.98，8.63）	6.51	7.67（6.92，8.52）	7.56	6.62（5.48，8.15）	6.54
安徽	9.48（8.68，10.92）	9.57	11.32（10.28，11.93）	10.96	10.48（9.65，11.52）	10.25
福建	8.10（6.54，8.92）	7.73	9.04（6.87，9.74）	8.87	7.81（6.39，8.19）	7.70
江西	8.50（7.53，10.23）	8.70	9.96（8.98，10.39）	9.95	9.71（7.81，10.48）	9.34
山东	9.09（7.95，9.95）	8.90	8.86（8.26，10.56）	9.47	8.40（7.12，9.92）	8.56
河南	9.42（6.95，10.67）	8.92	10.23（8.15，11.70）	10.18	9.18（8.23，10.74）	9.44
湖北	8.95（6.62，10.26）	8.87	9.46（8.68，10.53）	10.20	7.68（7.16，10.52）	8.90
湖南	8.18（6.77，8.84）	7.83	8.65（8.14，10.55）	9.39	8.29（7.85，9.00）	8.82
广东	7.12（5.52，8.76）	6.92	8.08（7.12，9.06）	8.00	7.11（6.41，8.96）	7.27
广西	9.02（7.19，10.08）	8.63	9.51（8.22，10.69）	9.50	8.81（7.70，9.94）	8.85
海南	7.21（6.26，9.54）	7.67	8.42（6.26，9.54）	8.07	7.70（5.62，8.75）	7.36
重庆	7.27（5.60，8.79）	7.14	9.71（8.15，13.13）	10.69	8.66（7.79，8.85）	8.95
四川	8.26（5.62，10.80）	8.22	10.07（8.24，11.20）	9.73	9.09（7.13，10.50）	8.82
贵州	8.36（7.25，10.59）	8.62	10.49（8.59，11.38）	10.05	9.70（8.00，10.60）	9.36
云南	8.45（7.58，9.40）	8.45	9.47（8.65，10.42）	9.74	8.94（7.52，9.89）	8.97
陕西	7.69（6.07，9.00）	7.61	8.66（6.93，9.93）	8.58	8.02（6.46，10.00）	8.29
甘肃	4.48（2.81，7.52）	5.05	8.48（7.09，10.69）	8.69	7.93（7.19，9.43）	8.21
青海	7.34（7.01，8.01）	7.32	8.86（7.60，10.50）	9.15	8.46（7.82，10.50）	9.04
宁夏	9.52（1.04，10.45）	7.00	9.33（9.03，11.92）	10.09	9.25（7.71，12.06）	9.68
新疆	5.91（2.23，7.27）	5.40	9.81（8.35，10.35）	9.54	8.28（7.81，8.81）	8.27

附表 45　2018—2020 年三级综合医院夜班平均护患比（1：X）

区域	2018 年（N=560）		2019 年（N=560）		2020 年（N=560）	
	M（P_{25}，P_{75}）	$\bar{x}$	M（P_{25}，P_{75}）	$\bar{x}$	M（P_{25}，P_{75}）	$\bar{x}$
全国	18.05（13.10，22.50）	18.25	19.60（16.35，24.01）	20.30	17.21（13.76，20.97）	17.60
北京	11.91（9.66，16.86）	12.61	12.97（10.31，15.70）	14.69	9.60（8.68，10.34）	11.08
天津	13.39（11.34，16.12）	13.77	15.75（13.94，17.07）	15.29	12.95（10.54，14.65）	12.50
河北	19.08（14.87，26.29）	20.48	18.42（16.67，25.36）	21.90	18.03（14.58，21.06）	19.47
山西	16.32（12.22，19.93）	17.01	17.39（13.91，20.28）	18.10	15.56（12.26，20.38）	15.91
内蒙古	14.88（12.94，18.49）	14.85	17.06（13.44，18.05）	15.85	15.02（10.44，16.63）	13.84
辽宁	16.71（12.97，21.66）	17.35	23.10（17.38，25.92）	22.35	17.87（14.65，22.74）	18.53
吉林	19.76（14.77，25.49）	21.60	18.64（12.91，22.97）	18.16	14.85（11.74，17.56）	14.84
黑龙江	17.44（8.70，24.40）	16.66	19.19（17.61，26.43）	21.66	13.34（10.89，16.27）	14.46
上海	17.52（15.14，18.19）	17.17	18.20（15.00，20.26）	17.92	15.66（13.74，17.64）	15.77
江苏	20.42（13.61，29.14）	21.11	23.49（18.06，28.00）	23.21	20.58（15.88，23.29）	20.05
浙江	15.79（10.36，24.42）	15.99	18.08（15.61，23.88）	19.79	15.66（12.32，20.48）	17.34
安徽	21.88（18.05，22.79）	20.50	22.57（19.61，26.08）	22.48	20.30（18.89，22.88）	20.44
福建	19.25（14.94，23.60）	17.89	19.66（15.73，20.98）	18.85	15.48（12.54，19.48）	16.03
江西	20.83（17.18，25.65）	20.86	22.26（21.49，26.39）	22.66	19.95（17.50，20.82）	19.34
山东	18.39（15.87，21.04）	18.10	17.91（15.93，21.60）	19.44	16.04（13.35，18.38）	16.57
河南	15.61（13.07，20.22）	16.99	19.18（14.57，22.98）	19.52	17.93（14.10，20.58）	17.53
湖北	19.04（14.97，28.08）	20.78	21.21（17.84，22.81）	21.66	20.05（18.11，20.76）	19.23
湖南	18.55（15.53，23.16）	18.64	17.50（17.14，26.08）	21.11	19.48（14.68，23.75）	20.09
广东	15.57（12.47，21.09）	16.79	19.80（17.72，21.95）	19.83	16.72（13.75，18.97）	16.92
广西	17.31（14.76，19.85）	17.49	19.48（16.48，21.19）	18.43	16.90（13.51，18.23）	16.60
海南	15.31（9.17，18.12）	14.20	16.49（14.96，17.89）	16.44	15.08（12.31，16.50）	14.63
重庆	19.61（13.34，29.67）	20.62	19.63（18.09，32.93）	24.36	19.30（18.22，28.21）	21.37
四川	24.13（15.34，29.53）	23.15	26.12（22.25，30.23）	25.26	22.66（18.89，24.86）	22.50
贵州	19.88（14.89，23.69）	19.19	20.96（17.62，25.12）	20.58	19.96（16.29，22.14）	19.26
云南	21.27（17.63，24.16）	20.31	22.43（17.95，25.65）	21.37	19.53（15.56，22.12）	18.95
陕西	19.42（18.27，24.61）	23.55	20.21（18.81，23.46）	20.17	18.69（14.38，22.11）	18.64
甘肃	10.57（5.49，19.82）	14.01	18.72（14.84，25.08）	19.33	18.01（15.93，21.73）	18.69
青海	14.60（11.94，20.35）	16.11	17.78（14.32，22.08）	18.46	16.72（15.66，20.67）	17.74
宁夏	20.14（1.95，21.41）	14.50	21.10（17.34，23.18）	20.54	16.65（16.01，22.81）	18.49
新疆	10.48（4.32，18.73）	10.94	18.32（16.06，22.59）	18.80	13.31（10.93，17.00）	13.55

附表46 2018—2020年三级综合医院平均每天护患比（1∶X）

区域	2018年（N=560）		2019年（N=560）		2020年（N=560）	
	$M（P_{25}，P_{75}）$	$\bar{x}$	$M（P_{25}，P_{75}）$	$\bar{x}$	$M（P_{25}，P_{75}）$	$\bar{x}$
全国	11.73（8.99，14.24）	11.68	13.11（11.23，15.50）	13.37	11.74（9.81，13.86）	11.88
北京	9.09（8.22，11.49）	9.00	9.62（8.72，11.81）	10.64	7.69（6.95，8.51）	8.66
天津	10.58（9.66，11.76）	11.04	11.72（10.77，12.64）	11.81	9.99（8.55，11.01）	9.89
河北	12.17（10.64，14.74）	12.48	13.47（12.54，15.53）	14.43	12.92（10.80，14.57）	13.04
山西	10.66（8.76，12.69）	10.98	12.32（10.32，14.40）	12.76	11.60（9.65，13.34）	11.50
内蒙古	11.21（7.65，13.47）	10.99	11.13（8.61，12.99）	11.06	9.82（7.67，12.03）	10.11
辽宁	9.68（7.52，12.78）	10.31	14.23（11.71，16.15）	13.97	12.34（10.45，13.71）	12.03
吉林	11.07（8.80，13.03）	12.94	12.57（9.56，13.37）	11.67	9.80（7.89，10.75）	9.43
黑龙江	7.85（5.50，13.24）	9.44	13.87（11.19，16.84）	14.02	9.62（8.36，10.95）	10.12
上海	10.52（9.78，11.43）	10.47	11.12（9.60，11.69）	10.73	9.45（8.75，10.62）	9.47
江苏	12.23（8.70，15.73）	13.96	14.42（12.41，16.27）	14.25	13.05（11.05，15.04）	12.59
浙江	9.97（6.04，14.06）	9.32	10.80（9.74，12.85）	11.31	9.33（7.90，12.74）	9.96
安徽	14.49（12.22，15.76）	14.01	15.96（14.80，17.06）	15.78	15.20（13.75，16.15）	14.64
福建	12.55（9.20，14.55）	11.40	11.98（10.73，14.48）	12.58	10.91（9.50，13.01）	10.99
江西	13.91（10.97，15.53）	13.35	15.57（14.08，16.08）	15.04	13.51（12.84，14.45）	13.55
山东	12.86（11.62，14.42）	12.60	12.86（11.73，14.51）	13.57	11.42（9.83，13.50）	11.91
河南	12.27（9.28，14.51）	11.97	14.19（11.66，16.02）	13.80	12.49（11.25，14.42）	12.63
湖北	10.99（9.13，16.74）	12.55	13.40（11.84，14.96）	14.23	11.95（10.81，15.33）	12.80
湖南	12.30（9.84，14.57）	11.89	13.64（12.15，14.62）	13.92	12.53（10.92，14.16）	13.19
广东	10.34（8.43，13.21）	10.50	12.60（10.85，14.04）	12.43	11.00（9.19，12.52）	11.07
广西	12.42（10.72，13.12）	12.02	13.04（11.31，14.14）	12.87	11.94（9.85，12.91）	11.83
海南	11.97（7.89，12.62）	10.83	12.88（10.25，13.14）	12.09	11.84（8.84，12.07）	10.92
重庆	11.10（8.65，14.04）	11.43	14.79（12.23，20.31）	15.59	12.27（10.49，15.76）	13.47
四川	13.52（8.72，17.44）	12.85	15.79（12.72，17.72）	15.00	13.49（11.70，16.17）	13.55
贵州	13.24（10.19，15.27）	12.69	14.68（12.23，16.51）	14.32	13.50（11.35，15.14）	13.44
云南	12.94（11.60，14.73）	12.87	14.00（12.75，16.43）	14.13	12.48（10.90，14.67）	12.83
陕西	12.58（11.03，15.00）	13.80	13.56（11.33，15.45）	13.02	12.12（9.07，13.86）	12.29
甘肃	6.75（3.49，11.94）	7.93	14.13（10.29，15.16）	12.66	12.35（11.82，12.83）	12.17
青海	10.55（8.75，12.07）	10.57	12.13（10.68，15.31）	13.02	12.32（10.72，14.48）	12.74
宁夏	13.54（1.41，15.08）	10.01	13.36（12.60，16.48）	14.15	12.39（10.97，16.98）	13.45
新疆	7.78（2.56，11.82）	7.68	13.14（12.51，14.88）	13.55	10.64（8.92，12.13）	10.74

附表 47　2018—2020 年三级综合医院每住院患者 24 小时平均护理时数（小时）

| 区域 | 2018 年（$N=560$） | | 2019 年（$N=560$） | | 2020 年（$N=560$） | |
	M（P_{25}，P_{75}）	$\bar{x}$	M（P_{25}，P_{75}）	$\bar{x}$	M（P_{25}，P_{75}）	$\bar{x}$
全国	2.23（1.90，2.61）	2.36	2.21（1.93，2.53）	2.28	2.46（2.17，2.88）	2.58
北京	3.35（2.36，4.38）	3.40	2.87（2.34，3.60）	2.90	3.61（2.79，5.00）	3.75
天津	2.64（2.25，2.91）	2.62	2.66（2.44，2.80）	2.70	3.26（3.00，3.79）	3.37
河北	2.35（1.93，2.74）	2.47	2.23（2.03，2.54）	2.27	2.40（2.26，2.74）	2.47
山西	2.40（2.31，2.92）	2.57	2.49（2.25，2.70）	2.48	2.68（2.45，2.89）	2.72
内蒙古	2.33（2.26，2.68）	2.63	2.42（2.11，2.94）	2.49	2.71（2.35，3.49）	2.77
辽宁	2.14（1.93，2.43）	2.53	2.12（2.01，2.17）	2.13	2.46（2.23，2.65）	2.54
吉林	2.31（1.86，3.12）	2.52	2.47（2.21，2.53）	2.55	2.77（2.44，3.13）	2.84
黑龙江	2.67（2.12，2.93）	2.69	2.36（1.77，2.69）	2.45	3.04（2.79，4.02）	3.34
上海	2.51（2.19，3.01）	2.81	2.55（2.21，3.24）	2.69	2.80（2.49，2.92）	3.00
江苏	2.08（1.81，2.50）	2.12	2.04（1.84，2.41）	2.16	2.45（2.04，2.71）	2.44
浙江	2.45（2.07，2.69）	2.50	2.35（2.10，2.80）	2.51	2.73（2.49，3.08）	2.84
安徽	2.02（1.87，2.14）	2.03	1.83（1.75，2.16）	1.94	2.12（1.89，2.33）	2.16
福建	2.48（2.08，3.17）	2.68	2.29（2.00，2.73）	2.39	2.45（2.26，3.14）	2.68
江西	2.06（1.88，2.25）	2.06	2.21（1.87，2.37）	2.20	2.27（2.13，2.31）	2.26
山东	2.31（2.01，2.61）	2.39	2.28（2.11，2.63）	2.39	2.55（2.27，2.91）	2.66
河南	1.99（1.75，2.25）	2.01	2.04（1.66，2.25）	2.01	2.21（1.95，2.39）	2.19
湖北	2.07（1.84，2.27）	2.24	1.93（1.85，2.00）	2.00	2.28（2.10，2.34）	2.28
湖南	2.35（1.81，2.60）	2.25	2.12（1.67，2.38）	2.08	2.29（1.94，2.54）	2.27
广东	2.27（2.00，2.62）	2.48	2.33（2.12，2.62）	2.37	2.78（2.42，2.96）	2.80
广西	2.20（1.98，2.40）	2.22	2.13（1.96，2.28）	2.16	2.32（1.96，2.50）	2.31
海南	2.47（2.25，2.61）	2.44	2.62（2.42，2.67）	2.57	2.78（2.53，2.88）	2.73
重庆	1.88（1.66，2.37）	1.93	2.11（1.60，2.36）	2.16	2.20（2.00，2.63）	2.30
四川	1.81（1.51，2.37）	2.02	1.82（1.68，2.17）	2.00	2.17（1.76，2.56）	2.27
贵州	1.96（1.65，2.22）	1.96	2.08（1.85，2.18）	2.03	2.28（2.09，2.41）	2.28
云南	2.15（1.84，2.51）	2.23	2.13（1.84，2.29）	2.23	2.32（2.24，2.53）	2.37
陕西	2.33（2.11，2.95）	2.78	2.22（2.10，2.41）	2.26	2.35（2.05，2.99）	2.54
甘肃	2.24（2.06，2.53）	2.45	2.17（1.71，2.75）	2.39	2.32（2.02，3.11）	2.59
青海	2.77（2.42，3.23）	2.80	2.48（2.40，2.77）	2.52	2.69（2.52，2.85）	2.62
宁夏	2.00（0.73，2.10）	1.61	2.48（2.16，2.51）	2.38	2.32（1.74，2.94）	2.34
新疆	2.08（1.59，2.47）	1.99	1.99（1.90，2.39）	2.08	2.54（2.23，3.07）	2.73

附表48 2018—2020年三级综合医院主管护师及以上护士占比（%）

区域	2018年（N=560）		2019年（N=560）		2020年（N=560）	
	$M（P_{25}，P_{75}）$	$\bar{x}$	$M（P_{25}，P_{75}）$	$\bar{x}$	$M（P_{25}，P_{75}）$	$\bar{x}$
全国	25.67（19.61，32.18）	26.73	27.47（21.17，34.23）	28.41	30.58（22.93，37.54）	30.80
北京	21.46（18.87，33.94）	25.43	21.94（19.24，32.96）	25.61	22.75（19.75，36.00）	26.92
天津	27.75（21.17，30.64）	26.59	32.13（20.33，36.20）	28.85	32.97（19.13，39.42）	30.21
河北	30.43（23.23，35.70）	30.85	34.11（27.52，38.59）	34.49	38.15（33.46，43.45）	38.71
山西	31.07（25.88，33.57）	30.50	33.50（29.99，39.81）	34.35	35.74（33.88，41.13）	37.35
内蒙古	24.41（23.23，29.98）	27.61	27.56（22.16，35.92）	29.45	27.01（20.90，33.09）	29.80
辽宁	37.59（29.84，45.17）	37.58	39.67（29.76，46.14）	38.17	40.09（32.22，44.62）	38.17
吉林	29.61（24.30，38.30）	31.02	31.56（25.61，36.88）	32.15	33.87（27.58，38.99）	33.20
黑龙江	31.88（25.84，35.20）	33.04	30.51（25.45，36.04）	31.50	30.86（25.22，37.95）	31.79
上海	13.63（10.22，20.37）	15.34	15.06（11.41，21.00）	17.00	17.49（12.88，20.43）	17.52
江苏	33.33（26.15，39.55）	32.12	33.21（25.02，39.01）	32.95	34.64（27.64，42.00）	34.65
浙江	36.40（29.65，40.66）	35.50	38.51（32.43，42.35）	37.50	39.52（35.42，44.99）	39.68
安徽	27.33（20.99，33.16）	28.77	31.95（25.60，38.51）	31.83	36.40（30.25，42.08）	35.46
福建	22.00（21.25，28.78）	24.88	22.17（18.85，31.76）	25.68	24.66（20.36，32.87）	27.78
江西	28.32（19.12，30.28）	27.25	27.44（21.35，30.66）	27.52	29.53（23.77，33.12）	29.31
山东	26.93（21.59，31.60）	27.67	29.15（23.83，33.99）	29.24	32.46（26.93，36.03）	32.50
河南	25.13（20.33，29.95）	26.58	28.97（24.48，32.86）	30.08	33.31（27.79，39.47）	34.43
湖北	23.14（21.64，31.92）	24.83	24.13（20.52，36.13）	27.10	31.45（21.17，40.54）	30.79
湖南	29.63（25.93，33.48）	32.00	34.83（28.26，38.95）	36.47	37.70（34.11，43.50）	41.05
广东	22.80（18.77，31.41）	24.88	25.31（19.78，31.20）	26.33	27.20（21.72，34.66）	28.68
广西	27.02（24.20，29.24）	26.85	29.23（25.63，31.32）	28.74	30.48（27.37，34.16）	30.99
海南	27.47（21.66，31.37）	26.83	29.11（21.86，31.22）	27.40	31.94（23.42，35.78）	30.38
重庆	16.48（15.54，22.22）	18.15	19.08（15.74，23.71）	19.72	21.26（19.13，23.59）	21.78
四川	20.03（17.03，25.12）	21.15	21.26（16.65，27.01）	22.28	24.19（17.92，29.75）	25.17
贵州	15.57（10.86，19.05）	15.38	18.11（10.93，19.71）	16.51	21.36（13.28，24.47）	19.56
云南	20.53（17.85，25.07）	21.97	21.55（19.01，24.53）	22.14	23.64（19.32，25.75）	23.83
陕西	17.44（14.47，21.42）	18.24	20.37（15.37，24.64）	21.52	22.72（15.49，30.02）	24.71
甘肃	19.25（17.05，21.86）	19.50	20.65（20.04，21.62）	21.60	22.46（21.74，23.95）	23.32
青海	18.41（17.72，20.84）	19.93	21.48（17.59，24.09）	21.84	24.61（18.75，27.70）	24.25
宁夏	19.67（18.72，22.73）	20.37	17.24（9.87，23.75）	16.96	17.44（8.87，28.18）	18.16
新疆	18.48（15.30，25.24）	20.30	20.03（17.93，23.77）	20.19	21.10（19.21，23.71）	20.66

附表 49　2018—2020 年三级综合医院本科及以上护士占比（%）

区域	2018 年（N=560）		2019 年（N=560）		2020 年（N=560）	
	M（P_{25}，P_{75}）	$\bar{x}$	M（P_{25}，P_{75}）	$\bar{x}$	M（P_{25}，P_{75}）	$\bar{x}$
全国	54.53（41.79，66.38）	53.92	60.86（47.52，72.99）	59.18	64.95（51.41，77.03）	63.37
北京	48.89（35.66，58.46）	47.71	51.46（38.32，59.84）	51.21	56.41（46.73，62.69）	55.65
天津	51.75（46.18，73.73）	59.12	53.19（48.64，78.17）	61.03	55.79（50.21，80.87）	63.00
河北	70.51（57.71，76.54）	66.31	74.71（65.28，81.83）	71.35	79.65（69.58，84.05）	74.75
山西	66.20（57.46，80.92）	68.64	74.35（65.38，86.00）	74.34	79.02（70.80，88.79）	78.35
内蒙古	54.84（49.68，58.97）	57.07	65.19（52.72，69.75）	63.78	68.90（63.33，76.20）	69.05
辽宁	62.08（53.45，65.24）	58.90	67.24（59.96，73.24）	65.53	69.62（65.13，81.25）	71.18
吉林	60.79（49.57，66.37）	59.93	66.31（54.83，73.21）	65.10	67.43（58.08，75.79）	68.12
黑龙江	60.21（54.23，69.96）	59.49	66.57（60.38，74.23）	65.07	66.59（60.93，73.72）	66.80
上海	45.98（37.57，48.87）	40.35	48.03（42.20，51.03）	41.97	51.74（47.50，56.15）	44.51
江苏	63.37（52.49，70.92）	60.55	69.69（58.06，74.79）	65.85	72.47（64.86，80.00）	69.74
浙江	70.69（65.26，75.99）	71.98	75.90（69.78，82.04）	75.79	80.02（69.43，86.78）	79.14
安徽	55.06（47.06，61.06）	52.86	58.81（52.62，65.15）	59.54	63.78（58.29，70.68）	64.12
福建	29.33（27.32，36.58）	32.43	34.25（29.51，44.82）	37.55	36.15（32.00，49.15）	41.31
江西	42.87（33.61，62.21）	48.16	57.02（44.92，64.74）	54.76	58.89（45.04，64.07）	56.91
山东	61.99（51.80，72.93）	62.87	73.81（59.74，79.83）	70.11	76.92（63.06，85.66）	74.41
河南	55.36（45.06，64.82）	54.87	60.40（50.81，71.20）	60.34	65.76（56.94，78.74）	65.90
湖北	61.57（53.07，78.18）	64.28	62.15（52.44，84.00）	66.64	67.68（61.38，85.91）	69.69
湖南	70.79（59.37，74.24）	69.85	76.96（63.19，81.90）	74.10	81.09（65.38，84.54）	76.05
广东	49.85（36.43，60.36）	48.38	50.57（41.95，67.34）	51.20	53.74（43.73，69.67）	53.84
广西	43.52（38.45，53.86）	45.00	48.42（40.91，55.57）	49.33	53.62（49.47，61.46）	55.08
海南	54.08（30.83，64.38）	49.76	61.50（32.84，70.81）	55.05	69.09（36.60，77.35）	61.01
重庆	48.41（43.49，57.53）	50.56	55.39（48.44，63.26）	56.96	58.41（51.47，64.69）	58.77
四川	45.02（36.78，57.76）	45.45	54.28（42.42，60.68）	49.90	53.20（47.63，65.23）	54.36
贵州	39.72（31.97，54.63）	44.53	48.77（39.84，63.74）	51.77	53.60（47.26，69.92）	58.11
云南	44.36（38.40，57.31）	50.47	50.56（46.20，68.15）	58.84	61.67（53.94，72.56）	64.93
陕西	47.46（37.30，50.27）	44.09	50.77（35.75，62.12）	51.48	57.73（47.23，72.93）	60.34
甘肃	40.00（38.38，53.45）	45.00	54.30（40.53，60.97）	52.55	54.45（49.02，65.26）	58.31
青海	39.64（36.49，45.32）	43.56	48.01（38.43，51.38）	48.45	52.81（42.97，57.74）	53.12
宁夏	55.56（39.55，69.63）	54.91	72.43（45.62，76.23）	64.76	73.44（46.39，77.93）	65.92
新疆	21.93（14.92，24.47）	20.58	23.26（15.02，29.27）	24.00	24.25（18.84，35.76）	27.35

附表 50　2018—2020 年三级综合医院 5 年及以上年资护士占比（%）

区域	2018 年（N=560）		2019 年（N=560）		2020 年（N=560）	
	M（P_{25}，P_{75}）	$\bar{x}$	M（P_{25}，P_{75}）	$\bar{x}$	M（P_{25}，P_{75}）	$\bar{x}$
全国	65.56（57.17，72.45）	64.80	69.25（62.06，75.78）	68.80	72.34（65.58，78.49）	71.55
北京	68.30（56.60，73.98）	65.68	68.36（59.38，74.55）	67.23	71.59（58.49，74.76）	68.26
天津	70.80（63.19，74.23）	68.48	73.54（71.65，76.46）	73.60	77.03（75.13，78.40）	77.54
河北	67.61（61.72，74.33）	66.36	70.02（65.28，78.31）	70.54	75.93（69.25，81.57）	74.26
山西	70.76（66.95，76.39）	70.91	74.59（69.44，78.91）	74.04	78.32（69.09，84.70）	76.55
内蒙古	67.16（60.49，74.00）	67.68	74.49（65.79，78.44）	71.94	74.09（67.72，86.37）	74.88
辽宁	75.58（66.82，79.50）	74.32	80.48（75.15，83.36）	79.37	80.94（79.14，82.81）	80.96
吉林	70.87（65.87，75.06）	70.48	71.72（69.65，76.93）	72.34	73.52（68.85，77.65）	74.53
黑龙江	67.34（55.20，79.62）	66.20	73.36（57.14，81.05）	71.52	76.75（61.74，84.33）	75.18
上海	62.25（49.74，65.83）	59.29	63.63（50.41，68.85）	59.42	64.69（51.32，69.75）	59.70
江苏	70.14（61.68，73.29）	66.83	69.20（62.09，74.80）	68.04	72.80（65.85，76.26）	70.13
浙江	63.63（54.35，72.17）	62.12	66.04（57.53，71.82）	64.00	70.19（61.78，75.86）	67.91
安徽	72.82（65.65，77.96）	71.12	76.33（69.30，83.05）	74.55	77.16（72.41，82.34）	76.65
福建	65.52（57.75，70.15）	62.56	68.07（56.17，73.95）	64.53	71.72（57.35，72.66）	66.98
江西	66.86（58.68，75.34）	65.95	71.37（62.57，77.96）	70.36	71.80（66.07，80.19）	72.42
山东	65.26（57.21，71.47）	64.73	70.03（65.73，77.26）	71.19	74.38（69.65，79.39）	75.17
河南	64.82（56.19，69.50）	63.37	66.68（61.16，73.98）	67.16	71.35（64.46，73.86）	69.89
湖北	65.16（57.26，68.29）	61.16	64.17（59.58，68.75）	64.38	67.32（63.54，76.37）	68.10
湖南	64.79（47.12，77.95）	62.64	72.76（70.44，80.63）	73.53	77.84（71.62，83.81）	77.14
广东	63.16（56.42，68.49）	63.03	65.98（61.41，72.41）	66.47	69.87（64.49，74.47）	69.67
广西	63.71（57.43，68.81）	62.11	66.88（61.46，73.33）	66.58	69.36（63.23，75.05）	69.22
海南	69.89（63.41，86.64）	73.31	76.80（71.38，87.46）	78.54	83.85（71.62，85.88）	80.45
重庆	58.90（55.24，66.86）	60.34	67.99（63.64，72.88）	68.38	69.97（68.01，74.32）	69.67
四川	62.79（54.73，69.10）	61.09	67.37（58.03，70.86）	63.99	67.56（58.02，75.83）	66.07
贵州	56.62（51.63，62.29）	56.73	63.58（60.14，68.38）	63.53	65.71（63.24，74.57）	67.21
云南	67.26（57.22，75.73）	68.26	74.98（61.56，80.64）	72.02	74.55（63.10，81.80）	73.01
陕西	56.52（44.97，69.18）	59.90	61.27（55.95，77.90）	65.71	67.14（62.26，77.07）	68.62
甘肃	61.00（52.46，69.05）	63.38	68.19（58.78，69.28）	67.89	74.55（67.73，76.68）	72.75
青海	58.78（51.77，61.07）	56.50	65.25（56.50，67.33）	61.19	67.01（58.30，71.96）	64.78
宁夏	55.30（52.58，71.90）	59.93	65.91（65.81，78.55）	70.09	72.71（60.54，84.67）	72.64
新疆	69.02（59.31，73.44）	66.70	72.95（65.99，76.23）	70.57	73.38（68.42，78.43）	71.93

附表51 2018—2020年三级综合医院护士离职率（%）

区域	2018 年（N=560）		2019 年（N=560）		2020 年（N=560）	
	M（P_{25}，P_{75}）	$\bar{x}$	M（P_{25}，P_{75}）	$\bar{x}$	M（P_{25}，P_{75}）	$\bar{x}$
全国	1.58（0.72，3.11）	2.35	1.41（0.71，2.80）	2.13	1.21（0.53，2.16）	1.75
北京	3.29（2.30，4.10）	3.32	3.16（2.15，4.30）	3.63	1.48（1.18，2.51）	2.22
天津	1.36（1.29，2.71）	1.96	1.62（1.36，2.52）	1.97	0.90（0.52，1.50）	1.00
河北	0.72（0.35，1.26）	1.76	0.79（0.27，1.26）	1.69	0.49（0.36，1.31）	1.63
山西	0.43（0.26，0.99）	0.78	0.52（0.23，1.31）	1.00	0.47（0.19，1.14）	0.90
内蒙古	0.61（0.35，1.29）	0.89	0.73（0.34，1.00）	0.97	0.53（0.41，0.65）	0.63
辽宁	0.54（0.31，1.13）	0.99	0.72（0.40，1.35）	0.86	0.64（0.38，1.05）	0.88
吉林	1.05（0.58，2.15）	1.60	0.91（0.51，2.13）	1.35	0.46（0.24，0.92）	0.58
黑龙江	1.36（0.71，3.85）	2.79	1.07（0.24，4.10）	2.52	1.07（0.12，2.06）	1.88
上海	4.21（3.12，5.37）	5.10	3.93（2.87，5.78）	4.97	3.16（2.28，6.02）	3.91
江苏	1.66（0.95，3.41）	2.73	1.24（0.82，3.98）	2.76	1.61（0.95，3.10）	2.83
浙江	2.57（1.90，3.65）	3.83	3.08（2.04，4.08）	3.70	1.88（1.37，2.79）	2.47
安徽	1.92（0.96，2.67）	2.09	1.53（1.02，1.83）	1.67	1.48（1.05，1.74）	1.38
福建	2.06（1.32，2.63）	2.52	1.44（1.13，2.20）	1.93	1.41（1.27，2.16）	2.08
江西	1.86（0.98，2.79）	2.13	1.01（0.63，1.39）	1.23	1.22（0.43，1.80）	1.33
山东	0.95（0.54，1.76）	1.50	1.17（0.57，2.37）	1.63	0.72（0.31，1.36）	1.28
河南	0.76（0.47，1.62）	1.59	0.75（0.43，1.27）	1.23	0.58（0.28，1.27）	1.02
湖北	1.49（0.92，4.76）	2.65	1.54（1.28，3.77）	2.27	0.89（0.64，1.90）	1.23
湖南	1.49（0.51，4.19）	3.74	0.94（0.62，1.77）	1.24	0.50（0.43，0.92）	0.73
广东	3.36（2.03，4.98）	3.72	2.90（2.23，4.71）	3.49	2.27（1.37，3.95）	2.94
广西	1.72（1.07，3.08）	2.56	1.85（1.09，3.16）	2.55	1.89（0.94，2.89）	2.14
海南	1.48（1.30，1.75）	1.51	2.37（1.07，2.49）	1.98	1.07（1.06，1.19）	1.11
重庆	3.60（2.48，5.14）	3.71	2.48（2.01，4.78）	3.16	3.37（1.81，4.38）	3.11
四川	1.90（1.03，3.70）	2.53	1.58（0.77，2.68）	2.18	1.42（0.82，2.50）	1.98
贵州	2.54（0.89，3.82）	2.76	1.45（1.00，3.10）	1.93	1.56（0.99，2.45）	1.85
云南	1.14（0.69，2.11）	1.59	0.93（0.41，1.68）	1.14	1.02（0.61，1.91）	1.48
陕西	2.17（0.94，4.17）	2.80	1.56（0.95，3.51）	2.68	1.23（0.57，2.11）	1.98
甘肃	0.96（0.58，1.53）	1.30	0.61（0.58，1.14）	1.07	0.36（0.33，0.71）	0.63
青海	1.15（0.65，2.66）	1.51	1.14（0.59，1.87）	1.24	0.55（0.31，0.93）	0.77
宁夏	2.29（1.74，2.38）	2.14	1.31（1.19，2.74）	1.74	0.70（0.50，1.20）	0.80
新疆	2.58（1.54，4.91）	2.86	2.33（1.36，3.24）	2.28	1.30（1.13，2.30）	1.60

附表52 2018—2020年三级综合医院护士执业环境得分

省份	2017年（N=690）		2018年（N=690）		2019年（N=690）	
	$M（P_{25}，P_{75}）$	$\bar{x} \pm s$	$M（P_{25}，P_{75}）$	$\bar{x} \pm s$	$M（P_{25}，P_{75}）$	$\bar{x} \pm s$
全国	75.79（71.19，80.55）	75.96±7.05	80.11（75.78，84.68）	80.19±6.52	80.90（75.94，85.58）	80.93±6.82
北京	80.09（70.64，84.32）	77.67±8.00	81.60（75.89，86.16）	81.11±7.44	81.45（77.19，87.29）	81.82±6.36
天津	72.09（68.51，79.38）	74.55±7.85	76.64（73.27，82.41）	78.25±8.14	79.81（73.32，86.72）	80.05±8.81
河北	70.15（67.95，74.20）	70.43±5.10	77.19（74.57，78.58）	76.39±4.88	79.30（74.89，81.01）	78.41±5.26
山西	69.21（66.70，73.88）	70.54±5.09	74.71（70.04，77.33）	74.19±4.61	74.97（70.74，78.56）	76.00±6.99
内蒙古	70.54（69.45，75.70）	71.90±3.34	74.30（69.10，74.57）	72.65±3.08	73.27（69.04，74.79）	72.37±2.98
辽宁	78.58（74.17，80.29）	77.47±5.01	80.11（76.84，84.57）	79.88±5.02	81.37（77.33，85.13）	80.32±5.20
吉林	76.26（72.14，79.87）	76.76±7.58	81.41（78.57，86.00）	81.83±6.47	81.90（78.87，86.47）	82.41±6.55
黑龙江	74.03（71.94，75.84）	74.66±5.48	76.80（71.21，81.53）	76.62±5.52	75.43（72.80，81.03）	76.17±4.67
上海	76.54（75.10，84.16）	78.30±6.53	81.17（78.36，84.99）	81.67±6.10	83.16（79.12，90.15）	84.11±6.98
江苏	77.85（74.62，85.54）	79.29±7.09	83.24（78.31，86.87）	82.28±6.13	83.41（79.32，88.84）	83.17±6.57
浙江	77.32（75.71，81.57）	79.10±7.05	86.33（83.13，89.44）	86.74±4.43	85.60（81.56，91.45）	86.36±5.93
安徽	71.61（68.01，74.93）	71.80±5.65	74.55（71.88，78.30）	75.14±4.79	76.23（73.68，80.00）	76.81±6.25
福建	81.40（75.37，82.44）	79.56±5.38	87.91（84.36，89.03）	86.94±4.27	89.03（88.11，92.30）	89.70±4.23
江西	77.89（73.25，81.99）	77.49±5.85	82.85（79.19，86.60）	82.23±5.97	82.17（79.24，85.45）	81.81±6.56
山东	79.09（75.11，82.78）	79.37±6.04	83.55（79.39，86.58）	82.81±5.31	83.00（79.41，86.77）	82.80±5.39
河南	74.28（69.98，76.91）	74.51±5.81	78.29（74.38，80.93）	78.16±4.62	78.54（74.61，84.07）	79.09±5.40
湖北	76.03（72.23，80.83）	76.63±6.89	80.31（75.82，86.08）	80.60±6.92	79.66（75.07，86.04）	80.21±7.69
湖南	77.78（72.14，81.76）	76.77±6.16	81.55（79.63，83.70）	82.15±3.53	81.20（78.36，84.43）	81.98±4.43
广东	72.43（67.02，77.46）	72.24±6.06	76.49（74.53，78.36）	76.44±2.22	76.49（75.35，77.69）	76.52±1.87
广西	76.55（71.72，78.91）	76.25±6.33	80.17（78.84，84.17）	81.58±4.90	82.12（79.14，86.21）	82.94±5.27
海南	66.33（64.48，71.61）	67.73±3.92	73.91（69.73，76.42）	73.37±4.04	75.87（70.63，77.21）	75.39±5.11
重庆	74.63（73.69，81.39）	75.60±6.31	78.86（75.53，81.23）	79.15±4.28	81.03（75.02，85.07）	81.18±7.04
四川	77.67（71.97，83.27）	77.96±8.28	85.72（81.10，89.06）	84.99±5.29	85.54（82.10，89.05）	85.28±5.12
贵州	77.54（73.69，81.87）	77.82±6.23	82.30（74.79，87.66）	82.55±6.99	82.93（78.69，89.13）	83.30±5.78
云南	67.78（59.79，73.16）	68.58±8.43	74.07（69.18，82.09）	75.60±7.38	74.49（71.02，80.75）	76.13±7.32
陕西	74.10（69.82，78.26）	73.09±6.41	76.98（72.66，79.41）	75.27±5.59	75.70（72.11，80.08）	75.78±5.28
甘肃	68.70（65.20，75.07）	71.78±10.94	71.16（65.18，80.20）	72.41±9.41	73.56（65.09，79.33）	72.21±8.80
青海	72.33（71.12，74.36）	72.68±2.54	76.19（72.31，77.67）	75.55±3.98	76.56（71.58，76.88）	74.73±4.74
宁夏	76.33（67.11，78.08）	72.59±9.12	81.06（76.50，83.63）	80.07±5.76	83.48（82.63，87.03）	84.83±3.45
新疆	74.16（68.82，75.71）	73.15±5.18	76.19（72.21，78.49）	76.12±4.32	76.90（73.69，78.26）	76.59±3.88

附表 53 2018—2020 年三级综合医院住院患者身体约束率（%）

区域	2018 年（N=560）		2019 年（N=560）		2020 年（N=560）	
	$M（P_{25}，P_{75}）$	$\bar{x}$	$M（P_{25}，P_{75}）$	$\bar{x}$	$M（P_{25}，P_{75}）$	$\bar{x}$
全国	1.72（0.98，2.78）	2.23	1.78（1.11，2.77）	2.18	2.09（1.30，3.25）	2.50
北京	3.51（1.56，6.32）	4.21	4.12（2.36，6.94）	4.99	6.34（3.21，10.32）	6.96
天津	2.18（1.15，3.40）	2.47	2.65（1.16，3.68）	2.86	2.84（2.00，3.90）	3.11
河北	1.89（1.52，3.14）	2.72	1.84（1.31，3.45）	2.34	2.07（1.24，3.70）	2.32
山西	1.39（0.91，2.30）	1.61	1.42（1.00，2.11）	1.69	1.66（1.30，2.14）	1.88
内蒙古	1.30（0.72，1.48）	1.89	1.06（0.69，1.57）	1.17	1.27（0.77，1.64）	1.31
辽宁	1.75（0.75，2.93）	2.31	1.29（0.88，2.36）	2.28	1.62（1.19，3.27）	2.89
吉林	0.50（0.18，1.22）	0.89	0.62（0.34，1.95）	1.01	0.75（0.34，2.36）	1.33
黑龙江	0.51（0.07，1.09）	1.27	0.43（0.24，0.87）	0.64	0.88（0.30，1.59）	0.88
上海	2.01（1.47，3.72）	4.13	2.63（0.91，2.73）	2.19	2.67（1.53，3.27）	2.66
江苏	2.64（1.99，3.49）	3.36	3.10（2.23，3.89）	3.31	3.46（2.36，4.10）	3.84
浙江	1.84（1.09，3.01）	2.14	1.84（1.39，3.29）	2.32	2.15（1.36，4.26）	2.87
安徽	1.54（1.10，1.80）	1.91	1.53（1.13，1.79）	1.78	1.69（1.08，2.40）	2.08
福建	1.59（1.26，3.05）	2.58	2.14（1.26，3.11）	2.19	2.57（2.14，3.77）	2.79
江西	3.44（2.61，5.69）	4.18	2.96（1.88，3.62）	2.93	2.59（2.23，3.55）	2.99
山东	1.41（1.10，2.19）	1.70	1.67（1.07，2.20）	1.79	2.01（1.37，2.50）	2.10
河南	1.62（1.10，2.10）	1.66	1.55（1.13，2.35）	1.70	1.75（1.29，2.56）	1.95
湖北	1.07（0.38，1.49）	1.02	1.22（1.09，1.56）	1.74	1.31（1.13，1.62）	1.27
湖南	2.03（0.45，2.78）	1.61	2.16（1.33，2.37）	1.94	2.00（1.82，2.70）	2.18
广东	2.03（1.32，3.48）	2.67	2.29（1.65，3.67）	2.92	2.82（2.10，4.15）	3.38
广西	3.10（2.38，3.42）	2.97	3.41（2.96，4.49）	3.67	3.58（2.59，4.07）	3.55
海南	1.78（1.49，1.93）	1.73	2.03（1.82，2.48）	2.11	2.67（2.47，2.97）	2.70
重庆	1.82（0.75，2.17）	1.82	2.16（1.42，3.10）	2.43	2.18（1.99，2.98）	2.45
四川	1.56（0.80，2.44）	1.58	1.45（0.92，2.37）	1.73	1.86（1.13，3.03）	2.01
贵州	1.62（1.15，2.14）	2.06	1.87（1.35，2.29）	2.23	1.98（1.59，2.43）	2.34
云南	1.93（1.17，3.10）	2.20	1.61（1.17，3.04）	2.18	1.87（1.47，3.51）	2.36
陕西	0.95（0.63，2.14）	1.68	0.99（0.80，1.95）	1.32	1.59（0.94，2.24）	1.79
甘肃	0.53（0.33，1.48）	0.94	0.66（0.37，1.11）	0.72	1.02（0.55，1.51）	1.03
青海	1.04（0.49，1.80）	1.21	0.74（0.41，1.43）	0.90	0.65（0.48，1.02）	0.85
宁夏	0.73（0.63，1.60）	0.99	1.52（0.84，2.32）	1.56	1.44（0.99，2.70）	1.71
新疆	1.40（0.54，2.67）	3.28	1.11（0.68，2.00）	1.52	1.67（1.23，2.78）	2.10

附表54 2018—2020年三级综合医院住院患者跌倒发生率（‰）

区域	2018年（N=560）		2019年（N=560）		2020年（N=560）	
	M（P_{25}，P_{75}）	$\bar{x}$	M（P_{25}，P_{75}）	$\bar{x}$	M（P_{25}，P_{75}）	$\bar{x}$
全国	0.06（0.03，0.09）	0.07	0.06（0.03，0.09）	0.06	0.06（0.04，0.09）	0.07
北京	0.06（0.06，0.09）	0.08	0.05（0.03，0.07）	0.06	0.06（0.04，0.06）	0.07
天津	0.04（0.02，0.05）	0.04	0.03（0.02，0.04）	0.03	0.03（0.01，0.04）	0.03
河北	0.06（0.04，0.08）	0.06	0.06（0.04，0.09）	0.07	0.07（0.05，0.09）	0.07
山西	0.04（0.03，0.05）	0.04	0.05（0.03，0.07）	0.05	0.05（0.04，0.07）	0.05
内蒙古	0.05（0.02，0.07）	0.06	0.03（0.02，0.09）	0.06	0.06（0.03，0.08）	0.07
辽宁	0.03（0.01，0.06）	0.05	0.04（0.01，0.06）	0.05	0.04（0.01，0.06）	0.04
吉林	0.03（0.01，0.04）	0.03	0.02（0.01，0.04）	0.03	0.02（0.00，0.05）	0.03
黑龙江	0.01（0.00，0.02）	0.02	0.00（0.00，0.02）	0.01	0.01（0.00，0.03）	0.02
上海	0.02（0.01，0.06）	0.04	0.02（0.01，0.04）	0.04	0.03（0.00，0.05）	0.04
江苏	0.06（0.03，0.09）	0.07	0.05（0.04，0.10）	0.07	0.07（0.04，0.11）	0.07
浙江	0.08（0.07，0.14）	0.11	0.10（0.06，0.15）	0.11	0.08（0.06，0.13）	0.10
安徽	0.09（0.07，0.14）	0.10	0.07（0.06，0.12）	0.09	0.10（0.07，0.13）	0.10
福建	0.06（0.03，0.08）	0.07	0.05（0.04，0.07）	0.06	0.06（0.04，0.09）	0.07
江西	0.09（0.07，0.13）	0.11	0.09（0.08，0.12）	0.11	0.10（0.10，0.11）	0.11
山东	0.07（0.04，0.10）	0.08	0.06（0.05，0.09）	0.07	0.06（0.05，0.10）	0.08
河南	0.05（0.03，0.09）	0.06	0.05（0.02，0.08）	0.06	0.06（0.03，0.08）	0.06
湖北	0.05（0.03，0.06）	0.05	0.05（0.04，0.05）	0.04	0.04（0.03，0.04）	0.03
湖南	0.07（0.02，0.10）	0.08	0.05（0.02，0.09）	0.07	0.04（0.02，0.12）	0.06
广东	0.08（0.05，0.12）	0.09	0.08（0.05，0.10）	0.09	0.07（0.05，0.11）	0.09
广西	0.06（0.04，0.09）	0.07	0.07（0.04，0.09）	0.07	0.05（0.04，0.10）	0.07
海南	0.10（0.10，0.15）	0.12	0.10（0.07，0.16）	0.11	0.09（0.06，0.11）	0.09
重庆	0.05（0.04，0.08）	0.07	0.08（0.04，0.09）	0.07	0.05（0.03，0.08）	0.07
四川	0.05（0.03，0.10）	0.07	0.05（0.03，0.09）	0.07	0.05（0.03，0.08）	0.07
贵州	0.05（0.03，0.06）	0.05	0.04（0.03，0.06）	0.05	0.05（0.03，0.07）	0.05
云南	0.05（0.02，0.05）	0.04	0.04（0.03，0.05）	0.04	0.05（0.04，0.06）	0.05
陕西	0.04（0.04，0.08）	0.05	0.07（0.03，0.08）	0.06	0.07（0.05，0.10）	0.07
甘肃	0.03（0.02，0.05）	0.04	0.04（0.02，0.05）	0.04	0.05（0.03，0.05）	0.05
青海	0.09（0.07，0.10）	0.08	0.07（0.06，0.10）	0.09	0.07（0.07，0.11）	0.08
宁夏	0.04（0.01，0.10）	0.05	0.05（0.04，0.05）	0.05	0.04（0.03，0.05）	0.04
新疆	0.06（0.03，0.09）	0.08	0.09（0.04，0.09）	0.07	0.07（0.03，0.09）	0.06

附表 55　2018—2020 年三级综合医院住院患者跌倒伤害占比（%）

区域	2018 年（N=560）		2019 年（N=560）		2020 年（N=560）	
	$M（P_{25}，P_{75}）$	$\bar{x}$	$M（P_{25}，P_{75}）$	$\bar{x}$	$M（P_{25}，P_{75}）$	$\bar{x}$
全国	71.24（53.75，90.52）	70.29	62.96（50.00，75.00）	63.10	61.70（50.00，75.36）	62.33
北京	70.23（42.19，79.81）	64.25	60.42（39.53，73.33）	55.87	64.43（43.37，69.78）	57.64
天津	84.16（70.00，95.45）	80.37	70.00（56.44，82.52）	69.74	75.71（61.54，96.67）	76.66
河北	57.14（46.67，73.81）	58.11	52.14（43.64，60.61）	54.00	50.50（43.75，60.00）	53.03
山西	63.64（55.56，100.00）	72.08	57.14（50.00，68.97）	60.19	57.14（38.10，69.70）	55.13
内蒙古	66.67（33.33，83.33）	61.17	62.50（60.00，71.43）	61.33	46.15（42.31，58.33）	46.13
辽宁	85.71（44.74，100.00）	71.81	53.85（38.46，77.78）	57.65	60.49（41.43，87.50）	60.12
吉林	53.57（28.34，89.52）	53.25	45.83（33.33，75.00）	51.19	50.00（37.50，57.14）	48.57
黑龙江	70.18（20.00，100.00）	57.90	59.09（18.18，67.71）	48.75	76.79（60.87，100.00）	73.11
上海	96.00（74.19，100.00）	83.83	72.42（51.47，86.11）	69.11	66.67（54.05，100.00）	71.88
江苏	72.75（52.72，92.89）	72.28	60.98（50.93，75.00）	62.95	59.42（48.81，77.82）	62.31
浙江	66.67（57.28，80.95）	69.01	57.14（48.36，70.00）	59.26	54.00（45.82，70.83）	58.64
安徽	65.31（52.73，67.80）	61.35	65.15（56.36，70.83）	60.27	63.46（52.38，73.33）	63.14
福建	76.67（69.23，90.57）	77.58	72.41（58.33，75.00）	68.10	56.67（49.40，71.43）	55.08
江西	70.96（62.50，81.03）	72.28	70.73（57.78，80.00）	69.07	71.20（58.82，73.68）	68.48
山东	65.63（48.00，76.19）	65.75	60.00（48.15，73.33）	60.67	62.50（54.55，72.22）	63.41
河南	75.77（60.59，100.00）	76.56	65.25（56.09，75.26）	66.18	66.09（55.48，81.99）	67.38
湖北	68.89（50.00，86.67）	68.42	80.77（70.15，88.46）	79.18	66.67（56.25，83.33）	64.31
湖南	50.91（35.90，85.71）	58.99	55.28（33.33，84.62）	59.18	55.56（31.25，61.74）	51.44
广东	77.53（55.88，92.59）	73.43	71.12（57.89，82.61）	70.46	71.69（61.11，81.25）	69.43
广西	75.00（66.67，84.62）	74.16	62.96（60.00，75.00）	67.17	60.71（50.00，73.58）	62.93
海南	69.23（56.04，70.83）	65.37	66.67（56.76，73.91）	65.78	61.40（59.52，67.74）	62.89
重庆	77.16（47.22，100.00）	67.80	64.81（54.72，79.17）	68.00	53.57（48.48，73.68）	58.98
四川	82.05（64.47，100.00）	78.68	69.44（55.93，84.21）	70.57	71.43（60.00，80.65）	71.19
贵州	82.38（55.65，100.00）	77.11	74.18（53.14，88.97）	71.18	73.68（62.96，83.33）	70.48
云南	76.19（57.14，100.00）	75.92	67.01（54.55，84.21）	68.83	69.01（54.55，76.92）	69.10
陕西	76.92（60.00，100.00）	74.54	57.82（52.05，70.59）	60.25	54.55（38.10，68.33）	55.68
甘肃	89.66（62.50，100.00）	81.10	63.16（58.82，83.33）	69.01	66.67（50.00，70.73）	63.21
青海	58.82（31.58，64.71）	54.15	48.53（43.36，57.23）	46.45	58.12（39.71，64.47）	52.44
宁夏	100.00（70.59，100.00）	90.20	56.52（54.39，66.67）	59.19	57.14（54.55，100.00）	70.56
新疆	62.65（43.75，92.31）	64.31	53.00（41.58，61.11）	48.46	50.00（43.48，52.94）	47.67

附表56 2018—2020年三级综合医院住院患者2期及以上院内压力性损伤发生率（%）

区域	2018年（N=560）		2019年（N=560）		2020年（N=560）	
	$M（P_{25}，P_{75}）$	$\bar{x}$	$M（P_{25}，P_{75}）$	$\bar{x}$	$M（P_{25}，P_{75}）$	$\bar{x}$
全国	0.02（0.01，0.04）	0.04	0.02（0.01，0.04）	0.03	0.02（0.00，0.04）	0.03
北京	0.02（0.01，0.04）	0.03	0.02（0.01，0.04）	0.03	0.02（0.00，0.04）	0.03
天津	0.01（0.00，0.01）	0.01	0.02（0.01，0.03）	0.02	0.03（0.02，0.04）	0.03
河北	0.05（0.02，0.07）	0.07	0.05（0.02，0.07）	0.06	0.04（0.02，0.06）	0.05
山西	0.02（0.00，0.04）	0.03	0.02（0.00，0.04）	0.03	0.01（0.00，0.03）	0.02
内蒙古	0.00（0.00，0.03）	0.02	0.01（0.00，0.02）	0.02	0.01（0.00，0.02）	0.02
辽宁	0.01（0.00，0.03）	0.06	0.01（0.00，0.03）	0.02	0.01（0.00，0.03）	0.02
吉林	0.01（0.00，0.03）	0.02	0.00（0.00，0.03）	0.03	0.00（0.00，0.03）	0.02
黑龙江	0.00（0.00，0.01）	0.01	0.00（0.00，0.00）	0.01	0.00（0.00，0.01）	0.01
上海	0.02（0.00，0.04）	0.03	0.00（0.00，0.01）	0.01	0.00（0.00，0.01）	0.01
江苏	0.01（0.01，0.03）	0.02	0.01（0.01，0.03）	0.02	0.02（0.01，0.03）	0.02
浙江	0.03（0.02，0.08）	0.07	0.04（0.01，0.08）	0.05	0.04（0.01，0.06）	0.05
安徽	0.03（0.02，0.06）	0.05	0.03（0.02，0.04）	0.04	0.03（0.02，0.05）	0.05
福建	0.03（0.01，0.05）	0.04	0.03（0.02，0.05）	0.03	0.03（0.01，0.06）	0.04
江西	0.03（0.02，0.13）	0.07	0.03（0.02，0.14）	0.07	0.03（0.02，0.08）	0.05
山东	0.01（0.00，0.02）	0.02	0.01（0.00，0.02）	0.01	0.01（0.00，0.02）	0.01
河南	0.01（0.00，0.04）	0.03	0.01（0.00，0.03）	0.03	0.02（0.00，0.03）	0.03
湖北	0.02（0.01，0.03）	0.03	0.02（0.01，0.03）	0.02	0.01（0.01，0.01）	0.01
湖南	0.01（0.00，0.02）	0.01	0.01（0.00，0.02）	0.01	0.01（0.00，0.01）	0.01
广东	0.01（0.01，0.02）	0.02	0.02（0.01，0.03）	0.02	0.02（0.01，0.02）	0.02
广西	0.02（0.00，0.04）	0.03	0.02（0.01，0.05）	0.04	0.02（0.01，0.04）	0.03
海南	0.06（0.02，0.07）	0.05	0.07（0.03，0.09）	0.06	0.09（0.02，0.13）	0.08
重庆	0.02（0.00，0.02）	0.03	0.00（0.00，0.03）	0.05	0.01（0.00，0.03）	0.04
四川	0.04（0.01，0.10）	0.07	0.04（0.02，0.08）	0.05	0.03（0.02，0.05）	0.04
贵州	0.03（0.01，0.05）	0.06	0.02（0.01，0.06）	0.05	0.03（0.01，0.09）	0.07
云南	0.01（0.00，0.04）	0.02	0.01（0.00，0.04）	0.02	0.02（0.00，0.03）	0.02
陕西	0.01（0.00，0.02）	0.02	0.01（0.00，0.02）	0.01	0.01（0.00，0.02）	0.01
甘肃	0.05（0.01，0.10）	0.07	0.03（0.01，0.05）	0.04	0.03（0.01，0.06）	0.05
青海	0.02（0.00，0.03）	0.03	0.01（0.00，0.04）	0.03	0.01（0.00，0.04）	0.02
宁夏	0.05（0.03，0.06）	0.05	0.05（0.01，0.06）	0.04	0.04（0.00，0.05）	0.03
新疆	0.01（0.00，0.02）	0.02	0.01（0.00，0.01）	0.01	0.01（0.00，0.01）	0.01

附表 57 2018—2020 年三级综合医院住院患者气管导管非计划拔管率（‰）

区域	2018 年（N=560）		2019 年（N=560）		2020 年（N=560）	
	$M（P_{25}，P_{75}）$	$\bar{x}$	$M（P_{25}，P_{75}）$	$\bar{x}$	$M（P_{25}，P_{75}）$	$\bar{x}$
全国	0.22（0.00，0.61）	0.56	0.19（0.03，0.43）	0.33	0.13（0.00，0.33）	0.24
北京	0.17（0.00，0.49）	0.41	0.19（0.04，0.38）	0.43	0.07（0.00，0.16）	0.20
天津	0.05（0.00，0.15）	0.11	0.15（0.00，0.29）	0.16	0.00（0.00，0.12）	0.06
河北	0.19（0.08，0.55）	0.35	0.28（0.12，0.72）	0.46	0.21（0.08，0.43）	0.32
山西	0.55（0.19，0.77）	0.58	0.20（0.00，0.37）	0.35	0.24（0.00，0.46）	0.28
内蒙古	0.01（0.00，0.48）	0.23	0.17（0.00，0.37）	0.28	0.00（0.00，0.32）	0.22
辽宁	0.05（0.00，0.73）	0.51	0.00（0.00，0.23）	0.20	0.00（0.00，0.00）	0.05
吉林	0.00（0.00，0.15）	0.10	0.00（0.00，0.09）	0.18	0.00（0.00，0.00）	0.05
黑龙江	0.00（0.00，0.00）	0.55	0.00（0.00，0.15）	0.14	0.00（0.00，0.00）	0.00
上海	0.00（0.00，0.16）	0.19	0.00（0.00，0.00）	0.05	0.00（0.00，0.09）	0.12
江苏	0.14（0.06，0.43）	0.29	0.18（0.06，0.36）	0.25	0.15（0.04，0.33）	0.23
浙江	0.28（0.00，0.61）	0.48	0.17（0.10，0.51）	0.39	0.14（0.07，0.43）	0.24
安徽	0.54（0.19，1.10）	0.95	0.48（0.24，0.99）	0.72	0.37（0.09，0.62）	0.48
福建	0.18（0.07，0.36）	0.53	0.18（0.12，0.40）	0.30	0.16（0.12，0.33）	0.28
江西	0.50（0.06，1.22）	0.67	0.33（0.15，0.40）	0.33	0.21（0.16，0.40）	0.33
山东	0.25（0.07，0.56）	0.40	0.20（0.09，0.49）	0.29	0.13（0.00，0.32）	0.22
河南	0.30（0.04，0.84）	1.14	0.25（0.11，0.56）	0.37	0.15（0.03，0.49）	0.30
湖北	0.26（0.24，0.39）	0.40	0.27（0.21，0.88）	0.50	0.06（0.00，0.33）	0.18
湖南	0.25（0.08，1.36）	0.64	0.18（0.08，0.28）	0.16	0.29（0.17，0.70）	0.38
广东	0.39（0.09，0.77）	0.52	0.21（0.10，0.42）	0.32	0.23（0.09，0.45）	0.32
广西	0.18（0.00，0.30）	0.24	0.13（0.03，0.22）	0.19	0.13（0.00，0.25）	0.20
海南	0.61（0.04，1.06）	0.57	0.44（0.06，2.21）	0.91	0.79（0.11，0.99）	0.63
重庆	0.22（0.00，0.88）	0.49	0.22（0.00，0.40）	0.24	0.10（0.00，0.26）	0.17
四川	0.27（0.05，0.38）	0.34	0.19（0.10，0.39）	0.32	0.07（0.00，0.24）	0.14
贵州	0.13（0.00，0.54）	0.32	0.17（0.04，0.33）	0.26	0.11（0.00，0.27）	0.18
云南	0.13（0.11，0.23）	0.28	0.15（0.00，0.30）	0.20	0.08（0.00，0.17）	0.15
陕西	0.60（0.25，1.42）	0.82	0.43（0.00，0.67）	0.49	0.19（0.00，0.78）	0.44
甘肃	0.93（0.37，1.09）	4.17	0.36（0.19，0.77）	0.58	0.33（0.16，0.56）	0.42
青海	0.07（0.00，0.63）	0.50	0.00（0.00，0.56）	0.25	0.34（0.00，0.82）	0.51
宁夏	0.00（0.00，0.00）	0.00	0.00（0.00，0.00）	0.00	0.00（0.00，0.00）	0.00
新疆	0.00（0.00，0.00）	0.00	0.00（0.00，0.00）	0.00	0.00（0.00，0.00）	0.00

附表 58 2018—2020 年三级综合医院住院患者胃肠导管非计划拔管率（‰）

区域	2018 年（N=560）		2019 年（N=560）		2020 年（N=560）	
	$M（P_{25}，P_{75}）$	$\bar{x}$	$M（P_{25}，P_{75}）$	$\bar{x}$	$M（P_{25}，P_{75}）$	$\bar{x}$
全国	0.56（0.21，1.26）	1.27	0.42（0.16，0.92）	0.83	0.36（0.12，0.82）	0.68
北京	0.44（0.34，0.79）	1.98	0.41（0.30，0.77）	2.44	0.33（0.20，0.49）	2.36
天津	0.12（0.03，0.30）	0.17	0.19（0.10，0.29）	0.20	0.07（0.00，0.16）	0.08
河北	0.56（0.21，1.58）	1.18	0.56（0.19，1.28）	0.89	0.48（0.19，0.99）	0.74
山西	0.55（0.25，0.98）	0.67	0.71（0.27，1.27）	0.74	0.48（0.20，0.69）	0.63
内蒙古	0.67（0.47，0.99）	0.89	0.41（0.30，0.76）	0.63	0.52（0.43，1.03）	0.80
辽宁	0.71（0.26，2.22）	2.00	1.12（0.18，2.17）	2.09	0.27（0.10，1.77）	1.32
吉林	1.18（0.49，2.35）	1.96	0.56（0.12，0.88）	0.64	0.29（0.00，0.54）	0.38
黑龙江	1.26（0.38，3.69）	2.19	0.21（0.00，0.58）	0.48	0.07（0.00，0.21）	0.32
上海	0.02（0.01，0.13）	0.16	0.00（0.00，0.04）	0.12	0.01（0.00，0.04）	0.11
江苏	0.40（0.21，0.99）	1.12	0.30（0.17，0.75）	0.58	0.29（0.17，0.79）	0.47
浙江	0.61（0.16，1.79）	1.35	0.57（0.19，1.43）	1.25	0.42（0.14，1.48）	1.07
安徽	1.80（0.89，2.18）	1.95	1.31（0.90，1.53）	1.59	1.25（0.70，1.99）	1.37
福建	0.48（0.36，0.80）	1.14	0.35（0.30，0.88）	0.63	0.28（0.19，0.52）	0.54
江西	0.66（0.52，0.85）	0.98	0.47（0.33，0.62）	0.63	0.39（0.28，0.48）	0.53
山东	0.75（0.25，1.11）	0.93	0.54（0.25，1.08）	0.86	0.53（0.20，0.89）	0.72
河南	0.79（0.43，1.49）	1.49	0.50（0.14，1.02）	0.79	0.47（0.16，1.07）	0.73
湖北	0.53（0.36，0.66）	0.68	0.47（0.25，0.56）	0.50	0.37（0.12，0.67）	0.54
湖南	0.68（0.16，5.43）	2.76	0.43（0.04，0.99）	1.70	0.41（0.07，0.62）	1.06
广东	0.60（0.23，0.94）	0.83	0.40（0.13，0.76）	0.51	0.26（0.10，0.61）	0.41
广西	0.28（0.09，0.43）	0.44	0.20（0.13，0.26）	0.37	0.14（0.08，0.37）	0.28
海南	0.62（0.47，0.78）	0.62	0.28（0.25，1.17）	0.57	0.45（0.12，0.58）	0.38
重庆	0.73（0.31，1.26）	1.01	0.46（0.16，1.60）	0.76	0.43（0.16，0.55）	0.49
四川	0.19（0.06，1.01）	0.64	0.34（0.06，1.14）	0.71	0.30（0.11，0.95）	0.62
贵州	0.59（0.10，3.19）	2.74	0.16（0.10，0.43）	0.58	0.21（0.06，0.39）	0.52
云南	0.16（0.06，0.46）	1.07	0.26（0.10，0.61）	0.74	0.24（0.09，0.64）	0.34
陕西	0.51（0.33，0.71）	0.54	0.61（0.06，0.71）	0.56	0.61（0.32，0.86）	0.66
甘肃	1.96（0.91，7.05）	6.63	0.42（0.39，1.30）	1.15	0.44（0.28，1.34）	0.81
青海	1.64（0.72，2.29）	1.66	1.31（0.55，1.71）	1.17	1.48（0.24，2.16）	1.33
宁夏	0.38（0.06，1.45）	0.63	0.25（0.14，0.70）	0.36	0.15（0.14，0.23）	0.18
新疆	0.76（0.29，1.99）	1.21	0.47（0.28，1.34）	0.84	0.65（0.36，0.79）	0.75

附表 59　2018—2020 年三级综合医院住院患者导尿管非计划拔管率（‰）

区域	2018 年（N=560）		2019 年（N=560）		2020 年（N=560）	
	M（P_{25}，P_{75}）	$\bar{x}$	M（P_{25}，P_{75}）	$\bar{x}$	M（P_{25}，P_{75}）	$\bar{x}$
全国	0.15（0.06，0.33）	0.33	0.11（0.04，0.25）	0.18	0.10（0.04，0.21）	0.16
北京	0.08（0.02，0.15）	0.14	0.05（0.03，0.16）	0.11	0.03（0.00，0.08）	0.08
天津	0.04（0.00，0.10）	0.06	0.02（0.00，0.06）	0.03	0.05（0.02，0.08）	0.06
河北	0.11（0.04，0.33）	0.26	0.11（0.06，0.46）	0.23	0.14（0.09，0.23）	0.18
山西	0.11（0.08，0.25）	0.21	0.11（0.04，0.29）	0.18	0.12（0.07，0.19）	0.18
内蒙古	0.23（0.07，0.33）	0.23	0.16（0.06，0.32）	0.23	0.15（0.06，0.25）	0.20
辽宁	0.19（0.04，0.56）	1.15	0.31（0.04，0.44）	0.29	0.07（0.02，0.29）	0.19
吉林	0.16（0.06，0.31）	0.26	0.12（0.03，0.19）	0.16	0.03（0.00，0.18）	0.15
黑龙江	0.35（0.14，1.10）	0.57	0.00（0.00，0.08）	0.09	0.00（0.00，0.07）	0.06
上海	0.01（0.00，0.02）	0.02	0.00（0.00，0.00）	0.02	0.00（0.00，0.00）	0.02
江苏	0.09（0.04，0.18）	0.13	0.06（0.03，0.12）	0.11	0.06（0.02，0.17）	0.11
浙江	0.11（0.02，0.23）	0.19	0.07（0.03，0.19）	0.12	0.09（0.05，0.16）	0.17
安徽	0.43（0.24，0.80）	0.53	0.24（0.15，0.54）	0.35	0.22（0.13，0.30）	0.26
福建	0.11（0.08，0.13）	0.20	0.10（0.09，0.14）	0.14	0.08（0.04，0.12）	0.14
江西	0.11（0.07，0.23）	0.16	0.15（0.05，0.26）	0.28	0.09（0.05，0.19）	0.20
山东	0.23（0.10，0.34）	0.28	0.18（0.10，0.32）	0.23	0.17（0.10，0.25）	0.21
河南	0.25（0.12，0.47）	0.70	0.12（0.06，0.26）	0.19	0.11（0.05，0.28）	0.18
湖北	0.15（0.12，0.33）	0.20	0.18（0.14，0.24）	0.20	0.14（0.12，0.22）	0.22
湖南	0.16（0.03，0.42）	0.29	0.07（0.01，0.31）	0.16	0.09（0.03，0.15）	0.11
广东	0.14（0.07，0.26）	0.22	0.11（0.05，0.19）	0.13	0.10（0.04，0.16）	0.11
广西	0.16（0.03，0.22）	0.17	0.09（0.02，0.16）	0.14	0.09（0.04，0.14）	0.10
海南	0.18（0.06，0.24）	0.16	0.07（0.06，0.52）	0.22	0.13（0.01，0.49）	0.21
重庆	0.20（0.10，0.45）	0.27	0.25（0.04，0.35）	0.24	0.14（0.04，0.19）	0.17
四川	0.09（0.04，0.26）	0.20	0.09（0.03，0.24）	0.19	0.08（0.03，0.19）	0.16
贵州	0.10（0.06，0.24）	0.16	0.10（0.06，0.13）	0.18	0.07（0.02，0.19）	0.13
云南	0.20（0.10，0.37）	0.28	0.11（0.04，0.29）	0.17	0.10（0.04，0.19）	0.12
陕西	0.18（0.09，0.39）	0.29	0.13（0.04，0.34）	0.22	0.11（0.04，0.23）	0.15
甘肃	0.27（0.07，0.39）	0.59	0.11（0.05，0.23）	0.25	0.13（0.08，0.53）	0.30
青海	0.64（0.19，1.48）	0.84	0.42（0.10，0.59）	0.42	0.36（0.21，0.76）	0.56
宁夏	0.08（0.07，0.15）	0.10	0.13（0.07，0.14）	0.11	0.08（0.05，0.11）	0.08
新疆	0.27（0.10，0.55）	0.43	0.16（0.10，0.22）	0.17	0.17（0.10，0.22）	0.16

附表60 2018—2020年三级综合医院住院患者中心血管导管非计划拔管率（‰）

区域	2018 年（N=560）		2019 年（N=560）		2020 年（N=560）	
	M（P_{25}，P_{75}）	$\bar{x}$	M（P_{25}，P_{75}）	$\bar{x}$	M（P_{25}，P_{75}）	$\bar{x}$
全国	0.13（0.05，0.29）	0.39	0.11（0.04，0.23）	0.18	0.09（0.03，0.21）	0.15
北京	0.18（0.09，1.41）	3.29	0.14（0.09，0.59）	0.32	0.18（0.07，0.36）	0.30
天津	0.08（0.05，0.21）	0.12	0.03（0.00，0.07）	0.05	0.04（0.01，0.11）	0.06
河北	0.14（0.08，0.45）	0.44	0.13（0.08，0.25）	0.22	0.17（0.05，0.27）	0.19
山西	0.11（0.04，0.53）	0.41	0.13（0.08，0.47）	0.31	0.07（0.03，0.23）	0.16
内蒙古	0.00（0.00，0.10）	0.06	0.17（0.00，0.19）	0.15	0.14（0.00，0.23）	0.16
辽宁	0.19（0.06，0.37）	1.69	0.11（0.00，0.27）	0.22	0.05（0.02，0.20）	0.18
吉林	0.00（0.00，0.11）	0.13	0.00（0.00，0.04）	0.03	0.00（0.00，0.09）	0.05
黑龙江	0.05（0.00，0.45）	0.23	0.00（0.00，0.04）	0.14	0.00（0.00，0.04）	0.06
上海	0.01（0.00，0.13）	0.10	0.00（0.00，0.02）	0.02	0.00（0.00，0.01）	0.02
江苏	0.13（0.05，0.19）	0.13	0.12（0.06，0.19）	0.13	0.11（0.05，0.16）	0.11
浙江	0.17（0.07，0.40）	0.34	0.22（0.07，0.47）	0.31	0.20（0.08，0.33）	0.25
安徽	0.26（0.18，0.54）	0.40	0.30（0.09，0.33）	0.36	0.23（0.13，0.44）	0.33
福建	0.11（0.08，0.19）	0.18	0.10（0.06，0.14）	0.11	0.15（0.07，0.24）	0.18
江西	0.21（0.14，0.47）	0.27	0.18（0.10，0.23）	0.24	0.13（0.11，0.34）	0.21
山东	0.12（0.06，0.34）	0.25	0.11（0.03，0.22）	0.14	0.08（0.00，0.16）	0.12
河南	0.20（0.12，0.36）	0.44	0.14（0.06，0.24）	0.18	0.09（0.05，0.24）	0.14
湖北	0.11（0.07，0.13）	0.14	0.09（0.08，0.14）	0.10	0.12（0.05，0.13）	0.10
湖南	0.18（0.14，0.56）	0.57	0.09（0.03，0.62）	0.25	0.25（0.06，0.34）	0.26
广东	0.15（0.05，0.29）	0.21	0.15（0.07，0.22）	0.16	0.12（0.06，0.24）	0.17
广西	0.09（0.08，0.21）	0.16	0.07（0.04，0.19）	0.14	0.08（0.06，0.18）	0.11
海南	0.10（0.08，0.36）	0.18	0.07（0.07，0.56）	0.23	0.08（0.04，0.10）	0.07
重庆	0.19（0.05，0.40）	0.24	0.13（0.03，0.24）	0.20	0.13（0.03，0.29）	0.17
四川	0.11（0.01，0.19）	0.17	0.10（0.05，0.21）	0.20	0.07（0.03，0.16）	0.13
贵州	0.06（0.04，0.30）	0.18	0.09（0.03，0.19）	0.14	0.05（0.00，0.13）	0.13
云南	0.11（0.05，0.22）	0.15	0.10（0.07，0.14）	0.19	0.08（0.04，0.17）	0.13
陕西	0.19（0.03，0.38）	0.35	0.10（0.00，0.33）	0.19	0.06（0.00，0.17）	0.10
甘肃	0.01（0.00，0.93）	0.57	0.16（0.03，0.37）	0.24	0.09（0.02，0.15）	0.15
青海	0.21（0.06，0.73）	0.38	0.31（0.05，0.40）	0.27	0.33（0.16，0.46）	0.32
宁夏	0.00（0.00，0.06）	0.02	0.07（0.00，0.16）	0.08	0.04（0.00，0.07）	0.04
新疆	0.21（0.00，0.35）	0.48	0.07（0.04，0.29）	0.24	0.15（0.00，0.27）	0.21

附表 61 2018—2020 年三级综合医院住院患者 CAUTI 发生率（‰）

区域	2018 年（N=560）		2019 年（N=560）		2020 年（N=560）	
	$M（P_{25}，P_{75}）$	$\bar{x}$	$M（P_{25}，P_{75}）$	$\bar{x}$	$M（P_{25}，P_{75}）$	$\bar{x}$
全国	0.40（0.12，1.09）	0.85	0.38（0.10，1.02）	0.71	0.36（0.11，0.96）	0.67
北京	0.55（0.11，1.09）	0.63	0.56（0.11，0.85）	0.51	0.26（0.05，0.64）	0.45
天津	0.44（0.20，0.71）	0.50	0.61（0.05，1.02）	0.74	0.30（0.14，0.90）	0.53
河北	0.46（0.26，0.99）	0.79	0.48（0.26，1.12）	0.79	0.63（0.19，1.18）	0.80
山西	0.37（0.19，0.99）	1.01	0.47（0.13，0.82）	0.69	0.50（0.30，0.96）	0.82
内蒙古	0.46（0.13，0.71）	0.56	0.32（0.07，0.51）	0.72	0.31（0.04，0.93）	0.64
辽宁	0.33（0.08，1.21）	0.91	0.32（0.08，0.85）	0.54	0.20（0.00，0.43）	0.49
吉林	0.00（0.00，0.32）	0.36	0.04（0.00，0.30）	0.30	0.06（0.00，0.23）	0.27
黑龙江	0.00（0.00，0.00）	0.21	0.00（0.00，0.06）	0.12	0.00（0.00，0.07）	0.04
上海	0.22（0.13，0.31）	0.29	0.11（0.07，0.25）	0.21	0.17（0.07，0.41）	0.25
江苏	0.46（0.18，1.20）	1.72	0.36（0.10，1.22）	0.69	0.43（0.14，1.03）	0.68
浙江	0.70（0.36，1.71）	1.09	1.04（0.55，1.84）	1.59	0.78（0.38，1.52）	0.96
安徽	0.24（0.17，0.40）	0.31	0.29（0.13，0.37）	0.30	0.24（0.13，0.43）	0.32
福建	1.92（1.18，2.53）	2.17	1.47（1.08，2.10）	1.55	1.88（1.05，2.26）	1.82
江西	0.07（0.01，0.32）	0.27	0.12（0.10，0.22）	0.22	0.14（0.04，0.35）	0.22
山东	0.31（0.10，0.97）	0.84	0.54（0.17，1.11）	0.82	0.57（0.14，1.10）	0.75
河南	0.53（0.22，1.32）	0.92	0.30（0.09，0.80）	0.64	0.21（0.04，0.65）	0.60
湖北	0.83（0.25，1.26）	0.79	1.11（0.45，1.64）	1.06	0.51（0.32，1.16）	1.00
湖南	0.97（0.03，1.37）	0.80	0.55（0.27，0.66）	0.57	0.55（0.37，1.11）	0.65
广东	0.60（0.25，1.32）	0.93	0.81（0.25，1.45）	1.06	0.52（0.31，1.41）	0.93
广西	0.73（0.27，1.16）	0.90	0.44（0.20，1.02）	0.78	0.82（0.23，1.16）	0.75
海南	0.76（0.07，3.17）	1.34	0.72（0.21，3.59）	1.50	0.84（0.17，3.64）	1.55
重庆	0.60（0.29，1.64）	1.08	0.62（0.09，1.41）	0.80	0.78（0.19，1.65）	1.16
四川	0.24（0.05，0.83）	0.53	0.19（0.06，0.63）	0.40	0.15（0.03，0.66）	0.42
贵州	0.76（0.31，1.34）	0.87	0.71（0.26，1.06）	0.84	0.45（0.25，0.98）	0.66
云南	0.38（0.11，1.91）	0.83	0.62（0.15，1.13）	0.82	0.51（0.15，1.52）	0.76
陕西	0.32（0.09，0.63）	0.83	0.21（0.03，0.82）	0.37	0.22（0.00，0.61）	0.39
甘肃	0.06（0.01，0.37）	0.28	0.14（0.00，0.75）	0.44	0.18（0.06，0.45）	0.29
青海	0.48（0.11，0.81）	0.62	0.06（0.00，0.35）	0.24	0.00（0.00，0.66）	0.31
宁夏	0.49（0.27，0.58）	0.45	0.18（0.03，0.58）	0.26	0.08（0.00，0.14）	0.07
新疆	0.48（0.00，1.12）	0.98	0.51（0.12，0.73）	0.56	0.37（0.20，0.81）	1.03

附表 62　2018—2020 年三级综合医院住院患者 CLABSI 发生率（‰）

区域	2018 年（N=560）		2019 年（N=560）		2020 年（N=560）	
	$M（P_{25}，P_{75}）$	$\bar{x}$	$M（P_{25}，P_{75}）$	$\bar{x}$	$M（P_{25}，P_{75}）$	$\bar{x}$
全国	0.19（0.06，0.47）	0.47	0.13（0.05，0.29）	0.22	0.12（0.03，0.26）	0.18
北京	0.35（0.18，1.18）	3.01	0.17（0.06，0.34）	0.29	0.13（0.08，0.27）	0.27
天津	0.08（0.01，0.19）	0.14	0.18（0.03，0.37）	0.26	0.11（0.04，0.25）	0.15
河北	0.13（0.04，0.27）	0.27	0.11（0.06，0.23）	0.15	0.09（0.03，0.18）	0.13
山西	0.13（0.07，0.50）	0.26	0.25（0.05，0.43）	0.27	0.12（0.03，0.36）	0.18
内蒙古	0.11（0.04，0.33）	0.19	0.00（0.00，0.18）	0.12	0.00（0.00，0.19）	0.13
辽宁	0.15（0.01，0.48）	1.17	0.09（0.02，0.34）	0.20	0.04（0.00，0.16）	0.17
吉林	0.00（0.00，0.06）	0.07	0.00（0.00，0.05）	0.05	0.00（0.00，0.07）	0.06
黑龙江	0.00（0.00，0.05）	0.43	0.00（0.00，0.04）	0.06	0.00（0.00，0.00）	0.07
上海	0.16（0.04，0.21）	0.18	0.10（0.06，0.15）	0.10	0.11（0.02，0.16）	0.10
江苏	0.23（0.06，0.44）	0.73	0.18（0.07，0.32）	0.23	0.23（0.09，0.38）	0.24
浙江	0.27（0.14，0.70）	0.54	0.27（0.15，0.39）	0.29	0.17（0.10，0.38）	0.24
安徽	0.26（0.10，0.42）	0.30	0.17（0.09，0.30）	0.21	0.09（0.07，0.23）	0.21
福建	0.35（0.26，0.52）	0.54	0.23（0.12，0.34）	0.24	0.22（0.14，0.34）	0.26
江西	0.17（0.14，0.23）	0.23	0.20（0.10，0.36）	0.24	0.11（0.03，0.27）	0.15
山东	0.19（0.08，0.44）	0.42	0.12（0.06，0.30）	0.30	0.09（0.05，0.20）	0.18
河南	0.21（0.11，0.38）	0.35	0.14（0.03，0.29）	0.16	0.10（0.02，0.24）	0.15
湖北	0.12（0.06，0.30）	0.21	0.12（0.06，0.14）	0.19	0.12（0.08，0.20）	0.14
湖南	0.17（0.00，1.01）	0.45	0.21（0.05，0.52）	0.28	0.04（0.00，0.51）	0.21
广东	0.16（0.07，0.34）	0.27	0.20（0.08，0.30）	0.24	0.17（0.09，0.27）	0.21
广西	0.26（0.12，0.45）	0.40	0.12（0.08，0.38）	0.22	0.18（0.05，0.33）	0.23
海南	0.19（0.09，0.98）	0.42	0.15（0.00，0.26）	0.14	0.17（0.13，0.39）	0.23
重庆	0.60（0.22，0.81）	0.58	0.15（0.00，0.50）	0.23	0.32（0.15，0.45）	0.35
四川	0.13（0.03，0.31）	0.20	0.09（0.02，0.21）	0.15	0.07（0.00，0.21）	0.11
贵州	0.22（0.13，0.51）	0.36	0.20（0.06，0.41）	0.28	0.10（0.04，0.22）	0.14
云南	0.26（0.06，0.48）	0.36	0.13（0.06，0.18）	0.19	0.10（0.02，0.17）	0.16
陕西	0.49（0.12，0.68）	0.46	0.09（0.05，0.35）	0.32	0.25（0.00，0.56）	0.29
甘肃	0.56（0.09，0.67）	0.71	0.15（0.00，0.42）	0.25	0.19（0.03，0.32）	0.19
青海	0.07（0.00，0.70）	0.51	0.03（0.00，0.13）	0.13	0.00（0.00，0.00）	0.04
宁夏	0.33（0.06，1.10）	0.50	0.08（0.04，0.11）	0.08	0.00（0.00，0.14）	0.05
新疆	0.38（0.00，0.79）	0.67	0.13（0.00，0.36）	0.54	0.14（0.04，0.37）	0.33

附表 63　2018—2020 年三级综合医院住院患者 VAP 发生率（‰）

区域	2018 年（N=560）		2019 年（N=560）		2020 年（N=560）	
	M（P_{25}，P_{75}）	$\bar{x}$	M（P_{25}，P_{75}）	$\bar{x}$	M（P_{25}，P_{75}）	$\bar{x}$
全国	4.10（1.77，7.41）	6.33	3.40（1.37，6.27）	4.64	2.76（0.87，5.33）	3.86
北京	2.22（0.54，4.41）	3.00	2.20（0.12，3.68）	2.88	1.43（0.48，2.97）	2.32
天津	1.85（1.28，3.75）	2.31	1.61（1.02，2.48）	1.66	1.33（0.50，2.91）	2.28
河北	3.30（2.46，5.63）	4.95	2.48（1.36，5.09）	3.76	2.29（0.70，3.48）	3.69
山西	4.99（2.16，8.44）	5.51	5.90（2.16，9.05）	6.60	4.68（0.70，6.34）	4.79
内蒙古	4.82（0.81，17.75）	30.34	6.00（0.00，8.36）	6.83	4.71（0.00，8.02）	5.74
辽宁	3.17（1.15，5.94）	7.17	1.12（0.15，5.46）	3.99	0.46（0.00，4.84）	2.50
吉林	1.69（0.00，4.60）	3.06	0.23（0.00，4.95）	2.44	0.00（0.00，2.30）	2.14
黑龙江	0.00（0.00，2.34）	5.00	0.00（0.00，3.39）	1.95	0.00（0.00，0.99）	1.69
上海	2.00（1.25，4.97）	3.32	3.16（0.82，5.52）	3.34	1.62（0.67，3.84）	2.45
江苏	4.42（2.01，7.05）	6.89	3.66（1.96，5.74）	4.60	3.91（2.40，6.86）	5.09
浙江	4.59（2.19，5.69）	4.53	3.34（1.52，4.49）	3.68	1.90（1.46，4.47）	3.01
安徽	5.25（4.21，8.77）	7.61	4.66（3.42，6.76）	5.90	2.26（1.91，3.82）	3.31
福建	5.39（2.85，11.62）	9.57	5.95（3.25，7.30）	6.18	6.20（2.21，9.57）	6.79
江西	5.67（3.61，9.71）	6.39	4.85（3.26，6.17）	4.90	3.70（2.16，5.86）	3.92
山东	5.77（2.65，9.50）	6.05	5.04（2.29，8.02）	5.86	3.34（1.46，5.56）	4.37
河南	4.32（1.88，8.17）	6.88	2.82（0.96，7.40）	4.32	2.33（0.38，4.83）	3.42
湖北	5.16（4.12，11.04）	7.51	5.87（1.98，8.37）	7.70	3.62（2.41，5.48）	4.94
湖南	3.15（0.90，4.87）	5.44	3.58（1.94，5.43）	3.48	2.62（1.40，7.07）	4.51
广东	5.19（1.50，8.13）	6.92	3.60（1.73，7.24）	5.67	2.71（1.88，5.75）	3.90
广西	3.93（2.14，6.03）	4.73	2.74（1.21，4.78）	3.41	2.58（0.95，4.32）	2.83
海南	8.67（3.42，15.56）	9.22	9.09（5.86，9.39）	8.11	12.90（5.91，14.21）	11.01
重庆	2.94（2.34，7.88）	5.23	4.37（0.83，8.37）	4.81	4.14（0.96，7.01）	4.32
四川	4.50（1.61，6.12）	4.90	2.90（1.57，6.57）	4.44	2.37（1.23，5.09）	3.68
贵州	4.51（2.27，6.62）	5.63	3.12（2.13，4.42）	3.48	3.73（2.23，5.47）	4.00
云南	4.52（3.01，7.12）	4.78	3.36（1.73，5.58）	3.70	3.68（1.30，4.98）	3.60
陕西	2.29（0.40，6.41）	3.75	2.63（1.37，3.60）	3.88	2.14（0.00，3.93）	2.75
甘肃	3.57（2.06，5.50）	3.74	2.75（0.66，5.56）	4.56	4.49（1.70，8.53）	5.53
青海	3.91（0.00，10.18）	5.92	1.05（0.00，6.36）	3.53	1.94（0.00，5.38）	2.79
宁夏	6.25（5.41，12.25）	7.97	5.07（4.20，8.52）	5.93	0.41（0.00，5.33）	1.91
新疆	8.04（1.87，10.86）	8.16	6.57（3.57，12.16）	7.63	6.83（2.96，11.04）	8.02